Dem Schmerz die Stirn bieten

ROLAND SCHREIBER

Dem SCHMERZ die Stirn bieten

Das ganze Spektrum an Behandlungsmöglichkeiten bei chronischen Schmerzen

Beobachter
EDITION

Dank
Autor und Verlag danken dem Beobachter-Beratungszentrum für die wertvollen Inputs zu Kapitel 4.

Beobachter-Edition

www.beobachter.ch

Herausgeber: Der Schweizerische Beobachter, Zürich
Lektorat: Christine Klingler Lüthi, Wädenswil
Infografiken: Andrea Klaiber, Anne Seeger (Seiten 17, 18, 77, 110, 112 113);
Bruno Bolliger (Seiten 19, 30, 35, 36, 142, 162, 165, 281)
Umschlaggestaltung: fraufederer.ch
Umschlagfoto: merrymoonmary/E+ via Getty Images
Fotos: iStock
Reihenkonzept: buchundgrafik.ch
Layout und Satz: Bruno Bolliger, Gudo
Herstellung: Bruno Bächtold
Druck: Kösel GmbH & Co. KG

ISBN 978-3-03875-243-1

Inhalt

ZUR BEDEUTUNG DER SPEZIALELEMENTE IN DIESEM RATGEBER

TAKE-AWAY : Zusammenfassung besonders wichtiger Punkte

💬 : Persönliche Äusserung des Autors

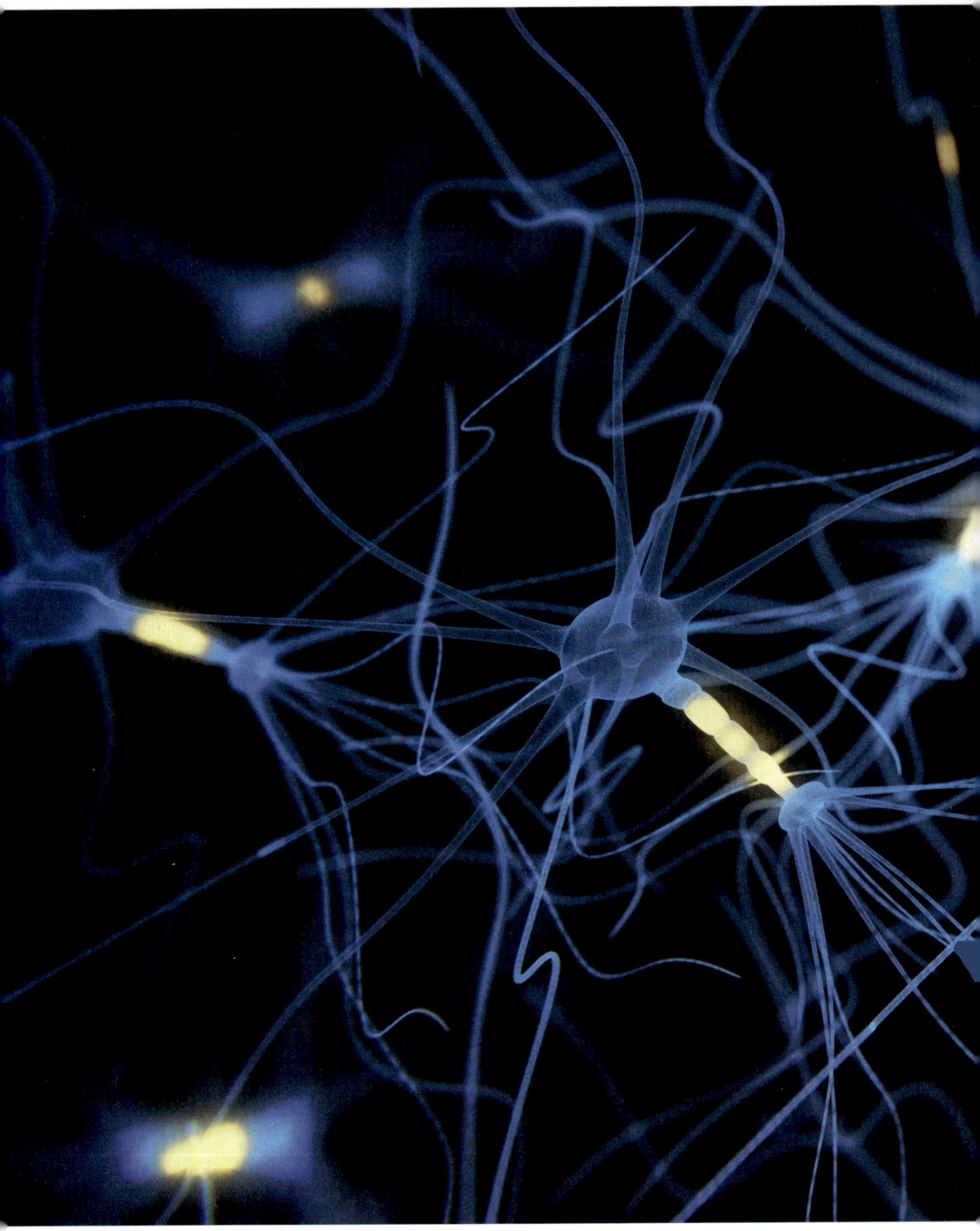

1

Was sein muss, muss sein: Theoretische Grundlagen

Chronische Schmerzen haben sich häufig selbständig gemacht. Eine Ursache kann, muss aber nicht mehr vorhanden sein. Es sind vielfältige und komplizierte Veränderungen, die Schmerzen im Körper bewirken. Wenn Sie nachvollziehen können, warum Schmerzen entstehen, vor allem aber, warum sie bleiben können, fällt es Ihnen leichter, das Richtige zu tun.

Chronischen Schmerz kann man nicht vernichten, man muss ihn leben! Leider!

Einleitung

Chronische Schmerzen sind ein weitverbreitetes Problem. 16 % der Schweizer Bevölkerung leiden darunter, jeder dritte Haushalt ist betroffen. Trotzdem wird die Thematik weder in der Medizin noch in der Politik entsprechend gewürdigt. Der vorliegende Ratgeber soll aufzeigen, was man gegen chronische Schmerzen und für ein gutes Leben, wenn die Schmerzen denn bleiben, tun kann.

Im ersten Kapitel erkläre ich, was chronische Schmerzen sind, warum sie bleiben können und was sie mit unserem Leben tun. Wissen hilft im Umgang mit Schmerzen, zeigt, dass es sich nicht um eine mystische Strafe handelt, und nimmt uns die Angst. Es ist entscheidend, dass Sie Ihren unerwünschten Begleiter, den Schmerz, verstehen. Nur so können Sie auch besser mit diesem schwierigen Charakter umgehen.

«Manche Männer bemühen sich lebenslang, das Wesen einer Frau zu verstehen. Andere befassen sich mit weniger schwierigen Dingen, z. B. der Relativitätstheorie.»

Albert Einstein

Ich beschäftige mich mit chronischen Schmerzen.

Im zweiten Kapitel gehe ich auf die verschiedenen medizinischen Möglichkeiten der Behandlung ein. Schon hier sei angemerkt, dass bei chronischen Schmerzen eigentlich immer behandelt werden muss, da Schmerzen die Tendenz haben, sich mit der Dauer zu verstärken. Es gibt viele Methoden, die helfen können. Seien wir ehrlich: Auch ein Gebet ist vielleicht hilfreich. Jedoch gilt es bei allem, was wir anwenden, um Schmerzen zu behandeln, eine Risiko-Nutzen-Abwägung zu machen. Beim Gebet alleine haben Sie keine Risiken; wenn Sie aber gleich einer Sekte beitreten, sieht dies womöglich anders aus. Jede Methode, die Sie anwenden, sollte eine spürbare Verbesserung innert nützlicher Frist bringen. Ist man verzweifelt, macht man vieles, um den Schmerz loszuwerden. Und man tut alles, um den Glauben nicht zu verlieren. Das kann gefährlich sein. Es ist daher wichtig, dass Sie gute und kompetente Therapeutinnen und Therapeuten haben, die sich einfühlen können und Sie ernst nehmen.

Können Schmerzen nicht mehr ganz eliminiert werden – und das ist sehr häufig der Fall –, ist es entscheidend, eine Akzeptanz für den Schmerz (wie in etwa für das Altern) zu erarbeiten. Davon und wie wir mental und psychisch mit diesem Problem besser umgehen können, handelt Kapitel 3.

Chronische Schmerzen haben immer Folgen: Beziehungsprobleme, Schwierigkeiten bei der Arbeit und mit den Versicherungen, finanzielle Folgen. In Kapitel 4 behandle ich diese Themen.

In Kapitel 5 gehe ich auf die Besonderheiten einzelner Schmerzproblematiken ein, und im Anhang schliesslich gebe ich einige hilfreiche Bücher, Adressen und Webseiten an.

Dieser Ratgeber ist kein Kochbuch. Oder doch?
Vielleicht hilft er Ihnen, das Richtige einzukaufen. Und zu entscheiden, mit welchem Koch Sie arbeiten sollten.

Manchmal können Sie selber zur Tat schreiten, manchmal reicht ein Catering, und ab und zu müssen Sie einen 5-Sterne-Koch engagieren. Meist brauchen Sie aber, wenn Sie chronische Schmerzen haben, ein ganzes Küchenteam, und zwar ein gutes.

Ich kann Sie zum Essen einladen, für Sie kochen, den Tisch decken; aber sich hinsetzen und essen müssen Sie selbst. Auch wenn die Kost zum Teil schwer verdaulich ist und einige Bitterstoffe enthält, nehmen Sie die Einladung bitte an. Für ein besseres Leben trotz Schmerzen.

Dr. med. Roland Schreiber
im April 2020

Was Sie von Anfang an über chronische Schmerzen wissen müssen

In maximal zwei Stunden haben Sie dieses Kapitel gelesen. Lassen Sie es auf keinen Fall aus! Sie können dann auch besser argumentieren, wenn Ihr Gegenüber einfach nicht verstehen will, dass man Ihnen Ihre Schmerzen nicht ansehen kann, dass sie nicht «beweisbar» und trotzdem quälend vorhanden sind.

Egal, wo es schmerzt, und auch egal, wie lange es schon schmerzt: Schmerz betrifft den Menschen immer als ganze Person, dazu auch Partner, Freundinnen und Freunde. Die Stimmung wird beeinträchtigt, die Arbeit leidet. Gehen Schmerzen nicht mehr weg, werden sie chronisch, stellen sie den Menschen existenziell infrage. Und tun wir nichts gegen die Schmerzen, werden sie einerseits immer stärker und führen andererseits häufig zu einem psychosozialen Abstieg: Verlust der Arbeit, finanzielle Probleme, Abhängigkeiten von Institutionen wie Arbeits- und Sozialämtern, aber auch Verlust des Partners und abgebrochene Freundschaften.

Doch bevor wir beginnen, die Schmerzen zu behandeln, müssen wir erst mit einigen Vorurteilen und veralteten Ansichten aufräumen, aber auch einige Fakten wiederholen, die zwar bekannt sind, jedoch von vielen gerne ignoriert werden.

Wie Schmerzen entstehen oder: Descartes ist so was von veraltet

Schmerzen entstehen im Körper und werden bis zum Hirn weitergeleitet durch das schmerzleitende System (siehe Infografik nebenan). Dieses besteht aus Fühlern (Nozizeptoren) in der Haut, den inneren Organen und im Bewegungsapparat. Von dort gehen die schmerzleitenden Nervenfasern zum sogenannten Spinalganglion. In diesem werden die Fasern gesam-

DAS SCHMERZSYSTEM

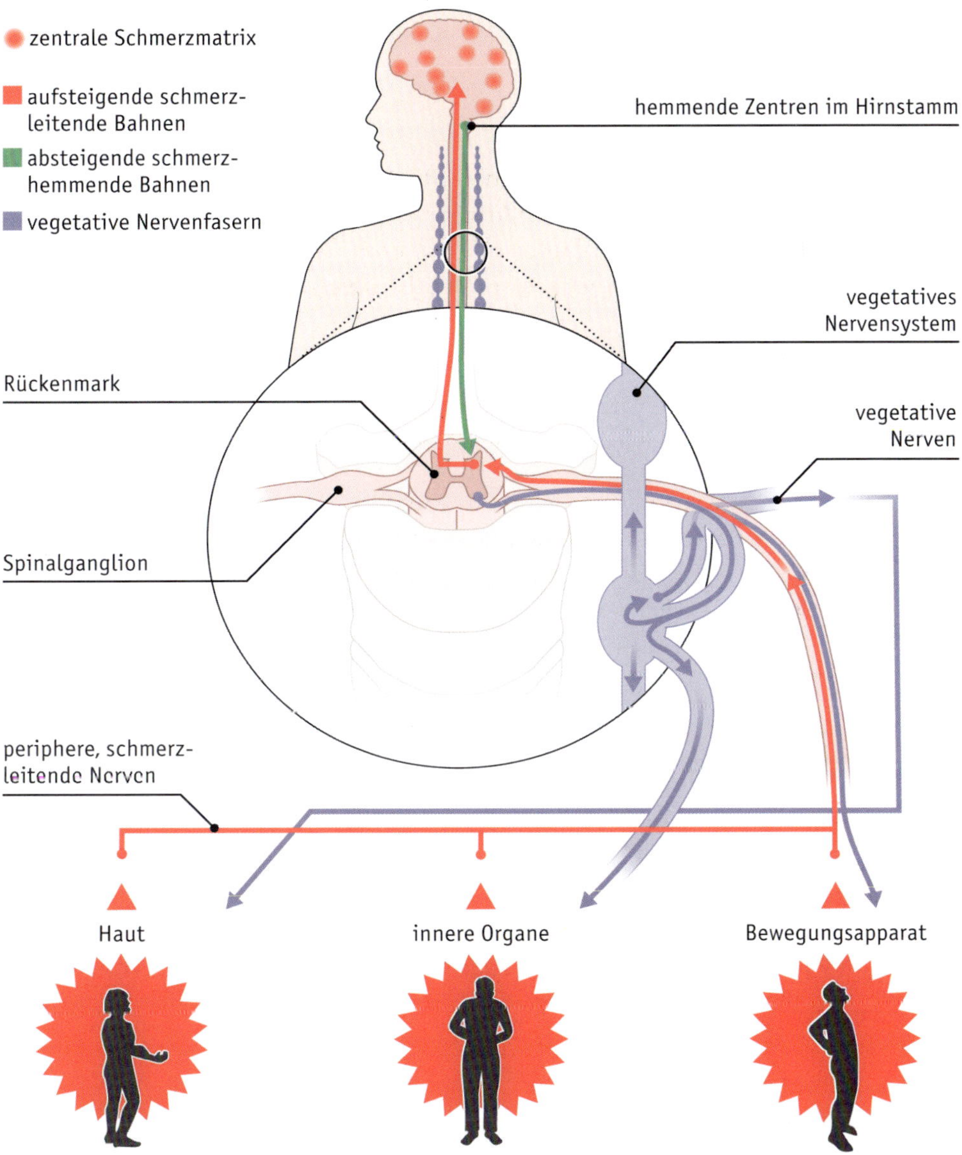

Schmerzen entstehen im Körper

melt, umgeleitet und ins Rückenmark geführt. Durch Bahnen im Rückenmark wird der Schmerz schliesslich ins Hirn weitergeleitet. Von hemmenden Zentren im Hirnstamm laufen wiederum die absteigenden schmerzhemmenden Bahnen ins Rückenmark zurück und beeinflussen (hemmen) die Schmerzempfindung. Ferner bestehen Verbindungen zum vegetativen Nervensystem (siehe Seite 112). In all diesen Teilen des Schmerzsystems kommt es zu Veränderungen, wenn Schmerzen bleiben.

Die Schmerzmatrix

Im Hirn werden bei Schmerzen zwölf Zentren aktiv; man spricht von Aktivierung der sogenannten Schmerzmatrix.

DIE SCHMERZMATRIX

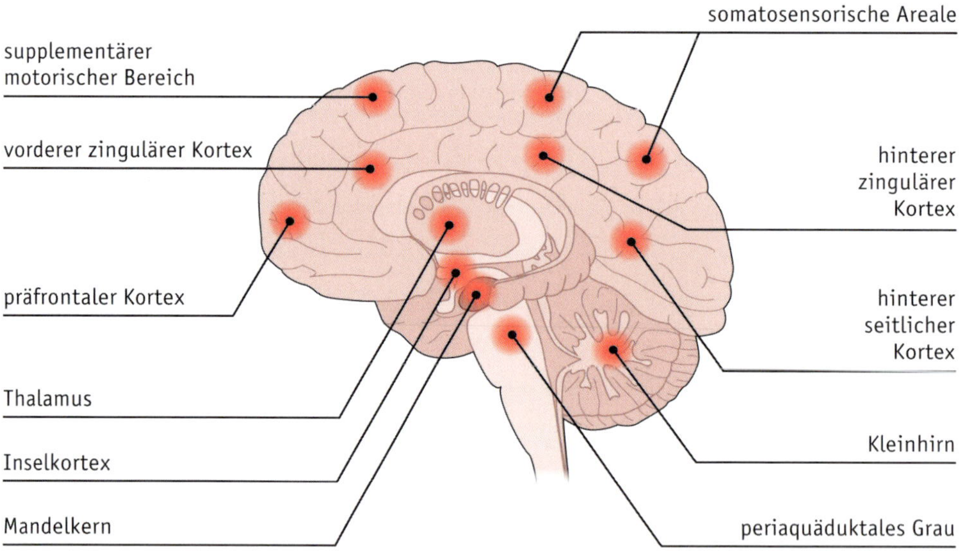

Diese Zentren werden nicht nur durch körperliche Schmerzen aktiviert, sondern auch von negativen Gefühlen und sozialer Ablehnung, was sich im Funktions-MRI darstellen lässt. Die Wissenschaft hat also bewiesen, dass das Hirn nicht zwischen körperlichen und seelischen Schmerzen unterscheidet. Damit kann die dualistische Sichtweise der Körper-Geist-Einheit, die auf den französischen Philosophen Descartes zurückgeht («Ich denke, also bin ich») und zur heute gängigen Trennung von Körper und Psyche beigetragen hat, als überholt betrachtet werden – wenigstens was Schmerzen anbelangt.

Schmerz ist immer ein multidimensionales Phänomen mit verschiedenen Komponenten: eine sensorische (Lokalisation, Art und Intensität des Reizes), eine motorische (Schutzreflex, Schonhaltung), eine vegetative (Blutdruck, Schwitzen), eine affektive (negativ belegte, schmerzassoziierte Emotionen) und eine kognitive (Bewertung des Schmerzes im Kontext früherer Erfahrungen). Zusammengefasst ist Schmerz das bewusste Wahrnehmen und Bewerten schmerzhafter Reize.

INFO *Alles hat Einfluss auf Schmerzen: unser Körper, unsere Stimmung, unsere Beziehungen, Stress, Schlaf, Arbeit, Essen. Kurz: Neben unserem Körper prägen auch unsere Kultur, Gesellschaft und unser philosophisches Verständnis vom Leben und von der Welt unser Schmerzerleben wesentlich. Darum sollten solche Aspekte bei der Behandlung chronischer Schmerzen nicht ignoriert werden.*

Irgendeinmal ist für jeden genug: das Fassmodell

Das Fassmodell ist ein weitverbreitetes Modell in der ganzheitlichen Medizin. Es besagt, dass man den Menschen wie ein Fass betrachten kann. (*Sie brauchen das nicht persönlich zu nehmen.*) Wenn das Fass voll ist, haben wir ein Problem; häufig sind dies Schmerzen. Bei der Geburt ist das Fass praktisch leer, es kann sich jedoch während des Lebens durch verschiedenste Belastungen füllen. Dazu gehören etwa Narben, Stress, eine Zahn-Kiefer-Problematik, Abnützungen, Infektionen und was sonst noch mit unserem Organismus geschieht. Eine Rolle spielen auch die Umweltbedingungen: Klima, Hygiene, Parasiten usw.

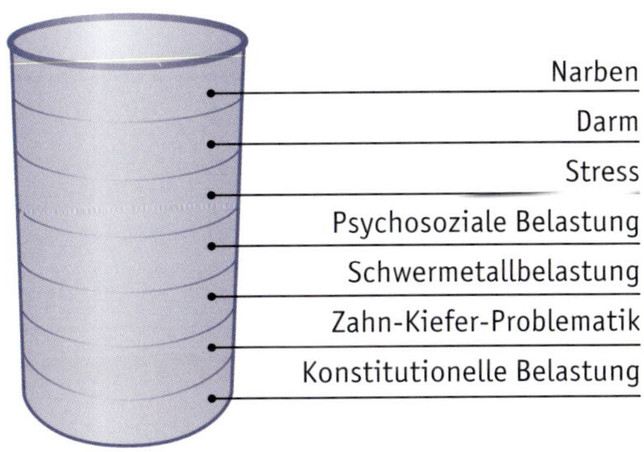

Das Fass füllt sich also mit einer einzelnen starken Problematik, z. B. einer Nervenverletzung, oder aber durch die Summe vieler kleiner Problematiken. Im ersten Fall ist die Ursache meist offensichtlich. Im zweiten bringt das letzte kleine Ereignis das Fass zum Überlaufen. Die Dimension dieses letzten Problems erklärt die Stärke der Schmerzen nicht, die Summe aller Ereignisse aber schon.

Ist das Fass nun voll, kann man versuchen, wieder Reserve zu schaffen, indem man alle Faktoren behandelt, die zum Vollwerden beigetragen haben. Man behandelt also Störungen, die nicht direkt an der Schmerzentstehung beteiligt sind – und bekommt trotzdem eine positive Wirkung auf die Schmerzen. So wird verständlich, dass eine Stressreduktion auch Schmerzen reduzieren kann, dass eine Diät sich positiv auf eine Migräne auswirkt oder dass Sport gesund sein kann.

SIE HABEN RÜCKENSCHMERZEN nach einem Sturz von einem Gerüst, bei dem Sie sich einen Lendenwirbel gebrochen haben. Diese Schmerzen sind leicht erklärbar. Der Bruch ist in zwölf Wochen verheilt, und die Schmerzen sind auch wieder weg.

SIE HABEN STÄRKSTE RÜCKENSCHMERZEN, nachdem Sie eine Kiste von 10 kg gehoben haben. Hier ist es schon schwieriger, einen Grund zu finden. Meist kommen mehrere zusammen: Sie hatten in der Jugend eine Blinddarmoperation, die Narbe hat immer gestört. Dies führte zu einer erhöhten Muskelspannung im Rücken (neuromodulativer Trigger, siehe Seite 110). Ihre Arbeit war in letzter Zeit sehr fordernd, Sie hatten keine Zeit für Sport (Dekonditionierung), und Sie sassen den ganzen Tag am Computer (ergonomische Belastung). Nun ist Ihre betagte Mutter akut erkrankt, und der Stress hat Sie voll im Würgegriff. Nach dem Heben der Kiste kollabiert Ihr System und legt Sie mit den Schmerzen lahm.

TAKE-AWAY *Schmerzen können durch eine «grosse» Belastung entstehen, die das praktisch leere Fass füllt, oder aber durch die Summe vieler «kleiner» Belastungen, die im Einzelnen unserer Aufmerksamkeit vielleicht sogar entgehen.*

Warum Schmerzen bleiben: die Chronifizierung

Chronische Schmerzen unterliegen immer körperlichen, psychischen und sozialen Einflüssen. Mal überwiegt das eine, mal das andere.

Wenn Schmerzen nicht mehr verschwinden, bleiben sie nicht einfach nur länger, sondern es kommt zusätzlich zu Veränderungen, die wiederum die Schmerzen aufrechterhalten und sogar verstärken können. Man spricht von Chronifizierung, manchmal auch vom Schmerzgedächtnis. Solche Veränderungen lassen sich in vier verschiedenen Systemen ausmachen: im Nervensystem, in der Muskulatur, auf der psychischen und sozialen Ebene.

Dabei lassen sich verschiedene Aspekte unterscheiden:
- A: Veränderungen, die auf jeden Fall stattfinden (siehe Kapitel unten)
- B: Verhaltensweisen bzw. Risikofaktoren, die eine Chronifizierung fördern, und Folgen von Schmerzen, die die Chronifizierung bzw. den Schmerz aufrechterhalten (siehe Kapitel auf Seite 24)

Veränderungen, die auf jeden Fall stattfinden

Unser Organismus ist in hohem Mass lernfähig, was in den allermeisten Situationen positiv ist. Im Fall von Schmerzen leider nicht nur, denn gewisse Veränderungen unterhalten und vergrössern die Schmerzen.

Veränderungen im Nervensystem

- Periphere Nozizeptoren werden sensibilisiert und schlafende geweckt. (Peripher heisst in diesem Zusammenhang ausserhalb des Zentralnervensystems liegend.)
- Im Rückenmark kommt es zur Ausbreitung der Verbindungen, zur Verstärkung der Schmerzübertragung (man spricht von *wind up*) und zu Fehlfunktionen der schmerzhemmenden Bahnen (stressbedingte Schmerzverstärkung).
- Es findet eine Gedächtnisbildung im vegetativen Nervensystem statt, mit einer Verstärkung der Schmerzen.
- Neuroplastische Umbauvorgänge im Hirn (zentrale Sensibilisierung, Schmerzgedächtnis) passieren folgendermassen: Unbewusste Lernprozesse führen dazu, dass diejenigen Strukturen im Hirn, die die vom

Schmerz betroffenen Körperregionen repräsentieren, sich reorganisieren (bzw. vergrössern) und dass die Schmerzbereiche überempfindlich werden (Hyperreagibilität). Diese Veränderungen sind umso grösser, je chronischer das Schmerzproblem ist. So können z. B. schon schmerzassoziierte visuelle Reize (z. B. der Anblick eines leidenden Gesichts in einer Migränemittelwerbung) zu einer verstärkten Reaktion im Hirn führen und Schmerzen auslösen. Und so lassen sich auch die Überempfindlichkeit gegenüber nicht schmerzhaften wie auch schmerzhaften Reizen und das Auftreten von Schmerzen ohne konkrete Auslöser erklären.
- Im Hirn führt die dauernde Aktivität der Schmerzfasern zu einer Entzündung. Stützzellen sondern Entzündungsstoffe ab, wenn Nervenzellen ständig feuern, was diese weiter feuern lässt. Dadurch wiederum werden angrenzende Nervenzellen einbezogen, und das Areal vergrössert sich weiter.
- Auch werden vermehrt schmerzspezifische Neurotransmitter (Botenstoffe) produziert und in die verletzten Gebiete in der Peripherie transportiert, was dort ebenfalls zu einer chronischen Entzündung führt. Somit entwickelt sich eine positive entzündliche Feedbackschlinge Hirn–Peripherie, zu Deutsch: ein Teufelskreis.

Das Hirn selbst ist übrigens nicht schmerzempfindlich. Es verarbeitet lediglich die schmerzhaften Informationen aus dem Körper, d. h. macht sie uns bewusst, zeigt uns, woher sie kommen, und verknüpft sie mit unserem Gedächtnis, sodass wir durch unsere Erfahrungen effizienter auf die Schmerzen reagieren und damit besser überleben können.

TAKE-AWAY *Schmerz führt zu Gedächtnisspuren auf allen Ebenen des Nervensystems und kann so auch ohne konkreten Auslöser entstehen (Schmerzgedächtnis durch Neuroplastizität).*

Sie werden feststellen, dass ich mich gern wiederhole. Nun, das gehört zum Lernen. Wie ein Freund von mir es einmal ausgedrückt hat: Steter Tropfen höhlt das Schwein!

Veränderungen in der Muskulatur

Darunter sind Muskelverspannungen zu verstehen, die durch die Schmerzen selbst entstehen. Aber auch Stress führt über das Nerven- und Hormonsystem zu einer Erhöhung der Muskelspannung und der Schmerzen (mehr dazu ab Seite 105).

INFO *Körperliche Aktivität führt unter anderem zu einer erhöhten Endorphinausschüttung und damit zu einer Schmerzreduktion. Sport in angemessenem Rahmen gehört deshalb zu jeder schmerzmedizinischen Behandlung.*

Veränderung im Stresssystem

Frühe Schmerzerfahrungen – körperliche wie psychische – führen zu einer Veränderung des Stresssystems. Stress wird dann schon bei kleinen Reizen empfunden, und der Umgang damit kann schwieriger sein. Solche Veränderungen finden aber nicht nur in der frühen Kindheit statt, sondern können sich auch später bei chronischem Stress ausbilden.

Eine fehlende oder unzureichende postoperative Schmerzversorgung in der Kindheit kann das spätere Schmerzempfinden ebenfalls erhöhen.

INFO *Durch ungünstige Umweltbedingungen sowie frühe Schmerz- und Stresserfahrungen während der Ausreifung des Stressverarbeitungssystems kommt es zu einer erhöhten Stress- und Schmerzanfälligkeit bzw. zu einer Dysfunktion des Schmerz- und Stressverarbeitungssystems. Dies ist darauf zurückzuführen, dass die Schmerzmatrix eine grosse Überlappung mit dem Stressverarbeitungssystem hat.*

Psychische Veränderungen

Bei der Schmerzchronifizierung findet im Gehirn eine Verschiebung weg von den klassischen schmerzverarbeitenden hin zu den emotionsverarbeitenden Regionen statt. (Man spricht von einem emotionalen Shift.) Dies könnte verantwortlich dafür sein, dass der Schmerz sich im Gedächtnis festsetzt und nicht mehr weggeht.

Ausserdem wird chronischer Schmerz häufig, ganz ähnlich wie ein Trauma, als Diskrepanz zwischen der Bedrohung durch den Schmerz einerseits und den zur Verfügung stehenden Bewältigungsmöglichkeiten andererseits erlebt. Das dadurch ausgelöste Gefühl von Kontrollverlust, Angst und Hilflosigkeit kann zu einer unvollständigen Gedächtnisbildung in bestimmten Hirnstrukturen führen, und dies wiederum zur Schmerzauslösung durch unbewusste Erinnerungen (siehe Seite 168).

TAKE-AWAY *Nochmals zur Wiederholung: Im Hirn besteht eine Überlappung der zentralen neuronalen Netzwerke, in denen körperlicher und sozialer bzw. psychischer Schmerz verarbeitet werden. Beim Übergang vom akuten zum chronischen Schmerz, also im Laufe der Chronifizierung, kommt es zur Verlagerung des zentralen Aktivitätsmusters vom schmerzverarbeitenden zum emotionalen Netzwerk. Das heisst: Beziehungen werden bei chronischen Schmerzen immer wichtiger.*

Verhaltensweisen und Risikofaktoren, die eine Chronifizierung fördern

Diese Faktoren bzw. Verhaltensweisen gehen Hand in Hand und sind nur schwer zu unterscheiden.

Muskuläre Problematiken
Dazu gehören folgende Punkte:

- Fehlbelastung durch Schonhaltungen
- Lange Entlastungshaltungen wie z. B. Liegen, was zu einer schwachen Muskulatur führt, die dann umso schneller zu schmerzen beginnt (Dekonditionierung)

Psychische Problematiken
Dazu gehört eine ganze Reihe von Faktoren:

- Schmerzerfahrungen in der frühen Kindheit: Sie werden mit all ihren Bedingungen gespeichert und mit späteren Ereignissen abgeglichen. In der Kindheit erlebte massive Schmerzen, verbunden mit extremen Gefühlen, können dazu führen, dass durch ähnliche, nicht mehr so starke Gefühle oder geringere Schmerzen im späteren Leben die gleiche hohe Schmerzintensität wieder aufflammt.
- Schmerzgedächtnis als Spezialfall autobiografischer Erinnerungen: Wiederholte Erwartung von Schmerz in bestimmten Situationen und die damit einhergehenden Gefühle wie z. B. Angst, aber auch die begleitenden psychischen und körperlichen Reaktionsmuster führen ebenfalls zu einer Sensibilisierung für schmerzhafte Reize, einer verstärkten Aufmerksamkeit und vermehrten kognitiven Einengung auf schmerzbezo-

gene Informationen und letztlich zur Einschränkung und Vermeidung körperlicher Aktivität.

INFO *Chronische Schmerzpatienten haben in ihrer Geschichte häufig eine traumatische Erfahrung und oder leiden zusätzlich an einer chronischen posttraumatischen Belastungsstörung.*

- Emotionale Stimmung: Einer der grössten Risikofaktoren für die Chronifizierung ist neben einer depressiven Stimmungslage (siehe Seite 159) die Angst (siehe Seite 157).
- Katastrophieren: Sich immer den schlimmstmöglichen Ausgang vorzustellen hat für das Ausmass der Behinderung durch den Schmerz eine grössere Bedeutung als der Schmerz selbst oder die körperliche Problematik.
- Hilf- und Hoffnungslosigkeit: Die Überzeugung, dass die Schmerzen einen ungünstigen Verlauf nehmen und die ursprüngliche Funktionalität nicht wieder zurückkommt, ist ein zentraler Risikofaktor für einen ungünstigen Verlauf der Schmerztherapie.
- Schmerzbewältigungsstrategien: Das Vermeiden von körperlicher und sozialer Aktivität (Fear-Avoidance-Modell) und ebenso das Durchhalten bis zum Zusammenbrechen (Distress-Endurance-Modell) sind starke Risikofaktoren für eine Chronifizierung (mehr dazu auf Seite 177).
- Kommunikation von Schmerzen gegenüber bedeutsamen Bezugspersonen: Schmerz über Mimik, Gestik, Körperhaltung auszudrücken ist ein Risikofaktor für die Chronifizierung; ebenso die verminderte Bereitschaft und Fähigkeit, direkt um soziale Unterstützung zu bitten.
- Medizinische Behandlungen: Sie können paradoxerweise ebenfalls zur Chronifizierung beitragen, etwa durch Überdiagnostik seitens der Ärztin oder des Arztes in der Meinung, die Schmerzen müssten eine körperliche Ursache haben, die man nur erst finden und beseitigen müsse; durch ungenügende oder fehlende Information über die Problematik chronischer Schmerzen sowie den Umgang mit derselben *(besonders hierzu soll dieser Ratgeber ja Abhilfe schaffen)*, durch Fehler bei der Medikation und durch das Nichtbeachten psychosozialer Schwierigkeiten.

Soziale und sozioökonomische Problematiken
Hier bestehen keine eindeutigen Risikofaktoren ausser:

- Stressoren im Alltag: Chronisch anhaltende Belastungen im beruflichen und privaten Alltag tragen stark dazu bei, Schmerzen aufrechtzuerhalten oder zu verstärken.
- Laufende Rentenverfahren und Gerichtsprozesse: Solche Verfahren sind einerseits eine grosse psychische Belastung und führen andererseits häufig zu einem längeren Ausstieg aus dem Arbeitsprozess, zu Geldknappheit und sozialer Isolation.
- Zunehmende sozioökonomische Problematik: Eine zunehmende sozioökonomische Problematik verstärkt die Chronifizierung des Schmerzes. Permanenter Verlust löst negative Emotionen aus und fördert Dauerstress, was die Schmerzen verschlimmert. Und je mehr man verloren hat, desto schwieriger ist es, diesen Verlust wieder rückgängig zu machen. Ist man gar beim Sozialamt angekommen, braucht es viel, um die Hoffnung nicht aufzugeben.

Zum letzten Punkt am besten ein Beispiel.

MARCO F., EIN 45-JÄHRIGER BAUARBEITER, stürzt bei der Arbeit von einem Gerüst und bricht sich mehrfach die rechte Hand. Nach drei Operationen bleiben Schmerzen zurück, er kann das Handgelenk nicht mehr richtig belasten. Das von der Versicherung festgelegte neue Arbeitsprofil lautet: leichte Arbeit ohne Heben von Lasten über 5 kg und ohne repetitive Belastungen der rechten Hand, z. B. eine Büroarbeit. Eine Rente kommt deshalb nicht infrage, was vier Jahre später auch gerichtlich bestätigt wird. Da Marco F. keine abgeschlossene Berufsausbildung hat, hat er auch kein Anrecht auf eine Umschulung. Nach fünf Jahren muss er sich um eine Stelle bewerben und für zwei Jahre bezogene Taggelder zurückzahlen. Er findet mit seiner Geschichte nach der langen Zeit keine Arbeit mehr, wird depressiv. Seine Frau verlässt ihn mit den beiden kleinen Kindern, und er muss sich beim Sozialamt melden. Die Schmerzen im Handgelenk dominieren seinen Alltag, und er kommt beruflich und finanziell nicht mehr auf die Beine. Weitere drei Jahre später, d. h. neun Jahre nach dem Unfall gelingt dank dem Engagement aller beteiligten Stellen ein neuer Anlauf für eine Arbeitsreintegration, und Marco F. findet langsam zurück ins Leben.

TAKE-AWAY *Chronische Schmerzen haben Folgen, die die Schwierigkeiten häufig zusätzlich verschlimmern. Dazu gehören körperliche Folgen (Dekonditionierung mit Abbau des Muskelapparates, Über- oder Untergewicht, Schlafstörungen, Schwächung des Immunsystems, Folgen von Medikamentenkonsum), psychische Folgen (Stimmungsveränderungen wie Depressionen, Ängste; Denkfehler wie Katastrophieren (Seite 140)oder Bagatellisieren (Seite 178) sowie soziale Folgen (Fernbleiben von Schule und Arbeit, Arbeitslosigkeit, ständige Termine bei Ärzten und Therapeuten, sozialer Rückzug bis zur Isolation).*

Man kann es nicht oft genug wiederholen: Schmerzchronifizierung ist ein Zustand und gleichzeitig auch ein anhaltender Prozess. Sie muss als multifaktorielles Geschehen angesehen werden, mit Wechselwirkungen zwischen somatischen, psychischen und sozialen Faktoren.

Mehr als 80 % aller Patientinnen und Patienten, die chronische Schmerzen entwickelten und nicht mehr an den Arbeitsplatz zurückkehrten, waren Menschen mit dauerhaften Alltagsbelastungen, Konflikten in Beruf und Familie, mit depressiver Stimmungslage sowie ungünstigen Formen der Schmerzbewältigung.

TAKE-AWAY *Chronische Schmerzen gehen immer einher mit hohem subjektivem Leid und psychosozialer Beeinträchtigung.*

Neuroplastizität oder Schmerz will auch wieder verlernt sein

Chronischer Schmerz ist zum Teil immer auch erlernter Schmerz. Und nun, wie verlernt man ihn wieder?

Lernen verändert nicht nur unsere Hirnfunktion, sondern sogar unsere Hirnstruktur, indem Verbindungen (Synapsen) zwischen den Nervenzellen durch wiederholte Reize aufgebaut, bei Nichtgebrauch aber auch wieder abgebrochen werden. Das ist gemeint mit Neuroplastizität. Das Gehirn eines Erwachsenen ist also kein starres, fix verdrahtetes Organ, sondern veränderbar bis ins hohe Alter. Neue Erfahrungen, Eindrücke, aber auch körperliches Training, Gedanken und sogar Imaginationen und Gefühle verändern die Funktion und die Architektur unseres Gehirns.

In der Schmerzmatrix (siehe Seite 18) sind normalerweise 5 % der Nervenfasern für die Schmerzverarbeitung zuständig, die anderen 95 % werden für andere Funktionen gebraucht. Bei permanenten Schmerzen wird der Anteil an Schmerzfasern jedoch bis auf 25 % hochgefahren, es stellen sich also immer mehr Nervenfasern in den Dienst des Schmerzes. Dafür gehen die Funktionen teilweise verloren, für die diese Fasern normalerweise zuständig sind, z. B. Aufmerksamkeit, Konzentration, Empathie, Freude und vieles mehr.

Um diesen Prozess umzukehren bzw. wenigstens den erlernten, zusätzlichen Anteil wieder loszuwerden, gilt es, die Nervenfasern, die an den Schmerz verloren gegangen sind, wieder zurückzugewinnen. Dies geschieht durch eine Gegenstimulation *(counter stimulation)*: Jedem Schmerzreiz wird ein anderer Reiz aus dem entsprechenden Zentrum entgegengesetzt. Damit dieser die Oberhand gewinnt, muss hartnäckig geübt werden.

Im Prinzip ist dies die Grundlage einer umfassenden Schmerzbehandlung. Und Sie werden sehen: Es funktioniert, aber es braucht den Willen zur Veränderung, Offenheit und das Durchhaltevermögen eines sturen Menschen.

TIPP *Wenn Sie alle Funktionen kräftig trainieren wollen, die nichts mit Schmerz zu tun haben, sind Sie idealerweise in drei Bereichen aktiv: Arbeit (ist in meinen Augen die wichtigste schmerzmedizinische Behandlung), körperliche Betätigung (Sport, z. B. Qigong) und mentale Übungen (z. B. Achtsamkeitstraining).*

Chronischer Schmerz ist eine eigenständige Erkrankung! Oder vielleicht doch nicht?

Aus dem vorher Gesagten geht hervor, dass chronische Schmerzen kein Symptom einer Verletzung mehr sind, sondern eine eigenständige Erkrankung. Man spricht von chronischen Schmerzen, wenn sie seit mindestens drei bis sechs Monaten bestehen und den Patienten, die Patientin **physisch** mit Mobilitätsverlust und Funktionseinschränkung, **psychisch-kognitiv** mit Veränderungen der Befindlichkeit, der Stimmung und des Denkens und **sozial** in Belangen wie Beziehungen, Familie, Arbeit und

UNTERSCHIEDE ZWISCHEN AKUTEN UND CHRONISCHEN SCHMERZEN

Akute Schmerzen	Chronische Schmerzen
meist eindeutige Ursache	Ursache häufig nicht mehr vorhanden, sehr vielschichtig oder nicht mehr behandelbar
Schmerzen haben eine Warnfunktion.	Schmerzen haben keine Warnfunktion mehr.
Symptom einer körperlichen Störung	eigenständige Erkrankung
kurzer Verlauf	langer Verlauf
Therapie besteht in der Beseitigung der Ursache.	Therapie ist nicht mehr die Behandlung der Ursache, sondern der Schmerzen selbst. Ziel ist die Verbesserung der Handlungsfähigkeit trotz der Schmerzen.

Finanzen beeinträchtigen. Häufig haben sich die Schmerzen unabhängig gemacht von ihrer Ursache, und eine Schmerzvernichtung etwa mit Schmerzmitteln funktioniert in dieser Situation nicht mehr.

EIN TYPISCHES BEISPIEL: Nach der Amputation des rechten Unterschenkels sind bei Rosa S. immer noch einschiessende Schmerzen im Fuss vorhanden. Zwischendurch spürt sie zudem die Zehen, so als wären auch sie noch da.

Chronische Schmerzen haben sich in der Regel unabhängig gemacht von der auslösenden Ursache und sind somit eine eigenständige Erkrankung, können aber auch begleitend zu einer anhaltenden Erkrankung (z. B. Krebs) auftreten. Sie betreffen immer alle Aspekte des Lebens. Deshalb müssen in der Behandlung chronischer Schmerzen auch immer alle Auswirkungen und Beeinträchtigungen angeschaut werden. Eine Behandlung nur mit Schmerzmitteln genügt nicht!

TAKE-AWAY *Das primäre Ziel der Schmerzbehandlung ist nicht die Reduktion des Schmerzes, sondern die Steigerung der Leistungsfähigkeit.*

Sind chronische Schmerzen nun eine Schmerzkrankheit oder die Ausweitung des Problems Schmerz auf immer mehr Funktionsebenen? Wie man es auch sehen will: Klar ist nur, dass die Störung immer störender wird.

Chronischer Schmerz betrifft immer deine ganze Welt

Chronische Schmerzen wirken sich immer auf alle Dimensionen des Lebens aus. Das Ausmass einer Schmerzproblematik kann daran gemessen werden, wie viel eine betroffene Person verloren hat und wie stark die Befriedigung ihrer menschlichen Bedürfnisse beeinträchtigt ist.

MASLOW'SCHE PYRAMIDE

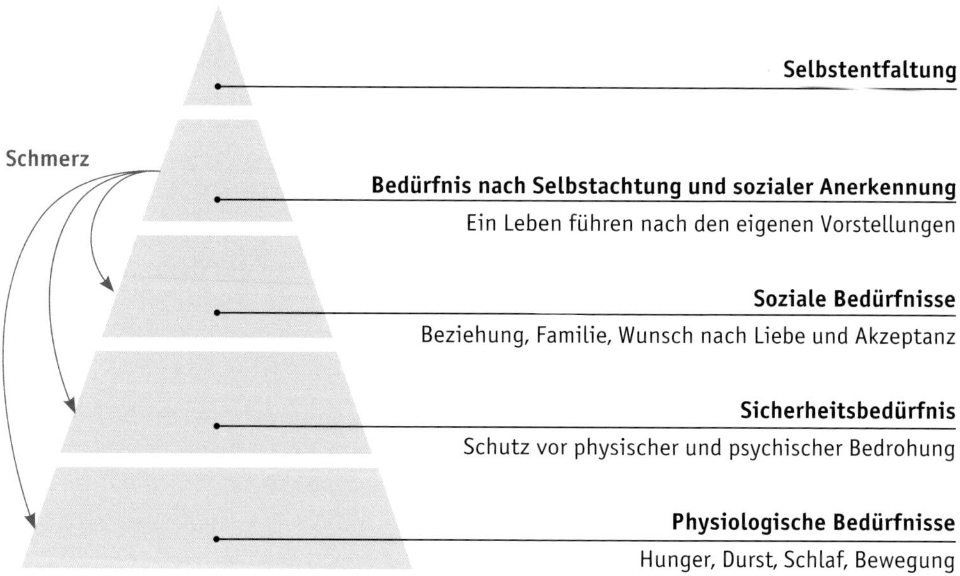

Abraham Maslow, ein amerikanischer Psychologe und Begründer der Humanistischen Psychologie, definierte 1943 die menschlichen Bedürfnisse in einer hierarchischen Ordnung, der Maslow'schen Pyramide.

Gemäss der Maslow'schen Pyramide (gegenüberliegende Seite) gehören Trinken, Schlafen und auch Bewegung zu den physiologischen Bedürfnissen (Ebene 1). In schweizerischen Verhältnissen lässt sich das Sicherheitsbedürfnis (Ebene 2) in etwa mit finanzieller Sicherheit gleichsetzen, also mit einem geregelten Einkommen zum Beispiel durch Arbeit, eine Rente oder einen Partner. Bei den sozialen Bedürfnissen (Ebene 3) handelt es sich um den Wunsch nach guten Beziehungen, Liebe und Akzeptanz. Selten ist ein Mensch gerne alleine, nie ist er gerne einsam. Bei der Ebene der Bedürfnisse nach Selbstachtung und sozialer Anerkennung (Ebene 4) geht es in erster Linie um das Alltagsleben, um ein Leben, wie man es gerne führen möchte, im Rahmen der Bedingungen, mit denen das Leben Sie ausgestattet hat wie Geschlecht, Alter, Körperbau und Begabungen. Unter dem Bedürfnis nach Selbstentfaltung (Ebene 5) verstehe ich das Streben, eins zu sein mit sich selbst.

Sind die physiologischen Bedürfnisse einigermassen befriedigt, bestehen diejenigen auf den anderen Ebenen nebeneinander. Man muss sie also nicht nacheinander von unten nach oben befriedigen (das zeigt schon die Kunst, die in Kriegszeiten geschaffen wurde).

TIPP *Überlegen Sie sich: Welche Bedürfnisebenen sind bei Ihnen durch den Schmerz beeinträchtigt? Und wie stark?*

INFO *Sind chronische Schmerzen vorhanden, wird als Erstes das Alltagsleben leiden, dann die Beziehungen, die Arbeit und schliesslich auch der Schlaf, das Essverhalten und die Mobilität. Je mehr Ebenen beeinträchtigt sind, umso grösser ist die Schmerzproblematik und umso wichtiger ist es, alle betroffenen Ebenen in die Behandlung einzubeziehen.*

Die Behandlung der Schmerzen

In der Behandlung chronischer Schmerzen ist Schmerzfreiheit in aller Regel nicht mehr möglich. Es ist daher sinnvoll, realistische Behandlungsziele zu vereinbaren, um permanente Enttäuschungen zu vermeiden.

Die Behandlung von chronischen Schmerzen verfolgt grundsätzlich zwei Ziele:

1. Sie wieder so zu stärken, dass Sie im Idealfall in Ihrer alten Arbeit und Ihrem sozialen Umfeld weiterfunktionieren können. Damit beschäftigt sich Kapitel 2.
2. Da chronische Schmerzen dauerhaft bleiben (wie es das Wort chronisch ja schon aussagt), ist das alte Funktionsniveau meist nicht mehr zu erreichen. Daher gilt es als Erstes, zu versuchen, eine Akzeptanz für Ihre Schmerzen und die dadurch bedingten Einschränkungen zu erarbeiten und dann die Umgebung diesem neuen Niveau anzupassen. Damit beschäftigen sich Kapitel 3 und 4.

JULIA S., LEHRERIN, erleidet eine Nervenverletzung der linken Hand. Nach drei Operationen und neun Monaten kann sie mit einem Antiepileptikum, das recht gut gegen die Schmerzen hilft, wieder in ihrem alten Beruf weiterarbeiten. Die Einschränkungen im Alltag kann sie, auch dank der Unterstützung ihrer Familie, kompensieren.

PATRICK H., HANDWERKER, erleidet eine Nervenverletzung seiner rechten Hand, Operationen und Medikamente helfen nicht. Nach einem langen Versicherungsverfahren wird die Umschulung auf eine Bürotätigkeit bewilligt, und danach findet er auch eine Stelle. Dort kann er aber auch mit diversen Hilfsmitteln nur 50 % arbeiten, da sonst die Schmerzen zu stark werden. Eine Rente bekommt er nicht. Seine Ehefrau hat zum Ausgleich des finanziellen Verlustes ihre Berufstätigkeit wieder aufgenommen.

Zwei Phasen in der Behandlung

In der Behandlung chronischer Schmerzen lassen sich zwei Phasen unterscheiden: eine diagnostische, therapeutische Phase und eine zweite Phase, in der Akzeptanz, Leistungssteigerung und Therapien zur Erhaltung des Niveaus im Zentrum stehen.

Als realistische Behandlungsziele gelten:

- in der ersten, diagnostisch-therapeutischen Phase:
  - Schmerzreduktion um mindestens 30 bis 50 %
- in der zweiten Phase:
  - Erhalt der Arbeitsfähigkeit
  - Verbesserung der Lebensqualität
  - Erhalt der sozialen Aktivitäten und Beziehungen

Das klingt nicht sexy, aber dafür funktioniert es! Nochmals: Schmerzen entstehen im Körper und werden durch das schmerzleitende System verarbeitet und zum Hirn weitergeleitet. Im Hirn werden sie wahrgenommen, bewertet und mit Gefühlen verknüpft. Diese Schmerzwahrnehmung ist abhängig von den bisherigen Erfahrungen und hat ein Verhalten zur Folge. *Schmerzempfindung ist also immer schon Schmerz, verarbeitet, gekocht und gewürzt. Und entsprechend serviert.*

DENKFEHLER IN SACHEN CHRONISCHE SCHMERZEN

Unser Alltag ist voller falscher Informationen, die unser Denken beeinflussen. Daran haben die zunehmende Verbreitung der Social Media und die Fake-News-Kultur nichts verbessert. Im Gegenteil! Darum hier eine Liste der häufigsten Denkfehler im Zusammenhang mit chronischen Schmerzen: Es ist falsch zu glauben, dass

- zu Beginn einer Schmerztherapie eine genaue körperliche oder psychologische Diagnose feststehen muss. Klarheit kann sich auch erst im Verlauf einstellen.
- die frühzeitige Behandlung von Schmerzen die Diagnosestellung erschwert.
- psychologische und psychosoziale Faktoren nicht berücksichtigt werden müssen.
- die psychologische (Mit-)Behandlung nur bei fehlenden körperlichen Ursachen erfolgen muss.
- eine psychische Ursache vorliegen muss, wenn man keine somatische Ursache findet.

VORSICHT *Ein Wort zu Schmerztagebüchern: Ein solches Tagebuch kann zur Kontrolle der Therapie gut sein. Allerdings lenkt es Ihre Aufmerksamkeit immer wieder auf den Schmerz zurück, den Sie ja am liebsten vergessen würden. Ein Schmerztagebuch ergibt deshalb nur in der ersten, diagnostisch-therapeutischen Phase einen Sinn. In der zweiten Phase sollten Sie es weglegen, denn Sie wollen das Bewusstsein ja gerade vom Schmerz wegnehmen. Fazit: Führen Sie ein Schmerztagebuch nicht länger als ein, zwei Monate.*

Es gibt immer was zu tun: Warum Schmerzen stets beeinflussbar sind

Die Stärke der Schmerzen ist die Summe dreier verschiedener Faktoren:

1. der Aktivität des Schmerzsystems, salopp gesagt des Stroms in den Schmerznerven,
   plus
2. der sekundären funktionellen Veränderungen im Nervensystem, die zur Schmerzverstärkung führen, der Verspannungen in der Muskulatur sowie der Aktivierung des Flucht-Kampf-Anteils des vegetativen Nervensystems
   plus
3. des Leidens am Schmerz, d. h. der psychischen Verstärkung der Schmerzempfindung z. B. durch Angst, Wut, Verlust oder Hoffnungslosigkeit.

Wichtig: Aufgrund der vielen verschiedenen Faktoren, die die Schmerzstärke beeinflussen, können chronische Schmerzen nicht objektiv gemessen werden. Die Schmerzstärke bzw. die Intensität sind somit keine objektiven Messwerte, sondern spiegeln das individuelle Erleben des betroffenen Menschen wider. Werden Sie bei Ihrer Ärztin gebeten, Ihre Schmerzen auf einer Skala einzuordnen, zum Beispiel von eins bis zehn, so hilft ihr dies trotz des subjektiven Aspektes dieser Angabe, Ihre Schmerzsituation einzuschätzen.

Therapeutisch sollten alle Faktoren berücksichtigt werden, die Schmerzen verursachen oder verstärken können. Daraus ergibt sich, dass man immer etwas tun kann, um Ihr Leiden zu reduzieren oder das Leben mit Schmerzen zu verbessern.

TAKE-AWAY *Die gesamte Schmerzstärke ist immer eine Summe aus den körperlichen Schmerzen, den sekundären funktionellen Veränderungen und den Emotionen sowie der Bedeutung bzw. dem Stellenwert, den wir diesen Schmerzen geben.*

Das bio-psycho-soziale Behandlungskonzept und das integrative Behandlungsmodell

Es ist allgemein anerkannt, dass chronische Schmerzen ein bio-psycho-soziales Geschehen sind und also biologische, psychologische, soziale und kulturelle Komponenten beinhalten. Aus diesem Grund müssen chronische Schmerzen auch auf all diesen Ebenen behandelt werden. Trotzdem beschränken sich auch heute noch viele Behandlungen auf die biologischen Aspekte. Das ist, wie schon mehrmals bemerkt, bei chronischen Schmerzen schlichtweg falsch. Bekommen Sie also lediglich Medikamente, fehlt Ihnen in der Behandlung Ihres Problems etwas Wesentliches.

BIO-PSYCHO-SOZIALES KONZEPT

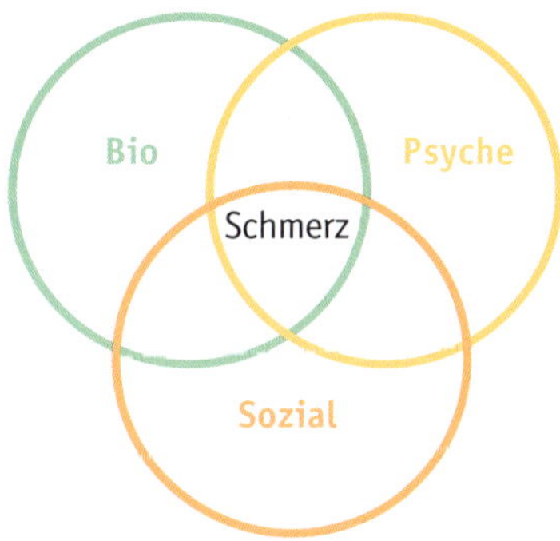

Auch wenn Sie das nicht gerne hören: Der Umgang mit Schmerzen ist Kopfsache. Der Schmerz selbst nicht, die Einstellung dazu schon! Die Psyche wird bei chronischen Schmerzen häufig sträflich vernachlässigt.

Um eine Systematik in die möglichen Behandlungen zu bringen, eignet sich das integrative Behandlungsmodell (siehe Grafik auf Seite 36). Es handelt sich um eine differenziertere Betrachtungsweise des bio-psycho-sozialen Behandlungskonzeptes; dabei entsprechen die ersten vier Ebenen dem biologischen, die nächsten zwei dem psychologischen und die letzte, Umwelt und Gesellschaft, dem Boden, dem sozialen Aspekt.

Hauptziel des Modells ist es, keine wirksame Behandlung auszulassen, aber auch unnötige oder gefährliche Behandlungen zu vermeiden.

TAKE-AWAY *Aus der Forderung nach einem bio-psycho-sozialen Behandlungsansatz wird klar, dass Therapien auf verschiedenen Ebenen kombiniert werden müssen.*

INTEGRATIVES BEHANDLUNGSMODELL

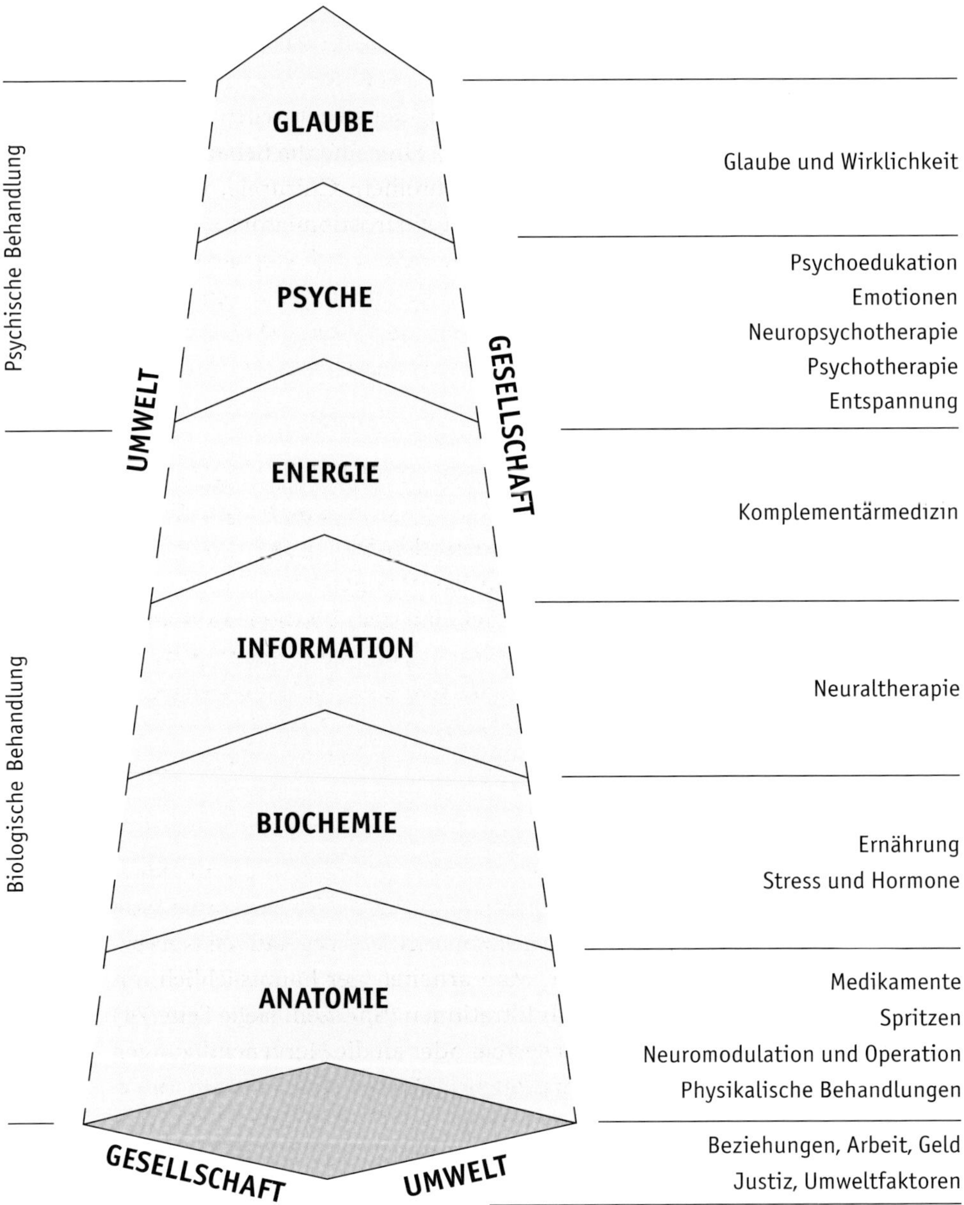

Sieben Ebenen

Das integrative Behandlungsmodell umfasst im Detail die folgenden Ebenen:

1. **Anatomische Ebene.** Hier handelt es sich um unsere Materie, also Knochen, Sehnen, Muskeln, Nerven, Organe usw. Krankheiten auf dieser Ebene verlangen nach einer Berichtigung der strukturellen Läsionen (Schädigungen) oder der Funktionsstörung. Hier sind die Behandlungen nach dem Ursache-Wirkung-Prinzip einzureihen: Chirurgie, interventionelle Methoden wie Infiltrationen und Neurostimulatoren, gewisse Medikamente. Zu dieser Ebene gehören auch die physikalischen Methoden wie die Manuelle Medizin, Physiotherapie und Trainingstherapie, die Funktionsstörungen des Bewegungsapparates behandeln.
   → *Behandlungsmöglichkeiten auf dieser Ebene werden im Kapitel 2 auf den Seiten 52 bis 94 vorgestellt.*

2. **Biochemische Ebene.** Hier handelt es sich um Störungen im Vitamin- und Spurenelementhaushalt, um chronische Vergiftungen und Ernährungs- sowie Mangelprobleme. Eisenmangel kann Kopfschmerzen und Depressionen verursachen; Vitamin-B_{12}-Mangel führt zu Muskelschmerzen, Nahrungsmittelunverträglichkeiten können zu Bauchschmerzen, aber auch zu Migräne führen. Auf diese Ebene gehören neben der Beseitigung von Mangelzuständen die Ernährungsberatung, die Entgiftungsmethoden und die orthomolekulare Medizin.
   → *Behandlungsmöglichkeiten auf dieser Ebene werden im Kapitel 2 auf den Seiten 95 bis 108 vorgestellt.*

3. **Informationsebene.** Hier geht es um die Programmierungen des Menschen, sei es im Bereich der peripheren Nerven (der Nerven ausserhalb des Zentralnervensystems), des Rückenmarks, des vegetativen Nervensystems oder des Gehirns selbst. Man arbeitet hier hauptsächlich mit Lokalanästhetika. Mit gezielten Infiltrationen (Spritzen, siehe Seite 74) an Nerven, ins vegetative Nervensystem oder an die Nervenendigungen in der Haut können «Störinformationen» gelöscht bzw. kann die Informationsverarbeitung im Nervensystem reorganisiert werden. Es handelt sich hierbei hauptsächlich um die Behandlungen der Neuraltherapie.
   → *Behandlungsmöglichkeiten auf dieser Ebene werden im Kapitel 2 auf den Seiten 109 bis 114 vorgestellt.*

4. **Energieebene.** Der Mensch generiert ein elektromagnetisches Feld. Es lässt sich physikalisch messen und darstellen und verändert sich bei Krankheiten. In dieser Ebene sind die verschiedenen Therapien der Komplementärmedizin zusammengefasst. Es gelingt immer wieder, mit diesen Methoden das Schmerzniveau positiv zu beeinflussen.
   → *Behandlungsmöglichkeiten auf dieser Ebene werden im Kapitel 2 auf den Seiten 115 bis 125 vorgestellt.*

5. **Psychische Ebene.** Schmerz führt immer zu sekundären psychischen Problemen. Es gibt keinen Schmerz ohne Emotion! Und der Mensch kann nicht anders, als sich Gedanken zu machen, und so werden negative Emotionen mit Ängsten unterlegt. Neben diesen sekundären Schwierigkeiten im Zusammenhang mit Schmerz sind auf dieser Ebene selbstverständlich auch die psychologischen und psychosomatischen Problematiken zu nennen, die zusammen mit dem Schmerz, aber auch unabhängig davon auftreten können. In der psychischen Ebene wird mit der Edukation (Wissensvermittlung) und den verschiedenen Psychotherapieformen gearbeitet.
   → *Behandlungsmöglichkeiten auf dieser Ebene werden im Kapitel 3 auf den Seiten 130 bis 196 vorgestellt.*

6. **Glaubensebene.** Verstehen wir etwas nicht, bilden wir Glaubenssätze. Diese können für unser Leben und auch für eine medizinische Behandlung hinderlich sein. Hier sind diejenigen Methoden einzureihen, die unter Umgehung des bewussten Denkens arbeiten, z. B. Hypnose und Neurolinguistisches Programmieren. Aber auch schon die Korrektur hinderlicher Glaubenssätze kann eine Besserung bewirken.
   → *Um Einflussmöglichkeiten auf dieser Ebene geht es im Kapitel 3 auf den Seiten 197 bis 200.*

7. **Umwelt, Gesellschaft.** Tempo, Hektik, Lärm, Umweltgifte, ergonomische Katastrophen am Arbeitsplatz, Versicherungsproblematiken und vieles mehr nehmen Einfluss auf unser Wohlbefinden, machen uns manchmal auch richtig krank. Es ist deshalb unerlässlich, diese Aspekte bei chronischen Schmerzen zu berücksichtigen.
   → *Um Einflussmöglichkeiten auf dieser Ebene geht es im Kapitel 4 auf den Seiten 206 bis 283.*

Der Mensch und das Auto

Zum besseren Verständnis des integrativen Modells können wir den Menschen mit einem Auto gleichsetzen. Die anatomische Ebene entspricht dem Fahrgestell und der Karosserie, die biochemische Ebene dem Öl und dem Benzin, die Informationsebene der Elektronik und die letzten drei Ebenen dem Fahrer, der wach ist (Energie), weiss, wohin er will (Psyche), und daran glaubt, dass er auch ankommt (Glaube) – sonst fährt er gar nicht erst ab. Weiter gilt es zu berücksichtigen, wo der Wagen steht und ob überhaupt eine Strasse vorhanden ist, auf der er fahren kann (Umwelt), oder ob gerade eine Demonstration gegen Klimaerwärmung die Strasse blockiert (Gesellschaft).

Nun kommt der Wagen nicht vom Fleck. Es hat keinen Sinn, die Räder zu wechseln, wenn der Tank leer ist. Oder dem Fahrer einen Kaffee zu bringen, damit er wach wird, wenn ihm die Räder geklaut wurden. Bei einem Auto unterscheiden wir diese Ebenen ganz selbstverständlich. In der Medizin erlebe ich es hingegen immer wieder: Wenn auf der anatomischen Ebene nichts zu finden ist, folgt der Schluss, es müsse psychisch sein. Das ist zu kurz gegriffen. Die Berücksichtigung aller Ebenen kann jedoch eine Lösung des Problems bringen. Die Erfahrung zeigt, dass damit aus hoffnungslosen «Fällen» hoffnungsvollere «Fälle» werden können und ein Problem, wenn auch nicht behoben, so doch kleiner werden kann.

TAKE-AWAY *Selbstverständlich sind bei chronischen Schmerzen immer alle Ebenen mitbetroffen. Der Mensch ist eine Einheit, die im Austausch mit ihrer Umgebung steht. Mit diesem Ansatz werden auch die Gesellschaft und die Umwelt zu bedeutenden Faktoren in der medizinischen Betreuung. Die Grundfrage in der Schmerzmedizin ist also: Welche Therapie braucht dieser Mensch mit seinem Problem zu diesem Zeitpunkt?*

Multimodale Therapien

Entsprechend der bio-psycho-sozialen Behandlungsstrategie werden in der Behandlung von chronischen Schmerzen sogenannte multimodale Therapien gefordert, also Therapien auf mehreren Ebenen.

Leider ist das Risiko der Fixierung auf medikamentöse, interventionelle oder passive Behandlungen hoch und verhindert häufig eine konstruktive Arbeit an den Schmerzen. Und glauben Sie mir: Sie finden immer jemanden, der Ihnen Besserung mit seinen Methoden verspricht. Also Vorsicht mit Versprechungen! Die Enttäuschung ist umso grösser, je mehr Sie investiert haben und je invasiver die Behandlung war.

Es ist heute allgemein anerkannt, dass bei chronischen Schmerzen auf verschiedenen Ebenen bzw. mit verschiedenen Therapien gleichzeitig behandelt werden muss. Ziel einer multimodalen Schmerzbehandlung ist neben der Schmerzlinderung die Erarbeitung eines bio-psycho-sozialen Krankheitsverständnisses und die Erhöhung der Funktionsfähigkeit im beruflichen und sozialen Bereich (Phase 2 in der Behandlung chronischer Schmerzen). Im Einzelnen gehören dazu (*Ich wiederhole mich schon wieder. Aber ich will Sie ja schliesslich überzeugen, dass dies die richtige Behandlung chronischer Schmerzen ist)*:

- die physische und psychische Aktivierung
- die Reduktion dysfunktionaler (der Besserung abträglicher) Schmerzbewältigung
- das Erkennen schmerzverstärkender bzw. -vermindernder Faktoren unter Einschluss des zwischenmenschlichen Erlebens und Verhaltens (dies schliesst Gewohnheiten, problematische Denkschemata wie auch Verhaltenseigenschaften ein)
- die Förderung einer positiven Körperwahrnehmung
- das Herstellen einer besseren Balance von Anspannung und Entspannung sowie von Be- und Entlastung
- die Vermeidung von Überforderung durch verbesserte Wahrnehmung von Leistungsgrenzen
- die Harmonisierung vegetativer Störungen (Schlaf, biologische Rhythmen),
- die Verbesserung der körperlichen Leistungsfähigkeit in den Bereichen Koordination, Beweglichkeit, Kraft und Ausdauer
- die Förderung des Erkennens und das Stärken eigener Ressourcen (somatisch, intrapsychisch, zwischenmenschlich, sozial)
- und schliesslich das Beachten lebensgeschichtlicher Ereignisse (u. a. von Traumatisierungen) bei der Schmerzentstehung und Schmerzbewältigung; die Vermeidung einer Retraumatisierung ist dabei Aufgabe des gesamten Behandlungsteams

Bei einer multimodalen Schmerztherapie müssen die einzelnen Teile des Behandlungsprogramms eng aufeinander abgestimmt sein (was sie, ehrlich gesagt, eigentlich nicht nur in der Schmerzmedizin sein sollten). Da verschiedene Therapien gleichzeitig notwendig sind, müssen die Therapeutinnen aus den verschiedenen Fachgebieten eine gemeinsame Behandlungsphilosophie und Strategie haben. Das ist in der Medizin, ähnlich wie in der Politik, häufig nicht der Fall.

INFO *Das Ziel einer multimodalen Herangehensweise ist die Förderung der bio-psycho-sozialen Sichtweise der Schmerzerkrankung, die körperliche und soziale Aktivierung, der Abbau von Hilflosigkeit und Rückzug und die Förderung Ihrer Ressourcen.*

Neuere Untersuchungen zeigen übrigens, dass die Intensität der Therapie keine Rolle spielt. Und dass es lange braucht, ist bei einer so komplexen Problematik ja klar. Auch eine stationäre Behandlung bringt häufig keine Vorteile. Sie können sich zwar in einem geschützten Rahmen und fern von Ihrer alltäglichen Umgebung intensiv mit Ihrer Schmerzproblematik beschäftigen, aber Ihr Erwartungsdruck sowie der Ihrer Bezugspersonen ist umso höher, und die Integration des Behandlungserfolges in den Alltag wird dadurch häufig sehr schwierig.

Und wie gut hilft das alles?

Die Prognose einer Behandlung hängt nicht so sehr von körperlichen als vielmehr von sozialen und psychologischen Faktoren ab. *(Das ist nicht von mir, sondern wissenschaftlich klar erwiesen.)* Dabei spielen vor allem folgende Kriterien eine Rolle:

- die Dauer der Schmerzerkrankung
- die Dauer der Arbeitsunfähigkeit
- der Wunsch nach einer Rente bzw. ein laufendes Rentenverfahren
- ein niedriger sozioökonomischer Status
- hoher Alltagsstress
- sozialer Rückzug
- die Abhängigkeit von Schmerzmitteln
- die Motivation für die Behandlung

TAKE-AWAY *Chronische Schmerzen sind ein sehr komplexes Geschehen, das von vielen Betroffenen, aber auch von Therapeuten und insbesondere Politikern fälschlicherweise immer noch ausschliesslich organisch verstanden wird.*

WANN GENAU IST ES AN DER ZEIT, EINEN SCHMERZMEDIZINER AUFZUSUCHEN?
Schmerzmediziner sind Spezialisten wie Herz- oder Magen-Darm-Spezialisten. Da es so viele verschiedene Behandlungen bei chronischen Schmerzen gibt, hat jeder ein bestimmtes Spektrum, das er anbietet. In der Schweiz bestehen zwei Schmerzgesellschaften, die Schweizerische Gesellschaft zum Studium des Schmerzes (SGSS) / Swiss Pain Society (SPS) und die Swiss Society for Interventional Pain Management (SSIPM). (Siehe Anhang.)

Viele Schmerzpatientinnen und Schmerzpatienten werden von ihren Hausärzten sehr gut betreut und haben eine befriedigende Situation mit den und trotz der Schmerzen. In diesem Fall brauchen Sie keine weitergehende Behandlung. Sind Sie aber unzufrieden mit Ihrer Schmerzsituation, dann finden Sie in diesem Ratgeber alle Möglichkeiten, die es in der Behandlung chronischer Schmerzen gibt. Ihr betreuender Arzt wird mehr oder weniger alle kennen, lassen Sie sich beraten.

Wenn Sie dann weitersuchen, schauen Sie sich das Spektrum an Behandlungen an, das ein Therapeut anbietet. Aber nicht vergessen, es braucht in der Behandlung chronischer Schmerzen ein ganzes Team. Mit wem ein Arzt, eine Ärztin zusammenarbeitet, ist auf den ersten Blick, z. B. auf einer Homepage, nicht gleich erkennbar. ■

Placebo oder wie Sie einen «guten Therapeuten» finden

Die Wirkung eines Medikamentes oder einer Behandlung ist die Summe aus der chemischen oder therapeutischen Wirkung (Verum) und einer Wirkung, die der Patient selbst verursacht (Placebo). Der Placeboeffekt bei Schmerzmedikamenten mache rund ein Drittel der Wirksamkeit aus, sagt man.

Man weiss sehr viel über diesen Placeboeffekt. Er kommt durch unbewusste Konditionierung, Lern- und Erwartungsprozesse zustande.

Heutzutage hören Sie aber immer wieder, dass diese oder jene Behandlung lediglich einen Placeboeffekt erziele. Im Grunde ist es egal, wie etwas wirkt, Hauptsache es wirkt. (*Nun ja, wissenschaftlich muss es schon Hand und Fuss haben!*) Da wir diesen Effekt selbst «machen», könnten wir ihn auch als Potenzial zur Selbstheilung sehen. Und so etwas Wichtiges sollte man nicht entwerten. Lassen Sie sich also nicht einreden, dass eine heilsame Wirkung, die Sie verspüren, «nur» ein Placeboeffekt und damit unwichtig sei.

Auch eine gute Beziehung heilt per se, das weiss jede Mutter. Eine solche Beziehung ist möglich, wenn sie auf meiner Seite geprägt ist von

- Authentizität und Transparenz (d. h. ich zeige mich mit meinen wahren Gefühlen),
- Akzeptanz und Schätzen des Gegenübers als eigenständiges Individuum,
- Einfühlung (Fähigkeit, den anderen und seine Welt mit seinen Augen zu sehen), denn das führt bei meinem Gegenüber zu
- einem Gefühl von stärkerer Integration,
- mehr Selbstbewusstsein und damit Selbständigkeit,
- einem Erfahren von Aspekten, die es bisher unterdrückt hat, und es kann damit mehr zu dem Menschen werden, der es sein möchte,
- der Möglichkeit, effektiver agieren zu können, und damit wird es auch leichter mit den Problemen des Lebens fertigwerden können.

Wenn ich also eine solche Art von Beziehung herstellen kann, dann wird der andere diese Beziehung zu seiner Entfaltung nutzen können. Es findet Veränderung und persönliche Entwicklung statt. Kurz, mein Gegenüber kann sich zu einem kreativen, anpassungsfähigen, autonomen Menschen entwickeln.

Und so kommen wir zu uns Ärztinnen, Ärzten und Therapeuten, denn die Beziehung und das Zusammenspiel zwischen Ärztin und Patientin hat ebenfalls – in meinen Augen mindestens teilweise – eine Placebowirkung. (*Aber wahrscheinlich hat auch Liebe eine Placebowirkung, was dann Ihren Partner zum Placebo macht …*) Deshalb ist es so wichtig, dass Sie mit Ihrer Ärztin, Ihrem Arzt eine gute Beziehung haben. Wie können Sie nun abschätzen, ob das der Fall ist?

Das zeichnet eine gute Arzt-Patienten-Beziehung aus

Für einen positiven Behandlungserfolg spielen Ehrlichkeit und Vertrauenswürdigkeit eine zentrale Rolle, daneben die Empathie. Darunter versteht man die Fähigkeit,

- die Situation, die Perspektive und die Gefühle des Gegenübers sowie die Bedeutungen, die damit verknüpft sind, nachzuempfinden, ein rein rationales Verständnis reicht also nicht aus;
- dieses Verstehen zu kommunizieren und seine Richtigkeit zu überprüfen.

Bei empathischen Menschen, deren Gegenüber Schmerz empfindet, werden die gleichen Hirnareale aktiviert wie beim schmerzleidenden Menschen selbst. Das belegen zahlreiche bildgebende Untersuchungen. Hirnphysiologisch kommt es dabei also zu einer Art stellvertretender bzw. geteilter Emotionsempfindung, was bewirkt, dass Sie von Ihrer Ärztin oder Ihrem Therapeuten verstanden und ernst genommen werden.

Sehr weit oben auf Ihrer Prioritätenliste steht sicherlich die ärztliche Fachkompetenz. Darüber brauchen wir nicht zu diskutieren, das ist selbstverständlich. Wir gehen ja nicht zum Friseur mit unserer Schmerzproblematik. (*Ich lasse mir übrigens von meinem Arzt auch nicht die Haare schneiden.*)

Gleich danach kommt die gründliche Aufklärung über die Krankheit und das partnerschaftlich gestaltete Arzt-Patient-Verhältnis. Das sind die erforderlichen Grundlagen für ein gemeinsam abgestimmtes Vorgehen *(shared decision-making)*, bei dem Informationen ausgetauscht und dann zusammen Entscheidungen gefällt werden, für die die beteiligten Partner gemeinsam die Verantwortung übernehmen.

Wie erfolgreich die Kommunikation zwischen Ihnen und Ihrem Arzt verläuft, ist auch vom Zeitfaktor abhängig, also von der Frage, wie viel Zeit sich der Arzt für Sie nimmt. Jedoch ist auch der Zeitpunkt, wann Sie bei der Schilderung Ihrer Symptome zum ersten Mal unterbrochen werden, wichtig. Untersuchungen zeigen, dass Patientinnen und Patienten im Mittel nach nur 11 bis 24 Sekunden unterbrochen wurden – bei einer Gesamtzeit für die Konsultation von 6 bis 11 Minuten. Ich lasse das einfach mal so stehen!

Bei der Wahl Ihres Arztes oder Ihrer Therapeutinnen (aber auch des Kochs) sollten Sie demnach folgende Faktoren berücksichtigen:

- Fachkompetenz
- Ehrlichkeit und Vertrauen
- Empathie
- partnerschaftlich gestaltetes Arzt-Patient-Verhältnis

- die Zeit, die er/sie sich für Sie nimmt
- Durchhaltewille und Frustrationstoleranz, denn die Behandlung chronischer Schmerzen ist aufwendig und lang

Sind Sie immer noch unsicher, ob Sie bei der richtigen Person sind? Dann helfen Ihnen vielleicht folgende Fragen weiter, die Sie direkt Ihrer Ärztin, Ihrem Arzt stellen können:

- Was kann ich von der Behandlung bei Ihnen erwarten, was nicht?
- Wann sollte die Behandlung anschlagen, und was ist Ihre Strategie, wenn es mir nicht besser geht?
- Wann ist für Sie der Zeitpunkt gekommen, andere Fachleute ins Boot zu holen? Gegebenenfalls: Wann würden Sie mich an eine Spezialistin überweisen?

Geht Ihr Arzt auf Ihre Fragen ein und fühlen Sie sich verstanden, dann sind Sie bei ihm richtig. Wenn nicht, sollten Sie sich überlegen, weiterzusuchen.

TIPP *Wenn Sie Kapitel 2 (Seite 49) gelesen haben, wissen Sie, welche Behandlungsmöglichkeiten es gibt, und können Ihre Ärztin auch darauf ansprechen. Geben Sie sich aber mit einer Antwort wie «Das bringt eh nichts!» nicht zufrieden. Es braucht immer eine gute Begründung, warum man etwas machen soll, aber auch, warum man es nicht machen soll.*

Und hier noch ein Beispiel, das für sich selbst spricht.

PASCAL A., EIN 75-JÄHRIGER PATIENT, kam in meine Sprechstunde. Er stand schwer von seinem Stuhl im Wartezimmer auf, schwankte etwas und hinkte neben mir her in den Behandlungsraum. Pascal A. war bereits viermal an der Wirbelsäule operiert worden und hatte starke Schmerzen in der Lendenregion. Daneben hatte er eine schwere Lungenerkrankung, konnte das Rauchen aber trotz der Lungenveränderung bisher wegen seiner Schmerzen nicht lassen.

Ich infiltrierte ihm in der ersten Sitzung seine Operationsnarbe (neuromodulativer Trigger, siehe Seite 75 – Sie werden noch sehen, dass es tatsächlich helfen kann!). Bei der nächsten Kontrolle war er ganz aufgeregt. Er habe seit meiner Behandlung dauerhaft 50% weniger Schmerzen. Aber er sei in der Zwischenzeit bei seinem Lungenarzt gewesen. Dieser habe ihm gesagt, wenn er nicht aufhöre zu rauchen, könne er sich auch gleich die Kugel geben. Und auf die Bemerkung, dass er bei mir in Behandlung sei, habe ihm der Arzt gesagt, das sei Blödsinn, diese Methoden seien nichts Gutes und ich hätte ja nicht mal eine richtige Ausbildung. Er, Pascal A., sei nun sehr verunsichert, da meine Behandlung ja genützt habe. Was er tun solle?

Ich versuchte, mich nicht über meinen Kollegen zu ärgern, mich an die Fakten zu halten und diese zu kommunizieren:

1. Ich sagte ihm, ich hätte alle meine Diplome nicht auf einer Auktion gekauft und sie seien sogar auf der Website des Krankenhauses publiziert. Die Aussage zu meiner Ausbildung könne er demnach ignorieren, die sei in Ordnung.
2. Die Behandlung hatte geholfen. Es gebe keinen Grund, eine erfolgreiche Therapie abzubrechen, auch wenn der andere Arzt die Methode offensichtlich nicht gutheisse.

Ich spritzte Pascal A. nochmals die Narbe und anästhesierte ihm das vegetative Nervensystem der schmerzhaften Region. Eine Woche später kam er lächelnd in meine Sprechstunde. Die Schmerzen hätten so massiv nachgelassen, dass er nicht mehr gestresst sei und deshalb mit dem Rauchen aufgehört habe.

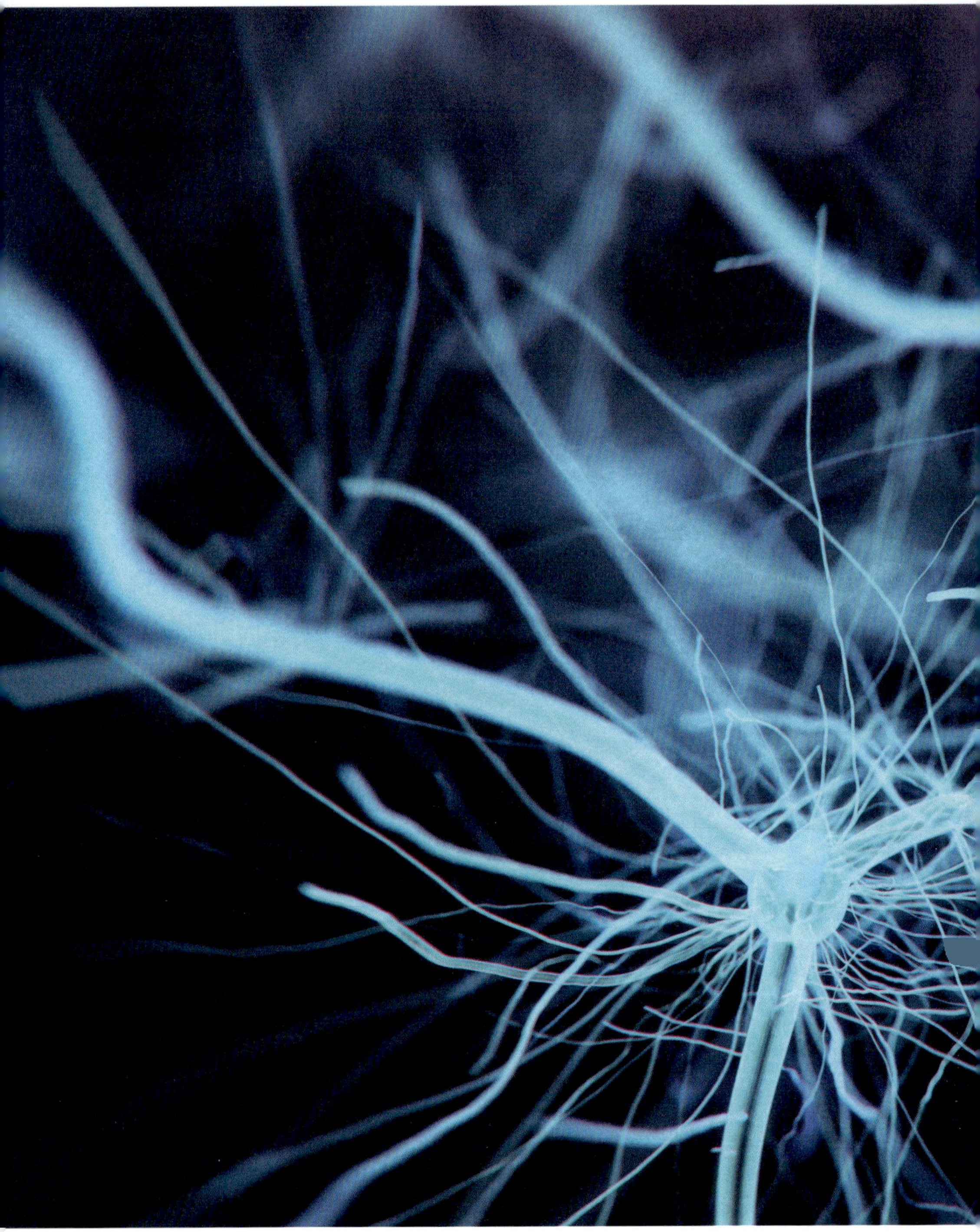

2

Biologische Behandlungsmöglichkeiten

Chronische Schmerzen führen zu vielfältigen Veränderungen im Körper. Können Schmerzen nicht mehr vollständig eliminiert werden, müssen auch alle diese Veränderungen in der Behandlung berücksichtigt werden, um das bestmögliche Resultat zu erhalten. Dies verlangt eine genaue Analyse der Schmerzsituation und ein differenziertes Behandlungskonzept, wobei praktisch immer mehrere Behandlungen kombiniert werden müssen.

Die zentrale Frage bei chronischen Schmerzen ist: Welche Therapie brauche ich mit meinem Problem im Moment? Und das muss man sich immer und immer wieder fragen! Eigentlich bei jedem Besuch bei einer Ärztin oder einem Therapeuten.

Einleitung

Bevor wir versuchen, den Schmerzen den Garaus zu machen, gleich zu Anfang nochmals die wichtigsten Informationen in der Behandlung chronischer Schmerzen.

Die effiziente Therapie chronischer Schmerzen bedeutet praktisch immer, dass mehrere Behandlungen gleichzeitig durchgeführt werden müssen. Denn auf die Kombination kommt es an:

- Therapie der Ursache, wenn möglich, **und**
- medikamentöse Therapie **und**
- nicht medikamentöse Therapie wie Physiotherapie, Akupunktur oder Neuraltherapie **und**
- körperliches Training **und**
- Therapie im psychischen bzw. mentalen Bereich.

Wichtig: Der Behandlungsplan sollte immer wieder überprüft werden, um zu sehen, ob eine Therapie weggelassen werden kann oder gewechselt werden muss. Dies gilt ganz besonders für Medikamente. Es kann also durchaus sein, dass sich die Behandlung nicht langfristig planen lässt.

Die sieben Ebenen des integrativen Behandlungsmodells

Wie Sie der Grafik auf Seite 36 entnehmen können, lassen sich die biologischen Behandlungen unterteilen in eine anatomische Ebene, eine biochemische Ebene, eine Informationsebene und eine energetische Ebene. Diese Unterteilung ist sinnvoll, um eine Systematik in der Behandlung zu etablieren.

Unter Behandlungen in der **anatomischen Ebene** versteht man Methoden, die direkt an der Körperstruktur wirken, d. h. Medikamente, Spritzen (Infiltrationen), Neuromodulation, Operationen, Physio-, Ergo- und Trainingstherapie.

Mit den Behandlungen auf der **biochemischen Ebene** befassen sich die Kapitel Ernährung, Stress und Hormone, während die Neuraltherapie der Herangehensweise auf der **Informationsebene** entspricht. Die gesamten komplementärmedizinischen Methoden sind auf der **Energieebene** angesiedelt.

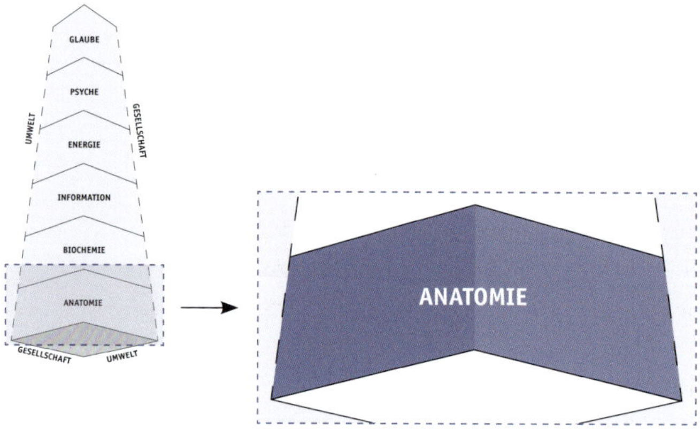

Medikamente
Spritzen
Neuromodulation und Operation
Physikalische Behandlungen

Medikamente: Fragen Sie Ihren Arzt oder Apotheker

Welche Medikamente bei chronischen Schmerzen helfen oder eben nicht, muss für jeden Menschen individuell herausgefunden werden. Insgesamt sprechen jedoch nur 30 bis 40% der Patientinnen und Patienten auf eine medikamentöse Behandlung gut an.

Bei der Einnahme von Schmerzmitteln (Analgetika) gilt es, zwei Situationen zu unterscheiden. Auf der einen Seite akute Schmerzen: Hier sind Schmerzmedikamente die erste Wahl, insbesondere weil eine Heilung stattfindet, entweder spontan oder durch medizinische Massnahmen. Bei chronischen Schmerzen auf der andern Seite sind sie nur ein Teil des therapeutischen Konzepts, denn Schmerzmittel allein sind nicht erfolgreich. Insbesondere nimmt bei längerer Gabe der Nutzen ab und das Risiko auf zusätzliche Schädigung durch die Medikamente zu.

Prinzipien der medikamentösen Therapie bei chronischen Schmerzen

Schmerzmittel sind bei chronischen Schmerzen also nur ein Hilfsmittel. Wie ein Lift. Sie helfen, etwas zu erreichen. Es ergibt wenig Sinn, in einen Lift zu steigen und nirgends ankommen zu wollen.

Das Erste, was bei der Diskussion um die Verschreibung von Schmerzmitteln getan werden sollte: nach dem Zweck, dem Ziel zu fragen. Es müssen also einmal mehr realistische Ziele gesetzt werden, zum Beispiel:

- eine Schmerzreduktion von mehr als 30 % (bei chronischen Schmerzen nicht zuverlässig bzw. nur in der ersten diagnostisch-therapeutischen Phase – siehe Seite 33 – ein gutes Kriterium)
- eine Leistungssteigerung, die genau definiert werden sollte: z. B. Fähigkeit, ein Training durchzuführen, Arbeitsaufnahme bzw. bei der Arbeit bleiben können, Sozialkontakte pflegen können usw.

Den Zielsetzungen müssen die Gefahren gegenübergestellt werden. Diese sind vielfältig und bei den verschiedenen Medikamenten unterschiedlich ausgeprägt.

INFO *Anerkannte Medikamente für die Behandlung chronischer Schmerzen sind Antidepressiva, Antiepileptika und Opioide. Antirheumatika haben in der Langzeitbehandlung eigentlich keinen Platz (mehr dazu auf Seite 57).*

Die Wirkung von Schmerzmitteln ist von verschiedenen Faktoren abhängig: Zum einen gibt es ein individuelles Ansprechen, das zum Teil genetisch bedingt ist. Zum anderen ist die Wirkung abhängig vom Stoffwechsel, den Organfunktionen und der Durchblutung. Bei der Wahl der Schmerzmittel müssen neben der Ursache auch die Begleiterkrankungen, insbesondere Nieren-/Leberfunktion, Herzerkrankungen und auch psychische Erkrankungen berücksichtigt werden. Es ist deshalb wichtig, dass Sie dies Ihrem Arzt auch wirklich mitteilen. Daneben ist zentral, dass Sie ihm sagen, welche Medikamente Sie sonst noch nehmen, weil diese die Wirkung von Schmerzmitteln verändern können und die Kombination für die Gesundheit gefährlich sein kann. **Nennen Sie restlos alle Medikamente, die Sie einnehmen, auch solche, die Sie rezeptfrei erhalten.**

TIPP *Behalten Sie die Fäden in der Hand! Sie sollten Ihrer Ärztin, auch wenn sie nicht nachfragt, immer über Ihre aktuellen Medikamente informieren. Da bei chronischen Schmerzproblematiken häufig verschiedene Ärzte und Ärztinnen involviert sind, übernehmen Sie am besten selbst die Information aller Beteiligten, denn nur dann geht wirklich nichts schief. Nehmen Sie zu jeder Konsultation eine Medikamentenliste mit, die dann von der jeweiligen Ärztin, dem betreffenden Arzt ergänzt oder korrigiert wird. Natürlich sollten sich die Ärzte und Ärztinnen gegenseitig absprechen, aber Sie wissen ja, wie es im Alltag so zugeht. Also, die Kontrolle nicht abgeben!*

Daneben gilt es, einige ganz wichtige Grundsätze einzuhalten. Bei Medikamenten gegen chronische Schmerzen ist Folgendes wichtig:

- Einnahme nach Zeitplan, nicht bei Bedarf (sonst brauchen Sie viel mehr Schmerzmittel und haben mehr Nebenwirkungen)
- individuelle Dosierung, da die wirksame Dosis für jeden und jede unterschiedlich hoch ist
- bevorzugt Tabletten oder Pflaster (keine Spritzen oder Infusionen von Akutschmerzmitteln, da sonst die Wirkung rasch wieder vorbei und die Suchtgefahr hoch ist)
- bevorzugt Retardpräparate (diese geben den Wirkstoff über längere Zeit gleichmässig ab, sodass die Konzentration im Blut konstant ist)
- gleichzeitige Behandlung der Nebenwirkungen (wie z. B. Verstopfung bei Opioiden)

TAKE-AWAY *Eine Behandlung mit Schmerzmitteln muss immer Teil eines umfassenden Behandlungskonzeptes sein. Dazu braucht es eine Zieldefinition und wie bei jeder medizinischen Behandlung eine Risiko-Nutzen-Rechnung unter Berücksichtigung der biologischen, psychischen und sozialen Faktoren. Wirksamkeit und Verträglichkeit müssen regelmässig überprüft werden. Keine Schmerzmittel nehmen, die nichts nützen!*

Im Folgenden erfahren Sie das Wichtigste über die unterschiedlichen Medikamentenklassen.

Saure antiphlogistisch-antipyretische Analgetika: NSAR, Coxibe

Allen Antirheumatika gemeinsam ist die Langzeitunverträglichkeit. Sie sind deshalb für die Langzeittherapie bei chronischen Schmerzen nicht geeignet. Die routinemässige Ulkusprophylaxe kann die Verträglichkeit kaum verbessern und schafft häufig neue Probleme.

Klassische nicht steroidale Antirheumatika (NSAR)

Indikation: Akute entzündliche Schmerzzustände, Knochenschmerzen, Weichteilschmerzen, viszerale Schmerzen.
Nebenwirkungen: Beeinflussung der Blutgerinnung, Blutdruckerhöhung, erhöhtes Risiko für Herzinfarkt, Asthmaanfälle und Magen-Darm-Geschwüre/Blutungen.

Selektive Cyclooxygenase-2-Hemmer (Coxibe)

Selektive COX2-Inhibitoren, kurz Coxibe, verursachen weniger Nierenschäden und Magen-Darm-Blutungen, es kommt jedoch gehäuft zu hohem Blutdruck und Herzinfarkten bei langfristiger Einnahme.

TAKE-AWAY *Ich gebe Ihnen hier kein Patientenbeispiel, weil sich diese Medikamente für die Behandlung chronischer Schmerzen nicht eignen. Trotzdem nehmen viele Leute sie über längere Zeit. Das ergibt keinen Sinn. Diskutieren Sie das wegen der häufigen (und heftigen) Nebenwirkungen mit Ihrer Ärztin, wenn dies bei Ihnen der Fall ist!*

Nicht saure antipyretische Analgetika: Paracetamol, Pyrazolone (Metamizol)

Nicht saure antipyretische Analgetika eignen sich insbesondere zur Therapie nicht entzündlich bedingter Schmerzen.

Paracetamol

Indikation: Bei starken Schmerzen hat Paracetamol keine Bedeutung, wohl aber bei schwangeren und stillenden Frauen mit Schmerzen (siehe Seite 68). Auch für reife Neugeborene und Kinder ist Paracetamol zugelassen.

VORSICHT *Bei gleichzeitiger Einnahme von Tramadol und Codein verstärkt sich die Wirkung, was man aber auch bewusst ausnutzen kann und darf.*

Nebenwirkungen: Übelkeit, Blutdruckerhöhungen. Bei zu hoher Dosierung (empfohlen sind maximal 4 g/Tag) sind Leberschäden möglich. Vor allem im hohen Alter, bei schlechtem Ernährungszustand, während des Fastens sowie bei Alkoholkonsum ist Vorsicht geboten.

Pyrazolone wie Metamizol (Novaminsulfon), Phenazon und Propyphenazon

Metamizol ist gut fiebersenkend, aber nur schwach entzündungshemmend, dafür krampflösend. Metamizol hat einen gegenseitig verstärkenden Effekt mit Tramadol.
Indikation: Metamizol ist in der Schweiz bei starken Schmerzen und hohem Fieber indiziert, die auf andere Massnahmen bzw. Medikamente nicht ansprechen. In verschiedenen Ländern ist Metamizol wegen der Gefahr einer Agranulozytose (dem nicht reversiblen Verschwinden der weissen Blutkörperchen) verboten. Bei uns ist es aus diesem Grund nur als ein Second-Line-Medikament zugelassen, d. h., es sollte nur bei ungenügender Wirkung anderer Analgetika (Schmerzmittel) eingesetzt werden.
Nebenwirkungen: Hypotonie, Magenbeschwerden, Übelkeit, Abfall der Leukozyten oder im Extremfall Agranulozytose.

TAKE-AWAY *Auch hier gibt es keine guten Beispiele. Paracetamol ist bei starken Schmerzen viel zu schwach wirksam, Pyrazolone sind nicht wirklich harmlos. Auch diese Medikamente sind also keine gute Option bei chronischen Schmerzen.*

Opioide

Indikation: Nicht alle, aber die meisten Schmerzen sprechen auf Opioide[1] an. Jedoch gibt es eigentlich keine Studie, welche die Wirksamkeit der

1 «Opioide» ist die der Sammelbegriff für alle Wirkstoffe; als Opiate bezeichnet man die natürlich vorkommenden Inhaltsstoffe.

Opioide bei längerer Gabe belegt, denn je länger ein Opioid gegeben wird, desto weniger wirkt es.

Entscheidend ist, ob ein Opioid gegen Ihre Schmerzen wirkt oder nicht. Wenn ja, gibt es keinen Grund, keins zu geben, allerdings nur unter zwei Bedingungen:

- Als Erstes der Abschluss eines **Opioidvertrags:** Dabei handelt es sich um eine Zieldefinition, was mit dieser Medikation erreicht werden soll. (*Soll ich mich nochmals wiederholen? Also wenn Sie unbedingt darauf bestehen!*) Nicht die Reduktion des Schmerzes steht im Vordergrund, sondern die Verbesserung der Lebensqualität mit entsprechender Leistungssteigerung. Mit einer Leistungssteigerung ist der Erhalt des Arbeitsplatzes oder das Finden einer neuen Beschäftigung gemeint; die Fähigkeit, ein Training aufzunehmen, das bisher aufgrund der Schmerzen nicht möglich war, oder die erneute Aktivierung des brachliegenden Sozialebens.
- Als Zweites die Wahl der **richtigen Darreichungsform:** Bei chronischen Schmerzen sollten, ausser in der Palliativmedizin, praktisch nur Retardpräparate oder Pflaster eingesetzt werden. Ein Retardpräparat ist eine Arzneimittelform, bei der die Wirkstoffe verzögert freigesetzt werden. Diese Form der Medikamentenverabreichung verhindert ein schnelles Anfluten des Stoffes und führt zu einer gleichmässigen Blutspiegelkonzentration über längere Zeit. Damit sind die Nebenwirkungen geringer als mit einer Verabreichungsform, die schnell ins Blut geht, und auch die Gefahr einer Suchtentwicklung ist praktisch nicht vorhanden.

Nebenwirkungen: 80 % der PatientInnen haben Nebenwirkungen, ein Fünftel aller PatientInnen und Patienten muss wegen Nebenwirkungen die Therapie abbrechen, über die Hälfte setzt eine Opioidtherapie langfristig selbst wieder ab. Also wirklich nicht das Gelbe vom Ei!

Die häufigsten Nebenwirkungen sind Übelkeit, Benommenheit, Verstopfung, trockener Mund, Kopfschmerzen, Juckreiz und vermehrtes Schwitzen. Mit Ausnahme der Verstopfung und des Schwitzens bilden sich die Nebenwirkungen nach zwei bis vier Wochen zurück. Bei älteren Menschen ist die Sturzgefahr mit dem Risiko von Knochenbrüchen erhöht.

Opioide haben zudem eine Reihe **unterschätzter Nebenwirkungen** wie Persönlichkeitsveränderungen, Depressionen und Libidoverlust. Nicht selten sind auch Schlafstörungen und Nervosität; auch kann es zu Harnverhalt (Unfähigkeit, die Blase zu entleeren) und zu Muskelkrämpfen kommen. Zur **Toleranz und Abhängigkeit** siehe Seite 69.

ICH KANNTE MARIA B. SEIT ÜBER FÜNF JAHREN, und es gelang immer wieder, ihre starken Muskelschmerzen mit der ganzen Palette nicht medikamentöser Behandlungen zu beherrschen. Ich sah sie dann mehrere Monate nicht mehr, und als sie wiederkam, war sie am Ende. Sie konnte mit ihren Hunden nicht mehr spazieren gehen und nachts kaum noch schlafen. Wir einigten uns auf eine Opioidmedikation, um den Teufelskreis zu unterbrechen. Bei der folgenden Kontrolle gab sie an, dass sie seit Jahren wieder mit ihrem Ehemann zusammen essen und danach noch am Tisch sitzen bleiben konnte, bis auch er mit seiner Mahlzeit fertig war. Auch konnte sie alles wieder machen, woran sie Freude hatte. Aufgrund dieser massiven Steigerung der Lebensqualität liess ich sie die Opioide weiter nehmen.

ALEXANDRA K., EINE 24-JÄHRIGE PATIENTIN, hatte seit zwei Jahren stärkste Schmerzen in der Brustwirbelsäule. Dort war sie nach einem schweren Unfall zweimal operiert worden. Die Schmerzen reagierten nicht auf andere Behandlungen, weshalb wir uns auf eine Opioidmedikation einigten, mit dem Ziel, wieder ein Rückentraining aufzunehmen. Bei Besserung wollte sie eine Stelle suchen. Die Schmerzen verringerten sich, sie begann mit dem Training und arbeitete sechs Monate später wieder 100%. Nach der Einarbeitungszeit – häufig nochmals eine deutliche Belastungssteigerung – setzten wir die Opiate wieder ab.

Migränemittel

Wie die Schmerzmittel sollen auch Triptane nicht andauernd verwendet werden, weil dies zu einem MÜKS führen kann (siehe Seite 71). Empfohlen werden maximal zehn Therapietage pro Monat.

Triptane

Indikation: Akutbehandlung von Migräneanfällen mit oder ohne Aura. Einige Triptane werden auch für die Behandlung eines Cluster-Kopfschmerzes eingesetzt.

Nebenwirkungen: Müdigkeit, Benommenheit, Schwindel, Blutdruckanstieg, Herzklopfen, Hitzewallungen.
Kontraindikation: nach Hirnschlag, koronare Herzkrankheit, schwerer oder unbehandelter Bluthochdruck.

Monoklonale Antikörper (anti-CGRP)
Erenumab, Galcanezumab und Fremanezumab sind neuere Medikamente, die eine gute Wirkung auf Migräne haben sollen. Es handelt sich um Antikörper gegen einen Botenstoff (CGRP, *calcitonin gene-related peptide*), der bei einem Teil der Migräniker an der Entstehung des Migräneanfalls beteiligt ist. Die Medikamente sind sehr teuer und können nur von Neurologinnen und Neurologen verordnet werden; auch sind die Folgen einer Langzeitbehandlung noch unklar.

Antidepressiva

Indikation: Antidepressiva werden in der Schmerzmedizin niedriger dosiert als bei der Behandlung der Depression und vor allem bei neuropathischen Schmerzen (Nervenschmerzen) eingesetzt. Die häufigsten anderen schmerztherapeutischen Indikationen sind Rückenschmerzen, Kopfschmerzen, zentrale neuropathische Schmerzen, Fibromyalgie sowie Begleitsymptome chronischer Schmerzen wie Schlafstörungen und Angststörungen.

Es werden also mit Antidepressiva in der Schmerzmedizin klar Schmerzen behandelt; die Verordnung solcher Medikamente bedeutet nicht, dass Sie eine Depression haben.

Abgesehen vom (meist kurzfristigen) positiven Effekt einer Stimmungsaufhellung und der Beseitigung einer Schlafstörung entfalten einige Antidepressiva eine analgetische (schmerzstillende) Wirkung durch die Stimulation der absteigenden schmerzhemmenden Bahnen (siehe Seite 18). In der Schmerztherapie werden hauptsächlich **trizyklische Antidepressiva** (Amitriptylin, Nortriptylin und Doxepin) zur Behandlung neuropathischer Schmerzen und zur Potenzierung einer Opioidwirkung eingesetzt.
Nebenwirkungen: Müdigkeit, Benommenheit, Mundtrockenheit, Verwirrtheit, Gewichtszunahme, Schwindel, Hypertonie, Leberfunktionsstörun-

gen, Herzrhythmusstörungen und EKG-Veränderungen, sexuelle Funktionsstörungen (Libidoverlust, Erektions- und Orgasmusstörungen).

ROMAN O. HATTE EINE SCHWERE GENETISCHE MUSKELERKRANKUNG, die auch zu Ganzkörperschmerzen (zentrale Schmerzsensibilisierung) geführt hatte, und war seit einem halben Jahr krankgeschrieben. Auch privat konnte er nichts mehr unternehmen, da jegliche Tätigkeit seine Schmerzen verschlimmerte. Er reagierte nicht auf die normalen Schmerzmittel und auch nicht auf Opioide. Erst die Einnahme eines schmerzlindernden Antidepressivums brachte die Schmerzen praktisch vollständig zum Verschwinden, und er konnte wieder arbeiten und sein Privatleben geniessen.

Antiepileptika

Bei chronischen Schmerzen ist häufig eine neurogene (im Nervensystem entstandene) Überaktivität vorhanden, ähnlich wie bei einer Epilepsie.
Indikation: neuropathische Schmerzen (Nervenschmerzen).
Nebenwirkungen: Schwindel, Müdigkeit, Kopfschmerzen, Verwirrtheit, Ödeme, Hautausschlag.

CLAUDE U. ERLITT EINE SCHNITTVERLETZUNG eines Fingernervs am Zeigefinger seiner dominanten rechten Hand. Er wurde mehrmals operiert, hatte aber trotzdem Ruheschmerzen und eine enorme Berührungsempfindlichkeit, sodass er die Hand praktisch nicht mehr benutzen konnte. Alle Behandlungen brachten keine Verbesserung. Die Verschreibung eines Antiepileptikums reduzierte den Schmerz dauerhaft so stark, dass er die Hand wieder einsetzen konnte.

Übrigens: Bei einigen anderen, ähnlich gelagerten Fällen brachten Antiepileptika dann doch wieder nichts. Was einmal mehr unterstreicht, dass man suchen muss, was bei jedem Einzelnen hilft. Und dass Patientinnen und Patienten nicht vor Enttäuschungen bewahrt werden können, da es nicht immer gleich auf Anhieb gelingt, die richtige Behandlung zu finden.

Cannabis, Dronabinol und CBD

Zu Beginn: Cannabis ist – und das schleckt keine Geiss weg – eine Droge. Und Sie müssen mich nicht fragen, ob ich für eine Legalisierung sei, denn leider habe ich die negativen Auswirkungen des Cannabiskonsums schon allzu oft gesehen. Auch wenn das Bierbrauen zu einem wesentlichen Fortschritt der Menschheit beigetragen hat – wie Ausgrabungen in der Türkei gezeigt haben, wurde der Mensch wahrscheinlich aus diesem Grund sesshaft –, erlebe ich immer wieder, dass die meisten nicht vernünftig mit Drogen umgehen können (das gilt übrigens auch für Alkohol).

Cannabis und sein synthetischer Bruder Dronabinol

In der Hanfpflanze finden sich über 80 verschiedene Cannabinoide, also Inhaltsstoffe, die auf die Cannabinoidrezeptoren im menschlichen Körper wirken. Das berühmteste ist wohl das THC; es ist für die psychotrope Wirkung verantwortlich, das heisst für die Wirkung auf unsere Psyche. Ein weiteres wichtiges Cannabinoid ist das CBD. Im Gegensatz zu THC zeigt es keine psychoaktive Wirkung.

Die schmerzhemmende Wirkung kommt durch eine Aktivierung der schmerzhemmenden Bahnen, die Reduktion der zentralen Stressantwort und durch die Verringerung der Schmerzverstärkung zustande. Das Endocannabinoidsystem (ECS) – ein Teil unseres Nervensystems, der erst in den 1990er-Jahren entdeckt wurde – ist sozusagen ein Puffer im zentralen Stresssystem und mit dem Opioidsystem verknüpft. Durch die Zufuhr von Cannabinoiden können vor allem Opioide, aber auch Benzodiazepine (die man ja wegen der Abhängigkeitsgefahr nicht geben sollte), Migräne- und Schlafmittel eingespart werden.

Beim chronischen Schmerz und vor allem bei Patientinnen und Patienten mit hohem zentralem Stressniveau sind Cannabinoide wirksam; nicht so bei akuten Schmerzen.

Indikation: Bei verschiedenen Erkrankungen wird eine Unterfunktion des ECS angenommen:

- bei Migräne
- beim Fibromyalgiesyndrom
- beim Reizdarm (Colon irritabile)
- bei Multipler Sklerose (MS) und
- bei neuropathischen Schmerzen (Nervenschmerzen)

INFO *Personen mit chronischen neuropathischen Schmerzen und chronischen Stresssymptomen sowie Menschen mit Schmerzen bei Multipler Sklerose scheinen besonders von einer Cannabinoidtherapie zu profitieren. Begleitsymptome von Schmerzen wie Stress und Schlafstörungen werden positiv beeinflusst. Und: Bei gleichzeitiger Gabe von Cannabinoiden können Opioide eingespart werden (Opioidspareffekt).*

Nebenwirkungen: Müdigkeit, Schwindel, Mundtrockenheit, Abnahme der Gedächtnisleistung und Lernfähigkeit, Desorientiertheit, Halluzinationen, Angstzustände, Depression, Suizidgedanken und ein erhöhtes Risiko für Schizophrenie. 9 % aller Konsumentinnen und Konsumenten entwickeln eine Abhängigkeit, 17 % wenn sie täglich konsumieren. Cannabinoide sind also nicht wirklich harmlos, wie viele meinen!

MELANIA L. LITT AN THERAPIERESISTENTEN, enorm schmerzhaften nächtlichen Beinkrämpfen (ein ganz seltenes Krankheitsbild). Ich holte beim Bund eine Ausnahmebewilligung für die Verschreibung von Cannabistinktur ein. Mit einigen wenigen Tropfen abends konnte Melania L. fortan durchschlafen.

CBD

Indikation: Im Zusammenhang mit Schmerz ist vor allem die antidepressive, angstlösende, entzündungs- und tumorhemmende sowie die (im Gegensatz zum THC) antipsychotische Wirkung bedeutsam. Auch kann eine unterschiedlich ausgeprägte Schmerzlinderung erreicht werden.

Einmal mehr: Nur der Versuch zeigt, ob es wirkt. CBD ist seitens der Nebenwirkungen harmlos. Es ist ohne Rezept frei im Handel erhältlich, aber Vorsicht: Achten Sie auf die Qualität (es gibt zertifizierte Produkte).

LEO K., 63, KAM MIT STÄRKSTEN RÜCKENSCHMERZEN in die Sprechstunde. Sie hatten sein ganzes Leben auf den Kopf gestellt und führten gar zu Panikattacken. Er fragte mich, ob er CBD-Tropfen versuchen solle. Ich habe ihm nicht abgeraten. Bei der Besprechung nach zwei Monaten gab er an, dass er deutlich besser schlafe und (wohl deshalb) weniger Schmerzen habe, was wiederum seine Psyche weniger belaste. Ich denke, er nimmt die Tropfen noch immer.

INFO *Die Verschreibung von Cannabis und Dronabinol, also eigentlich THC, ist bei chronischen Schmerzzuständen unter streng kontrollierten Bedingungen möglich. Mit einer Sonderbewilligung des Bundesamts für Gesundheit können die Substanzen in der Schweiz bei Versagen anderer Therapien eingesetzt werden.*

VORSICHT *Im Strassenverkehr gilt Nulltoleranz (Auto fahren ist nicht erlaubt!), und die Krankenkassen übernehmen die Kosten nicht. Auch ist vom Konsum von Cannabis aus illegalem Kauf abzuraten, da die Dosierung nicht kontrolliert werden kann (die verschiedenen Pflanzen haben einen ganz unterschiedlichen THC-Gehalt).*

Muskelrelaxanzien

Indikation: Baclofen wirkt bei Verkrampfung der Skelettmuskulatur durch spinale und zerebrale Erkrankungen wie etwa bei der Multiplen Sklerose, und Tolperison wird bei Muskelspasmen durch schmerzhafte Erkrankungen der Skelettmuskulatur, vor allem der Wirbelsäule und der stammnahen Gelenke, eingesetzt.
Nebenwirkungen: Schläfrigkeit, Schwindel, Übelkeit, niedriger Blutdruck, Schlafstörungen, Halluzinationen.

Benzodiazepine

Benzodiazepine sind keine Schmerzmittel, sondern Tranquilizer, die angstlösende, beruhigende, muskelentspannende und krampflösende Eigenschaften besitzen. *Früher bezeichnete man sie nicht zu Unrecht als «mother's little helpers». Vor einiger Zeit (wo ist sie geblieben, meine Jugend!) hatten Hausfrauen nur dank Klosterfrau Melissengeist die Möglichkeit, an Alkohol zu kommen. Die Emanzipation hat es sicher weit gebracht, Frauen können heute Drogen genauso frei konsumieren wie Männer. Aber die Lohngleichheit haben wir immer noch nicht erreicht.*

Benzodiazepine wirken, obwohl sie keine Schmerzmittel sind, schmerzlindernd, indem sie eine Entspannung der Muskulatur bewirken und eine psychische Distanzierung vom Schmerz erlauben.

Indikation: In der Schmerzmedizin keine! Symptomatische Behandlung für wenige Tage von Angst, Erregtheit, Spannung bei angstbetonten psychischen und organischen Erkrankungen.
Nebenwirkungen: Müdigkeit, Benommenheit, Muskelschwäche, vor allem bei längerer Einnahme kommt es fast immer zu einer physischen und psychischen Abhängigkeit.

DAZU GEBE ICH IHNEN ebenfalls kein Beispiel. Weil ich selber keines zu berichten habe und weil die, die ich gehört habe, alle schlecht sind.

Die Einnahme von Benzodiazepinen führt dazu, dass die Leber andere Medikamente, insbesondere Schmerzmittel, sehr viel rascher abbaut. Deshalb braucht es zum Beispiel viel höhere Morphindosen bei Patienten, die auch Benzodiazepine einnehmen.

VORSICHT *Die Kombination von Benzodiazepine mit Opiaten ist ein absolutes No-Go.*

Auch ist häufig der Schlaf deutlich gestört, und Patienten sind nicht verkehrstüchtig. Ebenso fehlt es Menschen unter der Behandlung mit Benzodiazepinen an Einsicht, dass sie ihre Schwierigkeiten aktiv angehen müssen (rosarote Brille), zum Beispiel in einer Psychotherapie. Schliesslich kann der jahrelange Gebrauch von Benzodiazepinen wegen der Toleranzentwicklung bzw. der daraus resultierenden Unterdosierung als Zeichen eines permanenten Entzuges zu Schmerzen am ganzen Körper führen.

Lokalanästhetika

Intravenöse Infusionen von Lokalanästhetika können die Schmerzen auf ein tieferes Niveau bringen. Sie werden vor allem während und nach Operationen angewendet.
Indikation: neuropathische Schmerzen (Nervenschmerzen)
Nebenwirkungen: Herzrhythmusstörungen, Schwindel.

Cortison (Corticosteroide)

Cortison hemmt die Aktivität von Zellen des Immunsystems sowie die Freisetzung und Wirkung von Übertragungsstoffen bei Entzündungs- und Immunreaktionen. Es wirkt dadurch entzündungshemmend und mit etwas Verzögerung auch immunsuppressiv (die Aktivitäten des Immunsystems unterdrückend).

Indikation: Corticosteroide werden bei schweren akuten Entzündungen (rheumatoide Arthritis und CRPS, siehe Seite 291) verabreicht und auch mal bei chronischen Schmerzen, wenn ein akuter Entzündungsschub vorhanden ist.

INFO *Ich darf wohl mit gutem Gewissen sagen, dass Cortison viel zu häufig eingesetzt wird. Aber ich möchte es auch nicht einfach schlecht machen – wichtig ist auch hier die Risiko-Nutzen-Rechnung.*

Nebenwirkungen: Komplikationen bei Corticosteroiden sind vielfältig (siehe Seite 78).

Ketamin (NMDA-Rezeptor-Antagonist)

Ketamin ist ursprünglich als Narkosemittel bekannt. Es kann aber mit einer niedrig dosierten Gabe auch eine starke Schmerzreduktion erzeugen. Ketamin bewirkt eine Verstärkung der absteigenden schmerzhemmenden Bahnen und hat eine entzündungshemmende Wirkung im Zentralnervensystem. In niedriger Dosierung hat der Stoff neben der schmerzhemmenden Wirkung auch einen antidepressiven Effekt.

NMDA-Rezeptor-Antagonisten stehen nur sehr beschränkt in oraler Form zur Verfügung und werden deshalb als Infusion gegeben.

Indikation: neuropathische und durch zentrale Mechanismen verstärkte Schmerzen.

Nebenwirkungen: Halluzinationen, Gedächtnisstörungen, Panikattacken, Übelkeit und Erbrechen, Schläfrigkeit.

Salben und Öle

Bei Salbenbehandlungen kann man zwei Wirkweisen unterscheiden: Auf der einen Seite werden Medikamente über die Haut aufgenommen und wirken dann etwa so, wie wenn sie geschluckt würden. In diese Gruppe gehören Salben, die ein Antirheumatikum oder andere entzündungshemmende Stoffe beinhalten, z. B. Diclofenac, DMSO usw.

Einen speziellen Stellenwert hat **Capsaicin,** welches bei Nervenschmerzen eingesetzt wird. Capsaicin ist der scharfe Inhaltsstoff in Chilis und führt in Salbenform zu einer Desensibilisierung der Hautnerven. Die Wirkung ist reversibel, d. h. die Behandlung muss stets weitergeführt werden.

Der andere Wirkmechanismus einer Salbenbehandlung ist die Auslösung einer Reflexantwort des Nervensystems durch die Reizung der Haut. Damit wird die Durchblutung in der dazugehörigen Muskelregion, aber auch im Bereich der inneren Organe beeinflusst. Hier sind ätherische Öle (z. B. Pfefferminzöl in der Schläfenregion zur Behandlung von Kopfschmerzen) oder wärmende Salben (wie der gute alte *Tiger Balm*) zur Behandlung von Muskelschmerzen einzuordnen.

Phytotherapeutika

Phytotherapeutika sind pflanzliche Arzneimittel. Sie haben, wie jedes Medikament, neben den erwünschten Wirkungen natürlich auch unerwünschte Nebenwirkungen. Die Behauptung, pflanzliche Medikamente seien nicht giftig und könnten nie schaden, ist deshalb nicht korrekt.

Die wichtigsten analgetisch wirksamen Phytotherapeutika sind:

- **Arnikablüten** bei akuten Verletzungen und z. B. bei rheumatischen Muskel- und Gelenkbeschwerden
- **Teufelskralle** bei allgemeinen Rückenschmerzen und sonstigen Muskelschmerzen. In der Rheumatherapie eignet sie sich gut zur Behandlung von degenerativen Erkrankungen. Teufelskralle entfaltet die volle Wirkung erst nach vier bis fünf Wochen. Diese lange Anlaufzeit ist jedoch charakteristisch für pflanzliche Schmerzmittel.
- **Weidenrinde** wirkt schmerzlindernd, entzündungshemmend und fiebersenkend. Der Hauptwirkstoff des Weidenrindenextrakts ist

Salicin. Der menschliche Körper verarbeitet es in Darm und Leber zu Salicylsäure (und wir haben eigentlich wieder das altbekannte Aspirin).

- **Pfefferminze** enthält besonders viel ätherisches Öl, vor allem Menthol. Dieses wirkt kühlend, indem es eine Verdunstungskälte hinterlässt. Es wirkt krampflösend bei Muskel- und Gefässspasmen. Pfefferminzöl ist wegen dieser Eigenschaften besonders geeignet bei Spannungskopfschmerzen.
- **Beinwell** bei Muskel- und Gelenkbeschwerden, z. B. bei Muskelschmerzen im Rückenbereich.
- **Johanniskraut** wirkt als Antidepressivum beruhigend und kann die Stimmung aufhellen.
- **Lavendelöl** bei Ängstlichkeit und Unruhe.

VORSICHT *Phytotherapeutika sind frei erhältlich. Fragen Sie Ihre Ärztin trotzdem, ob Sie sie einnehmen sollen, denn sie haben zum Teil erhebliche Wechselwirkungen mit anderen Medikamenten (Johanniskraut zum Beispiel unter anderen mit der Antibabypille und Blutverdünnern).*

Risiken der medikamentösen Behandlung

Wie Sie vielleicht realisiert haben, ist das Einnehmen von Medikamenten ein grosser Eingriff in den Organismus und kann einige Nachteile mit sich bringen. Es ist zwar oberflächlich betrachtet häufig der schnellere und bequemere Weg, ein medizinisches Problem aus der Welt zu schaffen. Aber er ist, wie jede Abkürzung, gefährlich. Deshalb sollten Alternativen zu Medikamenten immer geprüft werden.

Die häufigsten Probleme aus einer medikamentösen Schmerzbehandlung sind Organschäden durch den Langzeitgebrauch von NSAR (siehe Seite 55). Das Risiko von Blutungen im Magen-Darm-Bereich, v. a. in Kombination mit Steroiden, wird häufig unterschätzt. Durch Opioidüberdosierungen wiederum kommt es zu den meisten tödlichen Komplikationen, Organkomplikationen jedoch gibt es praktisch nie. Das Abhängigkeitsrisiko ist bei richtigem Gebrauch zudem extrem tief. Im Folgenden gehe ich auf einige spezielle Situationen ein.

Schwangerschaft, Stillzeit

Bei Schwangeren und Stillenden gehen Medikamente, die die Mutter einnimmt, auf das Kind über. Deshalb muss der therapeutische Nutzen für die Mutter gegen das Risiko für das Kind abgewogen werden. Allerdings sind auch unbehandelte Schmerzen ein Risiko für die Schwangerschaft und das Kind.

- **Paracetamol** ist während der ganzen Schwangerschaft und während des Stillens das Mittel der Wahl.
- **Ibuprofen** kann nach strenger Indikationsstellung als nicht steroidales Analgetikum der Wahl bis zur 28. Schwangerschaftswoche eingesetzt werden.
- **Opioide** haben bisher keine teratogenen (den Fötus schädigenden) Effekte gezeigt. Sie können bei starken Schmerzen vorübergehend ein-

ODER DOCH KEIN PARACETAMOL WÄHREND DER SCHWANGERSCHAFT?

Eine neuere Studie gibt Hinweise darauf, dass es durch die Einnahme von Paracetamol in der Schwangerschaft später bei den Kindern gehäuft zu Asthma, Atemwegserkrankungen, Lageanomalien des Hodens bei Jungen (Kryptorchismus) und deshalb zu Unfruchtbarkeit kommen kann. Es wird im entsprechenden wissenschaftlichen Artikel der Verdacht geäussert, dass eine Tablette Paracetamol für das ungeborene Kind schädlicher sein könnte als die zehn häufigsten Umweltschadstoffe. Die Schlussfolgerung: Grundsätzlich sollen in der Schwangerschaft und Stillzeit keine Schmerzmittel genommen werden.

Und was macht die Schwangere mit ihren Schmerzen? In ein Kissen beissen? Und was macht der Arzt an der Front? Der Schwangeren ein Kissen verschreiben?

Natürlich soll man nicht gleich wegen jedem Wehwehchen eine Tablette nehmen. Es gibt Alternativen wie z. B. ätherische Öle oder Massagen. Werden die Schmerzen aber zu stark, kommt es zu einer Stressreaktion, die dem Kind sicher auch nicht guttut. Es ist also einmal mehr eine Risiko-Nutzen-Rechnung angebracht.

Haben Sie das Gefühl, es gehe nicht ohne Schmerzmittel, besprechen Sie sich mit Ihrer Gynäkologin. Ich bin sicher, sie kann Sie beraten. Etwas, was man gerade in der Schwangerschaft gut gebrauchen kann.

Solche Studien machen eigentlich nur Stimmung und tragen zur Lösung von Problemen oder zur Entwicklung einer humanen Gesellschaft absolut nichts bei. Was bleibt, ist ein schlechtes Gewissen. Also Vorsicht bei Schlagzeilen in den Medien, die schlechte Stimmung verbreiten, v. a. in der Schwangerschaft.

gesetzt werden. Eine Zulassung für die Schwangerschaft besteht jedoch nicht (sogenannte Off-Label-Anwendung; die verschreibende Ärztin muss Sie darüber aufklären). Bei Anwendung während der Geburt kann es zu einer Atemdepression und/oder zu Anpassungsstörungen beim Neugeborenen kommen, bei Daueranwendung auch zu schweren Entzugserscheinungen des Neugeborenen.
- Migräneattacken können mit **Sumatriptan** behandelt werden.

Vom Quark zum Bätzi oder von der Toleranz zur Abhängigkeit

Bei gewissen Medikamenten wird immer wieder über Sucht diskutiert. Hier bestehen viele Meinungen und noch mehr Unklarheiten. Auch dieses Thema sollte differenziert und sachlich betrachtet werden. Vielleicht kann ich da etwas beitragen. Doch zuerst zu einer Klärung der Begriffe:

Toleranz. Bei einer Toleranz nimmt die Wirkung des Medikamentes trotz gleichbleibender Dosis ab. Dies ist ein natürliches und häufiges Phänomen und darf nicht mit einer Abhängigkeit im eigentlichen Sinn verwechselt werden.

Pseudoabhängigkeit. Bei einem mit Schmerzmitteln unterversorgten Patienten kommt es dazu, dass er wiederholt nach Analgetika fragt, seine Schmerzen stärker und intensiver darstellt, in kurzem Abstand mehrere Ärzte aufsucht oder auf Alkohol und andere Substanzen zurückgreift, um eine genügende Schmerzlinderung zu erlangen.

Abhängigkeit. Hier gilt es zwischen körperlicher und psychischer Abhängigkeit (viele brauchen hier auch den Begriff Sucht) zu unterscheiden.

Bei der **körperlichen Abhängigkeit** kommt es zu:
- der Entwicklung einer Toleranz,
- Entzugserscheinungen beim Absetzen der Substanz,
- der Einnahme der Substanz, um das Auftreten von Entzugserscheinungen zu verhindern.

Eine körperliche Abhängigkeit gibt es zum Beispiel auch bei Antidepressiva, Blutdruckmitteln, Medikamenten gegen hohen Blutzucker und einigen anderen. Diese Mittel dürfen Sie auch nicht einfach plötzlich weglassen!

Bei der **psychischen Abhängigkeit** besteht:

- ein sehr starkes Verlangen nach der Substanz (sogenanntes Craving), mit dem Ziel, positive Empfindungen herbeizuführen oder unangenehme zu vermeiden,
- ein Kontrollverlust über den Beginn und das Ende des Konsums,
- eine Ausrichtung des Alltags und des Lebensstils auf den Substanzkonsum sowie ein erhöhter Zeitaufwand für den Konsum oder für die Erholung von den Folgen,
- eine Vernachlässigung familiärer, beruflicher und sozialer Interessen.
- eine Fortsetzung des Konsums trotz der schädlichen Folgen,
- ein Auftreten von Verstössen gegen gesellschaftliche Normen, z. B. Alkoholkonsum am Morgen.

Die Intensität des Cravings ist der entscheidende prognostische Faktor bei der Frage, ob jemand seine Abhängigkeit überwinden kann. Aber auch Patientinnen und Patienten mit einer Abhängigkeitserkrankung können und werden, unabhängig von ihrer Suchterkrankung, akute und chronische Schmerzen haben. Chronische Schmerzen sind hier sogar häufiger vorhanden als bei der Allgemeinbevölkerung. In solchen Situationen ist eine medikamentöse Behandlung besonders schwierig. Gerade hier ist es deshalb wichtig, dass man sich an die Regeln hält: Abschliessen einer Zielvereinbarung bzw. eines Opioidvertrags, Einnahme ausschliesslich von Retardpräparaten, nur einer der behandelnden Ärzte gibt Medikamente ab.

OPIOIDE SIND AUSGEZEICHNETE SCHMERZMITTEL, wenn die Bedingungen stimmen. Die Suchtgefahr, die in den USA ein grosses Thema ist, ist bei uns keins, da sich praktisch alle an die Regeln halten und die Abgabe von Opioiden streng reguliert ist. Eine Morphinabgabe etwa wird in der Schweiz dreifach kontrolliert: durch die Ärztin, die Apotheke und zentral beim Bund.

Aber es gibt Ausnahmen. Martin S. kam in meine Sprechstunde, weil ihm die Krankenkasse die Auflage gemacht hatte, dass er sich in schmerzmedizinische Behandlung begeben müsse. Er habe seit einem Jahr jeden Abend wegen starker Rückenschmerzen den Notfallarzt kommen lassen, der ihm Morphin gespritzt habe. So habe er Kosten von 250 000 Franken verursacht, und die Krankenkasse wolle nun den Notfallarzt nicht mehr bezahlen. Nach einigen Konsultationen gestand mir Martin S., dass nicht die Schmerzen am Abend im Vordergrund stünden, sondern dass seine Stimmung absacke. Dagegen helfe nur die Morphinspritze, Tabletten brächten da nichts. Ich konnte ihm klarmachen, dass er nicht ein Schmerz-, sondern ein Suchtproblem habe und einen Entzug machen müsse. Dazu war er dann erst bereit, als die Krankenkasse endgültig nicht mehr bezahlte.

Wenn Medikamente Schmerzen verursachen

Bei unkritischem und längerem Gebrauch können Schmerzmittel zum Gegenteil dessen führen, was sie eigentlich bewirken sollten.

Medikamentenübergebrauchskopfschmerz (MÜKS). Man nimmt an, dass mehr als 1 % der Bevölkerung von Medikamentenübergebrauchskopfschmerz (MÜKS) betroffen sind (also einer von hundert Menschen in der Schweiz. Da verursachen Schmerzmittel ein nicht allzu kleines Problem!). Antirheumatika und Migränemedikamente können ein MÜKS verursachen, aber auch Ergotamine, Opioide, Benzodiazepine und Barbiturate. Ein MÜKS entwickelt sich bei prädisponierten Personen bei einer Medikamenteneinnahme an 10 bzw. 15 Tagen/Monat über die Dauer von mindestens drei Monaten. Die richtige Therapie ist der Entzug.

BRIGITTA L. LITT SEIT JAHREN unter einer schweren Migräne. Sie hatte Kopfschmerzen an 26 Tagen im Monat, diese sprachen immer nur sehr kurz auf die Einnahme eines Triptans (siehe Seite 58) an. Ich behandelte bei ihr die neuromodulativen Trigger (Neuraltherapie, siehe Seite 109), sie stellte die Ernährung um (Intoleranzen), reduzierte ihren beruflichen und privaten Stress (psychologisches Coaching), begann mit leichtem Sport und erlernte eine Entspannungstechnik (progressive Muskelrelaxation). Danach machte Brigitta L. den Entzug, was klappte. Anfangs behandelten wir die Migräneanfälle neuraltherapeutisch, mit der Zeit traten sie nur noch zweimal pro Monat auf und sprachen auf ein einfaches Antirheumatikum an.

Opioidbedingte Hyperalgesie. Bei der opioidinduzierten Hyperalgesie (erhöhte Schmerzempfindung) kommt es zu zunehmenden Schmerzen trotz bzw. wegen der zunehmenden Opioiddosierung. Häufig entwickelt sich auch eine Allodynie (Schmerzen bei Berührung der Haut), und typischerweise nimmt die Schmerzintensität bei Reduktion der Opioiddosis ab.

Die verstärkte Schmerzempfindung durch Opioide erfolgt durch eine zentrale Sensibilisierung. Die Therapie besteht in der Reduktion und wenn möglich im Ausschleichen des Opioids. Unter speziellen Bedingungen kann auch ein Entzug in Narkose durchgeführt werden (Opiostop). Weitere Möglichkeiten sind die zusätzliche Gabe von Ketamin oder Clonidin, eine Opioidrotation (Umstellung auf ein anderes Opioidpräparat) oder die zusätzliche Gabe eines Antidepressivums (was wiederum zu so einigen anderen Veränderungen im Nervensystem führt!).

ICH KANNTE GEORG H. seit über acht Jahren, hatte ihn aber mehrere Monate nicht mehr gesehen. Seine Nervenschmerzen an beiden Beinen hatten sich in dieser Zeit massiv verstärkt, trotz der enorm hohen Opioiddosen. Da keine weitere Steigerung mehr möglich war, entschieden wir uns für einen Therapieversuch mit Ketamin. Nach einer Behandlung waren seine Schmerzen zu 80 % besser, und wir konnten die Opioide wieder deutlich reduzieren.

Unfälle: Von der Fahrtüchtigkeit

Ihre Ärztin kann Ihnen aus rechtlicher Sicht das Fahren eines Fahrzeuges weder erlauben noch verbieten.

Wer wegen Einnahme von Alkohol, Arznei- oder Betäubungsmitteln, Übermüdung oder aus einem anderen Grund nicht fahrfähig ist, darf kein Fahrzeug führen (übrigens auch kein Velo!). Die Verantwortung liegt beim Fahrzeuglenkenden selbst. Fahren Sie trotz einer Beeinträchtigung durch Medikamente, kann die Polizei Ihnen vorsorglich den Fahrausweis entziehen (auch wenn Sie nur einen E-Scooter fahren!). Den Ausweis bekommt man erst nach einer verkehrsmedizinischen Beurteilung gegebenenfalls wieder zurück, was schon teuer wird. Man muss auch in jedem Fall mit einem dreimonatigen Fahrausweisentzug rechnen, und Strafen sind zu erwarten, da es sich um eine schwere Zuwiderhandlung gegen das Strassenverkehrsgesetz handelt.

Übrigens: Verursachen Sie einen Schaden in angetrunkenem oder fahrunfähigem Zustand, muss Ihre Motorfahrzeug-Haftpflichtversicherung obligatorisch Regress nehmen. Das heisst, dass Sie einen Grossteil des Schadens selbst bezahlen müssen.

WAS BEDEUTET FAHRUNFÄHIGKEIT?

Fahrunfähigkeit besteht in folgenden Fällen:

- Bei einer Blutalkoholkonzentration von 0,5 Promille und mehr
- Bei Drogen gilt für THC (Cannabis), Morphin (Heroin, Morphin), Kokain, Amphetamin, Methamphetamin und Designerdrogen (u. a. Ecstasy) die Nulltoleranz. Auch bei medizinischer Einnahme von Cannabis ist die Fahrfähigkeit also nicht gegeben.
- Bei Medikamenten sind Neuroleptika (Antipsychotika), Anxiolytika (Beruhigungsmittel), Hypnotika (Schlafmittel), Antidepressiva, Antiepileptika, Parkinsonmittel, Anästhetika, Migränemittel, Schmerzmittel, Antiallergika, Medikamente gegen Schnupfen und Husten sowie Medikamente gegen Übelkeit problematisch.
- Bei anderen Gründen wie Übermüdung oder Krankheit, Kopfschmerzen usw.

INFO *Zu Beginn einer Therapie mit Schmerzmitteln, d. h. in der Phase der Dosisanpassungen, sollten Sie wegen möglicher Nebenwirkungen auf das Autofahren verzichten. Sobald der Therapieverlauf bzw. die Dosis stabil ist, ein guter Allgemeinzustand gegeben ist und keine Nebenwirkungen mehr vorhanden sind, ist das Führen eines Fahrzeugs aus ärztlicher Sicht wieder möglich.*

TIPP *Nehmen Sie regelmässig Opioide, kann Ihr Arzt Ihnen einen Opioidausweis geben, den Sie der Polizei bei einer Verkehrskontrolle vorweisen können. Trotzdem kann Ihnen der Polizist den Fahrausweis vorsorglich entziehen, wenn er den Eindruck hat, Sie seien nicht fahrtüchtig. Bei einem Unfall wird es rasch viel komplizierter.*

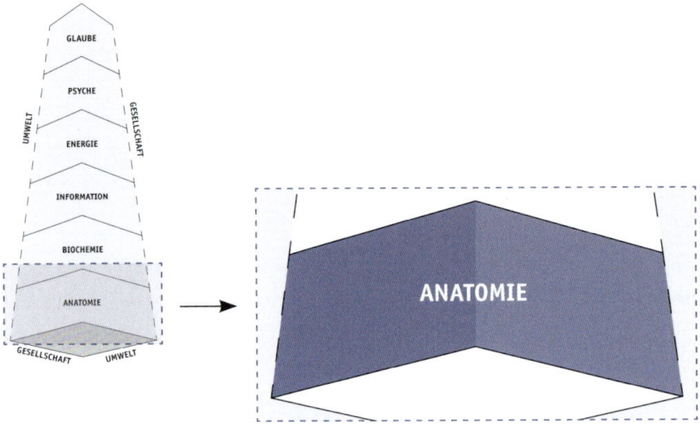

Medikamente
Spritzen
Neuromodulation und Operation
Physikalische Behandlungen

Spritzen und Infiltrationen: die minimalinvasive Diagnostik

Spritzen und Infiltrationen sind aus der Schmerzmedizin nicht wegzudenken, auch wenn sie (für Sie) unangenehm (und schmerzhaft) sind. Wenn sie etwas bringen, glauben Sie mir, halten Sie auch wieder hin. Wenn nicht, soll man sie auch nicht mehr wiederholen. Denn wie Einstein anscheinend schon mal sagte: Es ist eine Art von Wahnsinn, immer das Gleiche zu machen und ein anderes Resultat zu erwarten.

Bei einer Infiltration handelt es sich um eine Spritze, meist mit einem Lokalanästhetikum, an einen Nerv, in ein Gelenk oder an eine andere Struktur des Körpers. Der Sinn der Infiltrationen ist, mehr Informationen über den Schmerz zu erhalten. Dies wird als minimalinvasive Diagnostik bezeichnet. Sie zeigt gegebenenfalls eine Funktionsstörung des anästhesierten Bezirks an (im Gegensatz zur bildgebenden Diagnostik, die eine strukturelle Veränderung zeigt). Häufig sind die Spritzen nicht nur Diagnostik, sondern auch gleich Therapie, da der Schmerz auch langfristig besser werden kann. Für eine Infiltration kommen zahlreiche Orte infrage.

DAVOS: Da vo's schmerzt

Schmerzhafte Stellen sind beispielsweise **Muskeln** (Triggerpunkte, siehe Seite 109) und **Sehnenansätze** (z. B. Tennisellbogen), **Gelenke** (z. B. die kleinen Wirbelgelenke; die Facettengelenke, die für Rückenschmerzen verantwortlich sein können). Die Bildgebung kann da nicht weiterhelfen: Ein schmerzhaftes Gelenk kann eine starke Arthrose zeigen oder gar nichts. Und wenn sich im Bild eine Arthrose zeigt, muss diese nicht schmerzhaft sein. Bei allen Gelenken, aber besonders bei der Wirbelsäule, zeigen die Veränderungen in der Bildgebung häufig keinen Zusammenhang mit der Stärke der Beschwerden. Es ist deshalb notwendig, durch Infiltrationen den Ort der Schmerzentstehung zu definieren.

Auch **Nerven** können schmerzen, z. B. die Spinalnerven (Nervenwurzeln) bei einem Bandscheibenvorfall oder periphere Nerven, z. B. bei einer Einklemmung (Karpaltunnelsyndrom) oder Verletzung.

DIE 80-JÄHRIGE DORIS R. litt seit 40 Jahren an Schmerzen in der Muskulatur. Alle Behandlungen hatten keine wesentliche Verbesserung gebracht. Mit Infiltrationen von Triggerpunkten alle zwei Monate konnte das Schmerzniveau immer wieder stark verbessert werden, und sie konnte damit selbständig bleiben.

BEI ELENA P., einer jungen Patientin, blieben nach der Spaltung eines Karpaltunnelsyndroms Schmerzen im Nervengebiet bestehen. Eine einmalige Anästhesie des Nervs brachte diese zum Verschwinden.

Narben und andere neuromodulative Trigger

Auch ganz schwache Störimpulse zum Beispiel aus Narben können, wenn sie lange bestehen, Schmerzen verursachen. Diese Impulse bezeichnet man als neuromodulative Trigger. Das funktioniert wie folgt: Im Rückenmark sind enorm viele stumme Verbindungen vorhanden. Wenn der Reiz aus dem Körper immer vorhanden ist, werden diese mit der Zeit eingeschaltet und verstärken die Übertragung so stark, dass im Hirn Schmerz wahrgenommen wird (Wind-up-Phänomen, siehe Seite 21).

PABLO R., 42, kam mit unklaren Rückenschmerzen in die Sprechstunde. Die Abklärungen hatten eine leichte Arthrose der Lendenwirbelsäule gezeigt, die die Schmerzen nicht erklärte – er konnte seinen Rücken normal bewegen, was bei einer schmerzhaften Arthrose nicht geht. Als kleines Kind hatte er eine Blinddarmoperation gehabt, sonst gab es keine Auffälligkeiten. Ich infiltrierte die Blinddarmnarbe, daraufhin verschwanden die Schmerzen dauerhaft.

Sympathikus und die sympathisch unterhaltene Schmerzkomponente

Bleibende Schmerzen werden durch das vegetative Nervensystem (mehr dazu auf Seite 112) verstärkt, manchmal sogar auch allein nur von diesem ausgelöst. Um herauszufinden, ob dem so ist, werden die verschiedenen Umschaltzentren (Ganglien) anästhesiert. Derjenige Anteil des Schmerzes, der mit einer solchen Behandlung weggeht, ist zusätzlich durch den Flucht-Kampf-Anteil des vegetativen Nervensystems, den Sympathikus, entstanden. Man bezeichnet dies als sympathisch unterhaltene Schmerzkomponente.

LILLY B. HATTE BEI EINEM AUTOUNFALL einen schweren Beckenbruch erlitten, der operiert werden musste. Unmittelbar nach der Operation hatte sie unerträgliche Schmerzen, die nur auf sehr hohe Morphindosen ansprachen. Zwei Monate nach der Operation suchte sie mich auf. Sie konnte nur an Gehstöcken gehen, auf einem Bein stehen ging gar nicht. Sie kam mit einem eleganten Rock, denn Hosen konnte sie nicht anziehen, da sie sich nicht bücken konnte. Das Röntgenbild zeigte ein sehr schönes Resultat der Operation, daran konnte es also nicht liegen. Ich infiltrierte die Operationsnarbe, was die Schmerzen deutlich reduzierte, und nach der Infiltration des vegetativen Nervensystems des Beckengebietes war Lilly B. praktisch beschwerdefrei. Sie setzte die Medikamente ab und konnte alles wieder normal machen.

DER SYMPATHIKUS MIT SEINEN GANGLIEN (KNOTENPUNKTEN)

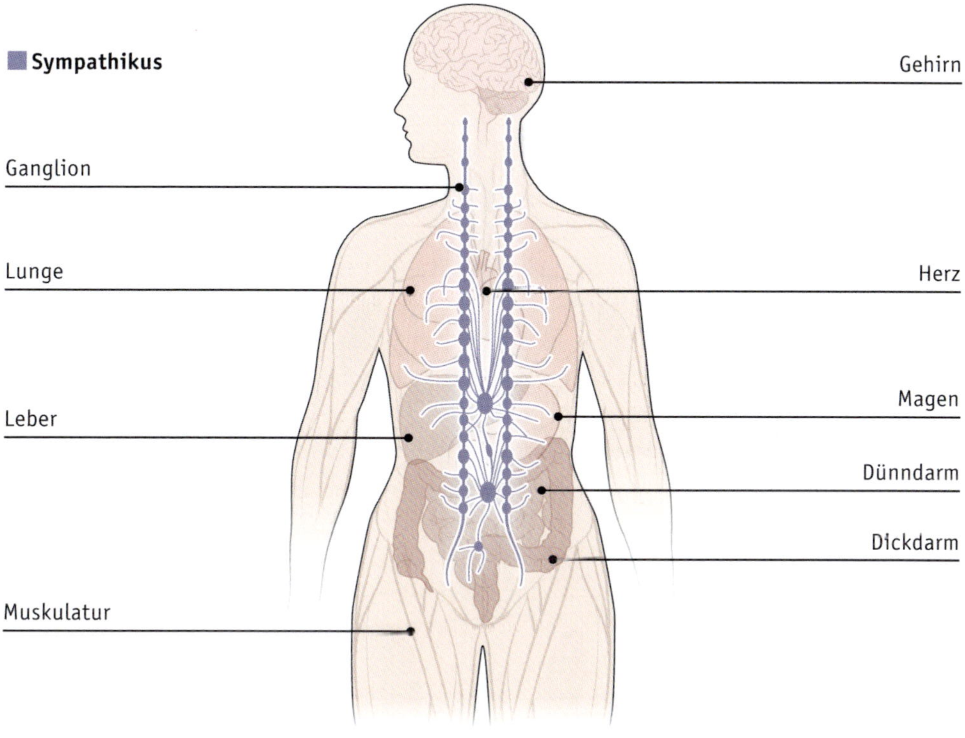

TAKE-AWAY *Wenn Ihr Schmerzarzt Ihnen einige Spritzen verpassen will, hat er vermutlich die Absicht, herauszufinden, woher der Schmerz wirklich kommt. Häufig sind verschiedene Ursachen am Schmerz beteiligt. Meist haben die Injektionen selber auch eine therapeutische Wirkung, sie verbessern also die Schmerzen nachhaltig.*

MINIMALINVASIVE DIAGNOSTIK

Minimalinvasive Diagnostik bedeutet Infiltrationen mit einem Lokalanästhetikum an verschiedene Orte, die Schmerzen auslösen können. So lässt sich herausfinden, welche Anteile des Schmerzes woher kommen. Man infiltriert also bei der minimalinvasiven Diagnostik direkt die schmerzhafte Struktur (z. B. die Triggerpunkte bei Doris R. mit den Muskelschmerzen oder den Nerv bei Elena P.), einen neuromodulativen Trigger (die Narbe von Pablo R. mit den Rückenschmerzen) oder das vegetative Nervensystem (wie bei Lilly B. mit dem Beckenbruch). Je nach Reaktion lässt sich feststellen, ob die infiltrierte Struktur für die Schmerzen eine Rolle spielt oder nicht.

Folgende Reaktionen sind möglich:

- Keine, gar nichts: Die infiltrierte Struktur hat nichts mit den Schmerzen zu tun, auch wenn der Schmerz dort empfunden wird.
- Kurze Verbesserung für die Dauer der Wirkzeit des Lokalanästhetikums, danach ist es wieder wie vorher: Die Schmerzen kommen praktisch ausschliesslich aus dem Ort, der gespritzt wurde. Meist handelt es sich um eine strukturelle Problematik wie eine Arthrose, Nervenverletzung usw.
- Die Schmerzlinderung hält viel länger als die Wirkdauer des Lokalanästhetikums, und der Zustand bleibt besser als vor der Spritze. Es ist also zu einer Verstärkung der Schmerzen im Nervensystem selbst gekommen, und es sollte in dieser Weise weitergearbeitet werden.

Cortison oder nicht Cortison, das ist hier die Frage

Zwei Ärzte, drei Meinungen. Das kennen Sie sicher schon (es ist übrigens in der Politik nicht anders). Trotzdem oder gerade deswegen möchte ich einige Bemerkung zu Cortison machen, da es nicht ganz ungefährlich ist. Und ich habe leider schon die Folgen der meisten Komplikationen gesehen, die es gibt. Aber das liegt auch daran, dass ich am Ende der Behandlungskette stehe. Viele suchen erst einen Schmerzmediziner auf, wenn alles andere nichts mehr bringt. Dabei ist die Chance auf Besserung umso grösser, je früher die Patientinnen und Patienten kommen.

Um es kurz zu fassen: Bei einer schweren Entzündung bringt Cortison etwas, allerdings nur für eine begrenzte Zeit. Ist keine Entzündung vorhanden, ist der Einsatz von Cortison nicht sinnvoll.

Cortison erhöht das Risiko für Infektionen: Bei rund einer von 75 Injektionen an der Wirbelsäule kommt es zu einer bakteriellen Infektion, die das Gelenk zerstören kann. Jeder tausendste Patient erleidet sogar eine schwere Komplikation bis hin zu Lähmungen. Grundsätzlich können bei jeder Injektion Bakterien von der Hautoberfläche in den Körper gelangen, denn alle Desinfektionsmassnahmen können nur für ein keimarmes Milieu sorgen; eine komplette Keimfreiheit ist nicht möglich. Doch Cortison erhöht das Infektionsrisiko besonders, da es die körpereigenen Abwehrkräfte senkt. So können sich Bakterien leichter ausbreiten und im Gelenk festsetzen.

DIE 56-JÄHRIGE CHRISTA M. wurde mir zur Behandlung ihrer Rückenschmerzen zugewiesen. Drei Jahre zuvor hatte eine Cortisoninfiltration in ein Wirbelgelenk zu einer Infektion geführt; sie musste deshalb mehrmals operiert werden. Die Infektion war unterdessen ausgeheilt, die Wirbelsäule allerdings war völlig instabil geworden. Christa M. konnte nur noch kurze Zeit sitzen; stehen oder gehen ging gar nicht mehr. Da sie so lange im Bett gelegen hatte, war der Knochen osteoporotisch (brüchig) geworden, und man traute sich auch deswegen nicht mehr, ihre Wirbelsäule zu versteifen. Ich konnte Christa M. nur noch stärkere Medikamente geben. Ihre Tochter nahm sie dann zur Pflege zu sich nach Hause.

Sitzt die Spritze nicht richtig und landet im Fettgewebe, entstehen unschöne Dellen durch Atrophien (Gewebeschwund) an der betreffenden Stelle.

BEI NICOLE R., einer 20-jährigen Patientin mit bleibenden Schmerzen nach einem Unfall, wurde das Sprunggelenk mit Cortison infiltriert. Die Spritze landete im Fettgewebe, dieses bildete sich zurück, und die Polsterung des Hautnervs an der betreffenden Stelle ging verloren. Er lag nun unmittelbar an der Oberfläche, und immer nach dem Binden der Schuhe hatte Nicole R. Nervenschmerzen.

Weitere Nebenwirkungen von Cortison sind Atrophien z. B. von Sehnen, von Knorpeln in Gelenken, Osteoporose, Knochennekrosen (Absterben des Knochens), Übelkeit, Erbrechen, Magen-Darm-Geschwüre, Entgleisung des Blutzuckers, psychische Veränderungen (Euphorie, Depression, Psychose), Schlafstörungen.

VORSICHT Wie immer, aber besonders bei Cortison muss eine Risiko-Nutzen-Rechnung gemacht werden.

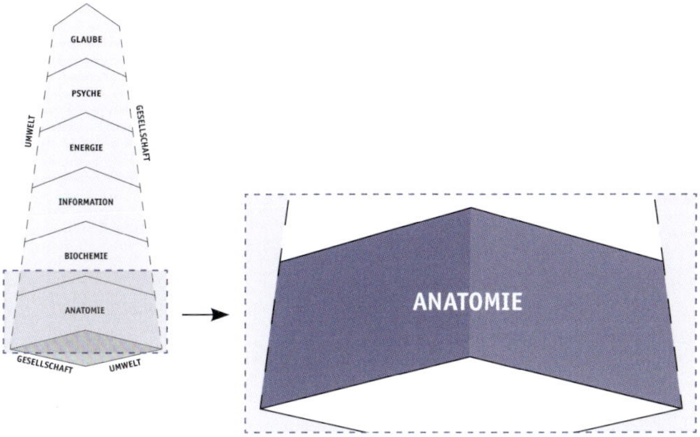

Medikamente
Spritzen
Neuromodulation und Operation
Physikalische Behandlungen

Neuromodulation, neurodestruktive Verfahren, Operationen

Der Neurostimulator, neurodestruktive Verfahren (Verfahren, die Nervenstrukturen zerstören) und Schmerzpumpen sind die Kernmethoden der interventionellen Schmerzmedizin. Operationen kommen bei chronischen Schmerzen nur in Ausnahmefällen infrage.

Bei der Neuromodulation handelt es sich um schmerztherapeutische Verfahren, die direkt am Nervensystem selbst ansetzen. Es gibt nicht invasive Verfahren, die TENS (transkutane elektrische Nervenstimulation) und die transkutane Radiofrequenz; bei der invasiven Neurostimulation werden operativ Elektroden an die Nerven oder das Rückenmark implantiert.

Neurodestruktive Verfahren sind die Radiofrequenzbehandlungen, bei denen Schmerznerven zerstört werden und damit die Schmerzleitung unterbrochen wird. Mit Medikamentenpumpen, die in die Nähe des Rückenmarks (intrathekale Schmerzpumpen) implantiert werden, können Medikamente ganz nahe an den Ort gebracht werden, wo sie wirken sollen.

Nicht invasiv: TENS (transkutane elektrische Nervenstimulation)

TENS ist ein nebenwirkungsarmes Verfahren, das von der Patientin selbst bedient werden kann. Dabei werden in der Nähe des schmerzhaften Areals Elektroden aufgeklebt, die einen Reizstrom abgeben. Dieser stimuliert verschiedene Nervenfasern, was zu einer Schmerzreduktion führen kann. Da dieses Verfahren einfach und günstig ist (und auch nicht schaden kann), sollte man es bei einem Schmerzproblem ausprobieren. Viele Geräte sind günstig und können zunächst in einer Apotheke gemietet werden.

Indikation: Bei Phantomschmerzen, Lumboischialgie (Hexenschuss), HWS-Syndrom (Nackenschmerzen), Schulter-Arm-Syndrom, Kopfschmerz vom Spannungstyp, Gesichtsschmerz, Migräne, Post-Zoster-Neuralgie (Nervenschmerzen nach Gürtelrose), CRPS (siehe Seite 291), peripheren Nervenläsionen.

Invasive Verfahren: Neurostimulator, Radiofrequenz, Schmerzpumpe

Der Neurostimulator ist vor allem bei neuropathischen Schmerzen (Nervenschmerzen), aber auch bei speziellen Formen nozizeptiver Schmerzen nach Versagen aller vorhergehenden Therapien indiziert. Wegen ihrer Invasivität stellen diese Verfahren prinzipiell die letzte Stufe in der Schmerztherapie dar. **Kontraindikationen** sind chronische Infektionen, aber auch nicht ausreichend behandelte psychische Störungen (inkl. somatoforme Schmerzstörung, Substanzabhängigkeit inkl. Medikamentenabhängigkeit und ein nicht auflösbarer sekundärer Krankheitsgewinn; mehr dazu auf Seite 216).

Bei den invasiven Verfahren werden komplizierte technische Geräte unter die Haut eingepflanzt. Da solche Systeme nicht ewig halten, muss man damit rechnen, dass sie gelegentlich ausgewechselt werden müssen. Es kann also vorkommen, dass man sich mehrmals operieren lassen muss.

Neurostimulator

Bei einem Neurostimulator handelt es sich um ein Schrittmachergerät, das elektrische Impulse erzeugt, und Elektroden, die die Impulse an Nerven oder ans Rückenmark leiten. Das ganze System wird unter die Haut implantiert. Die Schmerzursache ist damit nicht beseitigt, aber der elektrische Impuls verändert bzw. überdeckt die an das Gehirn gesendeten Schmerzsignale. Gleichzeitig werden schmerzlindernde körpereigene Substanzen ausgeschüttet, und der Kampfanteil des vegetativen Nervensystems wird heruntergefahren. Der Patient empfindet im Schmerzgebiet ein Kribbeln statt der Schmerzen.

Erst erfolgt eine Testphase, bei der die Elektrode durch die Haut eingebracht wird. Ist eine positive Wirkung über einige Wochen vorhanden, wird das System definitiv unter die Haut verlegt.

BEIM EINSETZEN EINER HÜFTPROTHESE kam es bei Ludwig L., 46, zu einer Verletzung des Ischiasnervs. Mit allen Behandlungen und Medikamenten liess sich kein lebbares Schmerzniveau erreichen. Mit einem Neurostimulator konnte der Schmerz schliesslich auf ein erträgliches Niveau gesenkt werden. Ludwig L. konnte nach einer Umschulung wieder arbeiten und hatte wieder ein aktives Privatleben.

Radiofrequenz

Unter Röntgen- oder Ultraschallkontrolle wird eine Nadel in die Nähe von Schmerznerven platziert. Bei der **konventionellen Radiofrequenztherapie** wird die Nadelspitze bis auf 90 °C erhitzt, wodurch der Nerv zerstört wird und dadurch seine Schmerzleitungsfähigkeit verliert.

Bei der **gepulsten Radiofrequenztherapie** wird der Strom in kurzen Intervallen erzeugt. Dadurch bleibt die Temperatur unter 39 °C, sodass es nicht zu einer wesentlichen Schädigung der Nerven kommt. Trotzdem bewirkt dies eine ausgeprägte Schmerzlinderung, da die Nerven mit einer Verhaltensänderung reagieren und keine Schmerzimpulse mehr weiterleiten. Sie werden gewissermassen lahmgelegt. Es kann so zu einer Monate anhaltenden Schmerzausschaltung kommen.

INFO *Seit einiger Zeit ist auch eine transkutane, also nicht invasive Behandlung möglich, das heisst, der Nerv wird mit einem Radiofrequenzstrom behandelt, ohne dass eine Nadel eingeführt wer-*

den muss. Dies führt ebenfalls zu einer Veränderung der Nervenaktivität und kann so den Schmerz reduzieren.

LIVIA A. LITT litt seit Jahren wegen Morbus Bechterew, einer rheumatischen Entzündung, an Schmerzen im Iliosakralgelenk, die nicht auf Medikamente ansprachen. Das Gelenk wurde mit einer Radiofrequenz sogenannt denerviert (d.h. die Schmerznerven des Gelenks wurden ausgeschaltet). Es kam damit endlich zu einer wesentlichen Besserung der Schmerzen.

Schmerzpumpe

Bei diesem Verfahren wird das Schmerzmittel in hoher Konzentration nahe an die Rezeptoren im Rückenmark gebracht. Mit unter die Haut implantierten Medikamentenpumpen werden die Medikamente über einen Katheter direkt in den Flüssigkeitsraum um das Rückenmark abgegeben und brauchen nicht durch den ganzen Körper zu zirkulieren. Dadurch können die Nebenwirkungen geringer gehalten werden. Das Medikamenten-Reservoir in der Schmerzpumpe muss alle vier bis zwölf Wochen nachgefüllt werden.

MICHELLE W., 40, entwickelte nach einem Knöchelbruch ein CRPS (siehe Seite 291), und es blieben nach zwei Jahren starke Schmerzen zurück. Sie sprachen zwar recht gut auf Opioide an, aber die Nebenwirkungen schränkten Michelle W. stark ein. Es wurde deshalb eine Schmerzpumpe implantiert. Die Schmerzmittel wirkten so noch besser, und es waren keine Nebenwirkungen mehr vorhanden.

Operationen

Bei lang andauernden Schmerzen müssen prinzipiell zwei Situationen unterschieden werden: chronische Schmerzen und bleibende Akutschmerzen.

In letzterem Fall sind die Schmerzen aufgrund einer andauernden Schädigung des Gewebes vorhanden. Der schädigende Reiz bleibt also aktiv, wie z. B. eine Instabilität in der Wirbelsäule.

Dieser Schmerz ist erklärbar und hat immer noch eine biologische Warnfunktion. Hier können Operationen die Schmerzen beseitigen. Dennoch ist das Problem nicht immer zu lösen, z. B. bei Krebs.

Chronische Schmerzen hingegen sind durch neuronale Prozesse chronifiziert. Diese Schmerzen haben ihre biologische Warnfunktion verloren und stellen ein eigenständiges Krankheitsbild dar (mehr dazu auf Seite 28). Hier ist die Gefahr sehr gross, dass die Schmerzen mit einer Operation noch verschlimmert werden.

ROBERT L., 50-JÄHRIG, hatte massive Nackenschmerzen, die in beide Arme ausstrahlten. Daneben war ihm immer übel, und wenn er den Kopf drehte, traten Schwindel auf. Die Untersuchungen zeigten eine Arthrose der Wirbelgelenke der Halswirbelsäule. Als alle Therapien nichts brachten, liessen wir eine spezielle MRI-Untersuchung der Halswirbelsäule machen. Diese zeigte, dass bei Bewegung eine Bandscheibe auf das Halsmark drückte und die Beschwerden verursachte. Nach Versteifung der betroffenen Wirbelgelenke war der Patient wieder praktisch beschwerdefrei.

JAN F., 38, erlitt eine Schnittverletzung eines Fingernervs seiner dominanten rechten Hand. Die Nervenverletzung wurde geflickt, doch da die Schmerzen nicht weggingen, wurde der Nerv nach einem Jahr auf Höhe der Hand durchtrennt und in den Knochen verlagert. Damit nahmen die Schmerzen zu. Der Nerv wurde dann am Handgelenk nochmals durchtrennt und später ein drittes Mal im Bereich des Unterarms. Jedes Mal nahmen die Schmerzen zu, Jan F. konnte den Arm am Schluss nicht mehr berühren, geschweige denn ihn benutzen. Schmerzmittel und alle Behandlungen brachten keine Verbesserung mehr.

Vorsicht also mit Operationen. Bleiben z. B. nach einer Rückenoperation Schmerzen bestehen, werden diese mit einer erneuten Operation bei nur 12 % der Betroffenen besser.

TAKE-AWAY *Es ist sehr schwierig, bei lang andauernden Schmerzen das Resultat einer Operation abzuschätzen. Hier kann die minimal invasive Diagnostik helfen. Auch sollten alle nichtoperativen Möglichkeiten zuerst ausgeschöpft werden. Bleibt eine Unsicherheit, kann eine Zweitmeinung hilfreich sein (aber auch verunsichern).*

In der Schmerzmedizin stehen wir vor dem Dilemma, dass wir keine Operation verhindern wollen, die den Schmerz beseitigen kann. Wir dürfen aber auch keine unnötige Operation durchführen und die Schmerzen damit noch verschlimmern.

Lassen Sie sich von Ihrem Chirurgen die Operation, die Chancen für eine Besserung und die Risiken erklären. Und diskutieren Sie alle Alternativen (die Sie hier im Buch finden).

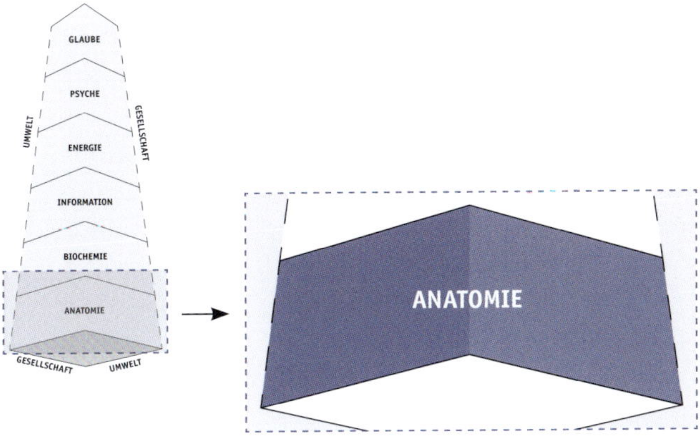

Medikamente
Spritzen
Neuromodulation und Operation
Physikalische Behandlungen

Physikalische Behandlungen: Selbst ist der Mann und auch die Frau

Zu den physikalischen Massnahmen gehören Wärme, Kälte, Quarkwickel bei Entzündungen, Massagen, Bäder und vieles mehr. Auch Wasser ist immer ein Thema: Güsse und andere ausserliche Wasseranwendungen (Hydrotherapie) wirken vor allem über das vegetative Nervensystem und helfen, den Muskeltonus, den Stoffwechsel und die Durchblutung zu normalisieren. So können mit geringem Aufwand Medikamente eingespart werden.

Ich gehe hier nur auf die wichtigsten Verfahren ein, die man in der Schmerzmedizin tagtäglich braucht und die sich bei chronischen Schmerzen als hilfreich erwiesen haben.

Manuelle Medizin

Bei der Manuellen Medizin bzw. Chiropraktik handelt es sich um ein diagnostisches und therapeutisches Verfahren durch manuelle Techniken am Bewegungsapparat. Die Behandlungen finden also, wie der Begriff schon sagt, mit den Händen statt. Damit können Funktionsstörungen der Gelenke und der Muskulatur behandelt werden. Ziel ist es, die gestörte Funktion wieder zu normalisieren. Bei der Manuellen Medizin handelt es sich also um ein Verfahren, das schon bei der Funktionsstörung ansetzt und nicht erst bei der strukturellen Veränderung.

Bei chronischen Schmerzen ist die Behandlung schwierig, da die Funktionsstörungen im Bewegungsapparat hier häufig eine Folge der Schmerzen sind und nicht deren Ursache. Die Manuelle Medizin kann hier also lediglich eine Verminderung der Schmerzen erreichen, aber nicht mehr deren Beseitigung.

INFO *Schmerzen führen immer wieder mal zu Problemen mit Gelenken, insbesondere im Halswirbelsäulen- und Iliosakralbereich. Hier können manualmedizinische Behandlungen eine mehr oder weniger lang anhaltende Verbesserung bringen.*

Physiotherapie

Bei chronischen Schmerzen steht physiotherapeutisch die **Behandlung der muskulären Triggerproblematik** im Vordergrund. Von den vielen anderen Methoden, die auch immer wieder mal hilfreich sind, behandle ich hier nur diese; sie wird am häufigsten eingesetzt.

Schmerzen führen sekundär immer zu einer Verspannung der Muskulatur; man spricht von Triggerbildung. Man könnte Trigger als kleine, besonders empfindliche, übererregbare Bezirke der Muskulatur bezeichnen, die sich in einem Dauerkrampf befinden. Der gesamte Muskel verkürzt sich und wird schwächer. Die Triggerpunkte verursachen zusätzliche Beschwerden, entweder lokal oder mit ausstrahlendem Schmerz, manchmal sogar in weit entfernten Arealen. Ein latenter Triggerpunkt schmerzt nur auf Druck, ein aktiver Triggerpunkt ist dauernd schmerzhaft. Triggerpunkte können mit der Zeit sogenannte Satellitentrigger auch in weiter entfernten Muskeln verursachen. So entstehen ganze Triggerstrassen oder -ketten.

Trigger können in der Physiotherapie auf verschiedene Arten behandelt werden. Durch Massage (tut weh, aber gleichzeitig auch gut – «wohl-weh»), *dry needling* (Anstechen der Triggerpunkte mit einer Akupunkturnadel), Laser und Stosswellenbehandlung. Daneben helfen Infiltrationen mit einem Lokalanästhetikum oder auch mal mit Botox – diese müssen von einem Arzt ausgeführt werden.

NACH EINEM SCHWEREN AUTOUNFALL musste Elisa W., 50, insgesamt sechsmal an der Halswirbelsäule operiert werden. Zurück blieben trotz ausgebauter medikamentöser Behandlung hartnäckige Schmerzen in der Nackenmuskulatur. Mit einer lokalen Triggerinfiltration alle acht Wochen konnte das Schmerzniveau auch zehn Jahre nach dem Unfall noch lange auf einem guten Niveau stabilisiert werden. (Die Geschichte geht auf Seite 121 weiter.)

TAKE-AWAY *Schmerzen, die von sekundär entstandenen Triggerpunkten ausgehen, sind bei chronischen Schmerzen praktisch immer zu finden. Durch deren Behandlung kann das Schmerzniveau häufig gesenkt werden.*

Adrenalin und Co.: Trainingstherapie und Sport

Die Behandlung bei chronischen Schmerzen folgt den beiden Grundprinzipien «Belastungsfähigkeit steigern» und «Belastungen reduzieren». Dazu tragen typischerweise die Trainingstherapie und die Ergotherapie (siehe Seite 92) bei.

Wird die Muskulatur wenig oder nicht mehr gebraucht, baut sie sich sehr schnell ab. Es kommt zu einer **Dekonditionierung,** d. h., die Kondition geht verloren und der Körper ist immer weniger fähig, mit der Aktivität Schritt

DEKONDITIONIERUNG

- Abnahme der Aktivität aufgrund von Schmerzen
- → Dekonditionierung
- → Zunahme der Schmerzen bei Aktivität
- → Vermeidung von bzw. Angst vor Aktivität
- → Weitere Dekonditionierung

zu halten, was wiederum mehr Schmerzen verursacht. Zudem findet Dekonditionierung nicht nur körperlich statt.

Training trotz Schmerzen!

Um mit Schmerzen trainieren zu können, braucht es einige Voraussetzungen: Man muss etwas darüber wissen, wie Schmerzen entstehen und was sie mit einem machen (darum ist Kapitel 1 so wichtig!). Das soll Sie zu der wichtigen Erkenntnis bringen: «Wenn ich Schmerzen bekomme, heisst das nicht automatisch, dass ich meinen Körper schädige.» Training ist dementsprechend nicht allein Körperarbeit, sondern auch Kopfsache.

Um die **Leistungsfähigkeit** zu steigern, müssen verschiedene Faktoren berücksichtigt werden:

- Kondition, Gesundheit und Alter,
- psychische Faktoren,
- Intelligenz,
- Stimmung und
- vor allem: Motivation.

Der erste Schritt besteht darin, zusammen mit Ihrer Ärztin oder Therapeutin die **Motivation** zu erarbeiten. Sind Sie motiviert, ein Training aufzunehmen oder Ihr jetziges Niveau eventuell zu steigern? Dieses Kapitel, ja der ganze Ratgeber ist voller guter Gründe, dies zu tun. Hier nochmals in aller Kürze: Je schlechter Ihr Trainingszustand ist, desto mehr Schmerzen haben Sie bei Aktivität. Wie auch die Grafik auf Seite 89 zeigt, wird es ohne Training immer schlimmer (was übrigens mit zunehmendem Alter durch den natürlichen Muskelabbau ebenso ein Thema ist).

Ihre nächste Aufgabe **(zweiter Schritt)** ist, dass Sie zusammen mit Ihrer Ärztin ein Trainingsprogramm erarbeiten, das Ihre Aktivität, Beweglichkeit, Kraft und Ihr Durchhaltevermögen erhöht. Ein solches Programm hilft Ihnen, sowohl mehr von den Dingen zu tun, die Sie im Moment machen können, als auch neue Aktivitäten anzugehen. Das Ziel ist, dass Sie die Kontrolle über den Schmerz haben und nicht der Schmerz bestimmt, wann und was Sie machen können – und wie lange.

Der dritte Schritt ist das **Pacing.** Das bedeutet, die Aktivitäten den Fähigkeiten und Möglichkeiten anpassen, so dass Sie weder über- noch unterfordert sind. Überforderung führt zu mehr Schmerz und zwingt zu langen Ruhepausen, und Ihre Leistungsfähigkeit nimmt dadurch ab. Un-

PACING: WIE MACHT MAN DAS?

1. **Ziele setzen.** Sie müssen entscheiden, was Sie vermehrt tun möchten. Dies kann Sport, eine Arbeit, eine Freizeitbeschäftigung, eine soziale oder andere Aktivität sein.
2. **Ein Basisniveau für die Aktivitäten ausarbeiten.** Sie möchten z. B. zu Fuss einkaufen gehen (dies wären etwa 30 Minuten). Um Ihr Basisniveau zu bestimmen, müssen Sie so weit gehen, bis Sie nicht mehr weiterkönnen. Dabei messen Sie die Zeit und die Strecke. Damit ist das maximale momentane Belastungsniveau festgelegt. Nun reduzieren Sie die Strecke um 20 %. Diese Distanz müssen Sie täglich trainieren. Pro Woche sollte eine Steigerung um 5 % möglich sein. Wichtig ist, dass Sie die Gehgeschwindigkeit am Anfang beibehalten, da sonst die Kontrolle schwierig wird.
3. **Steigerung anderer Faktoren.** Im Beispiel unter Punkt 2 kann das Tempo gesteigert werden. Bei anderen Zielen kann die Aktivität ausgedehnt werden, z. B. kann bei Sozialkontakten neben der Dauer einer Begegnung auch deren Frequenz gesteigert werden.
4. **Strategien für schwere Zeiten erarbeiten.** Obwohl man versucht, Zusammenbrüche zu vermeiden, kann es schwierig sein, sie ganz zu eliminieren. Was sollen Sie also tun, wenn Sie zusammenbrechen?
   - Als Erstes sollten Sie versuchen, ruhig zu bleiben. Machen Sie sich nicht allzu viele Gedanken darüber und bleiben Sie bei dem, was Sie gelernt haben: «Wenn ich Schmerzen bekomme, heisst das nicht automatisch, dass ich meinen Körper schädige.»
   - Auf keinen Fall das Programm unterbrechen, sondern das Niveau anpassen und weitermachen. Andere Strategien, um mit einem Zusammenbruch umzugehen, sind Beruhigungs- und Stressreduktionstechniken.

terforderung führt direkt zur Abnahme der Leistungsfähigkeit. Leider liegen bei chronischen Schmerzen Überforderung und Unterforderung sehr nahe zusammen, sodass es schwierig ist, das richtige Aktivitätsniveau zu finden. Das Vorgehen im Kasten oben kann Ihnen dabei helfen.

TIPP *Für viele ist es schwierig, sich ein Trainingsprogramm zusammenzustellen und das Pacing selbst zu übernehmen. Seien Sie sich nicht zu schade für ein Coaching. Dies kann ein Personal Coach, eine Physiotherapeutin oder Sportmedizinerin in Sachen Sport sein, ein Psychologe oder Psychosomatiker in Sachen Belastungsreduktion und Stressmanagement oder eine Ergotherapeutin beim Thema Ergonomie und Handlungsbalance.*

Sport

Neben den vielen Aktivitäten, die wieder trainiert werden müssen, sollten Sie den Sport nicht auslassen. Abgesehen vom Trainingszuwachs hat körperliche Aktivität einen positiven Effekt auf die Psyche und den Schmerz. Beim Training werden aus der Muskulatur entzündungshemmende Substanzen freigesetzt. Sport hat also eine generelle entzündungshemmende Wirkung, und da Schmerz immer etwas mit Entzündung zu tun hat, ist eine Schmerzlinderung über diesen Weg vorstellbar.

TIPP *Suchen Sie sich fürs Training eine Sportart aus, an der Sie Freude haben und die Sie mit Ihrer körperlichen Symptomatik auch ausüben können. Lassen Sie sich individuell beraten!*

Folgende Sportarten haben sich bei Schmerzen besonders bewährt: Ausdauersport zum Aufbau der Muskulatur (Walking, Laufen, Fahrradfahren, Schwimmen), Pilates bei Wirbelsäulenproblematiken, Yoga bei allen Schmerzformen (entsprechend an die individuellen Gegebenheiten angepasst). Tai-Chi und Qigong beinhalten auch Energietechniken, und Kampfsport stärkt nebenbei das Selbstvertrauen.

Ergotherapie und Ergonomie

Ein wichtiger Teil der ergotherapeutischen Arbeit besteht darin, die Handlungsbalance (auch Work-Life-Balance oder Lifestyle-Balance genannt) zu verbessern. Darunter versteht man die Ausgewogenheit zwischen physischen, mentalen, sozialen und Ruheaktivitäten.

Bei chronischen Schmerzen ist die Handlungsbalance oft aus dem Gleichgewicht geraten. Einerseits ist die Ausführung vieler Aktivitäten verändert, andererseits müssen immer wieder Pausen eingelegt werden. Dieses Stoppen und Wiederbeginnen braucht viel Energie.

INFO *Grundsätzlich gibt es drei Möglichkeiten im Umgang mit Belastungen: Wenn Ihre Belastung Ihrer Leistungsfähigkeit entspricht, ist alles bestens, Sie sind im Gleichgewicht. Übersteigen die Belastungen Ihre Leistungsfähigkeit, beobachtet man zwei Reaktionstypen: Vermeiden von körperlicher und sozialer Aktivität (Fear-Avoidance-Modell) und das Durchhalten bis zum Zusammenbrechen*

(Distress-Endurance-Modell). (Siehe Seite 177.) Beide führen zu einer weiteren Abnahme Ihrer Leistungsfähigkeit.

Um die Balance zwischen lustvollen, energiespendenden und anstrengenden, energiezehrenden Aktivitäten zu finden, gibt es verschiedene Möglichkeiten. Eine gute Option ist die Erstellung eines Wochenplans, in dem beide Arten von Aktivität aufgeführt werden.

TIPP *Versuchen Sie es! Machen Sie eine Liste vorerst mal für eine Woche. Wenn sich diese Planung bewährt, spricht nichts dagegen, sie weiterzuführen. Haben Sie genügend Freizeit und Zeit für energiespendende Aktivitäten, oder frisst der Alltag alles auf?*

Vergnügliche Aktivitäten sind der Schlüssel für ein glückliches Leben und können helfen, das Schmerzniveau zu senken. Es gibt keinen Grund, Glücklichsein zu verschieben. (Und glauben Sie mir: Glücklichsein funktioniert nicht, wenn dafür zuerst Bedingungen erfüllt sein müssen. Aus solchen Gedanken entstehen dann Illusionen, z. B., dass es nach der Pensionierung besser werden wird. Das tut es sicher nicht einfach nur, weil Sie dann pensioniert sind! Mehr zum Thema Glück auf Seite 199).

INFO *Bei den energiespendenden Aktivitäten handelt es sich um die sogenannten Ressourcen, also um Aktivitäten, die Spass machen und bei denen man im Idealfall in den Flow kommt (mehr dazu auf Seite 162).*

Das Ziel in Sachen Handlungsbalance ist, Aktivitäten effizienter, effektiver und zu grösserer Zufriedenheit auszuführen. Dabei, und das können Sie mir auch glauben, brauchen Sie definitiv einen Coach. Ergotherapeutinnen und -therapeuten sind in diesem Gebiet spezialisiert. (Übrigens wird eine ergotherapeutische Behandlung von der Krankenkasse übernommen.)

Ergonomie

«Ergonomie» ist ein Ausdruck, der das harmonische Verhältnis zwischen einer Person und ihrer Umgebung beschreibt.

Man ist leicht geneigt, Themen, die sich mit den Kleinigkeiten des Alltags beschäftigen, zu überspringen. Das ist menschlich. Wir wünschen uns ja auch die ganz grosse Liebe und nicht viele kleine Lieben. Wenn Sie Schmerzen haben, ist das genau gleich.

Tatsache ist: Viele Minibelastungen summieren sich. Schmerzen werden nicht nur durch schwere Arbeit verstärkt; oft haben die kleinen Dinge, die man den ganzen Tag lang tun muss, einen grösseren Einfluss auf den Körper, als man denkt. Insbesondere der Autositz, der Computerarbeitsplatz und die übliche ergonomische Katastrophe in der Küche verdienen Aufmerksamkeit. So ist etwa die ideale Höhe der Arbeitsfläche beim Stehen ca. 6 bis 7 cm unter den Ellbogen, beim Sitzen direkt auf Ellbogenhöhe.

Die Haltung tagsüber, auch und gerade bei den kleinen Tätigkeiten des Alltags, hat einen kumulativen Effekt auf den Körper. Wenn wir eine **gute Haltung** einnehmen (beim Stehen, Sitzen, Heben von Lasten, Positionswechsel usw.), bewegen wir den Körper effizienter. Wir haben weniger Stress und Spannung in der Muskulatur, den Gelenken und Bändern – und am Ende weniger Schmerzen.

In praktisch jeder Situation können ergonomische Massnahmen Belastungen reduzieren. Gerade bei chronischen Schmerzen sollte deshalb eine Beratung durch eine Fachperson (Ergotherapeutin) erfolgen. Fragen Sie bei Ihrem Arzt nach.

INFO *Die ergonomischen Prinzipien zur Steigerung der Aktivität im Alltag sind:*

- *Pacing der Aktivität, z. B. eins nach dem anderen*
- *Balance von Arbeit, Erholung und Freizeit*
- *Aufmerksamkeit den Körpersignalen gegenüber*
- *eine «gute Haltung» bei allen Aktivitäten*
- *Arbeit vereinfachen, Energie sparen, Hilfsmittel einsetzen, Umgebung ergonomisch gestalten*

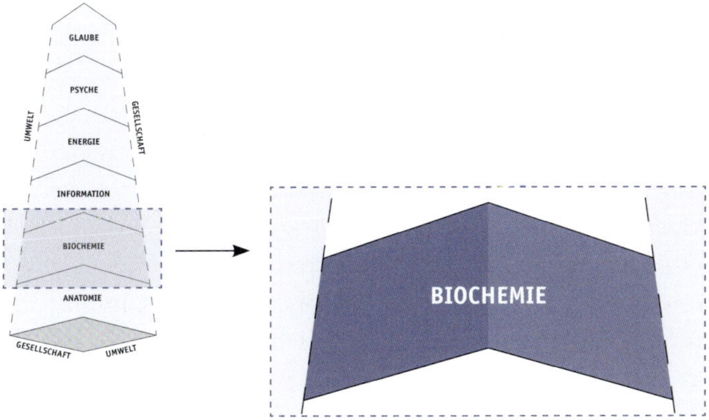

Ernährung
Stress und Hormone

Ernährung und Schmerz

Sie fragen sich vielleicht, was Ernährung mit Schmerzmedizin zu tun hat. Nun, sehr viel! Nicht nur der Partner oder die Chefin sind Stress, sondern auch Hunger, Schlafmangel, Schmerzen – und eben auch eine unausgewogene Ernährung. Und Stress verstärkt Schmerzen.

Heute kann man die Vollwerternährung als gesunde Ernährung bezeichnen. Daneben ist auch die mediterrane Ernährung eine bekannte medizinische Empfehlung.

Allgemeine Ernährungsempfehlungen

Die sieben Grundprinzipien der **Vollwerternährung** sind:

- Sie soll genussvoll und bekömmlich sein.
- Zu konsumieren sind bevorzugt pflanzliche Lebensmittel (laktovegetabil) und

- gering verarbeitete Lebensmittel.
- Frischkost sowie
- regionale und
- saisonale Erzeugnisse sind am besten.
- Ökologisch produzierte, umweltverträglich verpackte und fair gehandelte Produkte ergänzen das Ganze.

Die **mediterrane Ernährung** soll einen hohen Anteil an Früchten, Gemüsen, Kräutern und Gewürzen enthalten und einen geringen Anteil an tierischen Lebensmitteln wie Milch und rotes Fleisch (Letzteres enthält viel Arachidonsäure, was Entzündungen fördert). Olivenöl ist die Hauptfettquelle, und Wein ist in geringer Menge erlaubt. *Wein muss nicht sein. Wenn Sie ihn nicht mögen, dürfen Sie ihn auch weglassen.* Ballaststoffe, Antioxidanzien (Vitamin E, Vitamin C, Betacarotin, Selen), sekundäre Pflanzeninhaltsstoffe und ungesättigte Fettsäuren wirken sich günstig auf die Gesundheit aus.

Und noch zwei Stichworte: der glykämische Index und das Säure-Basen-Gleichgewicht

Der **glykämische Index** bzw. die **glykämische Last** gibt Informationen über die Auswirkung von Nahrungsmitteln auf den Blutzuckerspiegel. Der glykämische Index (GI) gibt an, wie schnell ein Nahrungsmittel den Blutzuckerspiegel ansteigen lässt. 100 ist der höchste Wert, er bezieht sich auf 50 g Traubenzucker, der sofort ins Blut übergeht. Die glykämische Last (GL) gibt zusätzlich an, wie dicht die Kohlenhydrate – sie sind es, die sich auf den Blutzucker auswirken – in einem Nahrungsmittel gepackt sind. So haben sowohl gekochte Rüebli als auch Weissbrot einen hohen GI, doch um die gleiche GL zu erreichen, muss man von den Rüebli ungefähr 700 g essen, vom Weissbrot nur rund 100 g. Die glykämische Last ist bei Weissbrot somit deutlich höher. Die GL beschreibt also die glykämische Gesamtbelastung einer tatsächlich verzehrten Portion.

Als Faustregel gilt: Je mehr Wasser ein Lebensmittel enthält, desto niedriger ist die GL.

Und was hat das nun mit Schmerzen zu tun? Ein schneller Insulinanstieg im Blut fördert Entzündungen im Körper. Bei Vollkornprodukten erfolgt der Insulinausstoss weniger schnell, und der Spiegel steigt weniger hoch als bei Weissmehlprodukten. Aber auch Kartoffeln und weisser Reis sind ungünstig. Ungekochte Nahrungsmittel haben einen geringeren glykämischen Index, und auch die Kombination von Kohlenhydraten mit Proteinen und Fett senkt den GI.

TAKE-AWAY *Günstig sind also Nahrungsmittel mit niedrigem GI und niedrigem GL (Rohkost, Vollkornprodukte), umgekehrt sind solche ungünstig mit hohem GI und hohem GL (Reis, Weissmehlprodukte und Süssigkeiten).*

Ein weiterer wichtiger Faktor für unser Wohlbefinden ist das **Säure-Basen-Gleichgewicht.** Gründe für eine Azidose (saurer Zustand) sind ein Basenmangel in der Ernährung (d. h. wenig Obst, Gemüse, Kartoffeln und Kräuter), eine Eiweissüberernährung (viel Fleisch, Eier usw.) und eine chronische Darmgärung.

Über die Ernährung lässt sich dies günstig beeinflussen. 80 % der täglich verzehrten Nahrungsmittel sollten basisch oder neutral sein, also Obst, Gemüse, Kartoffeln und Kräuter. Basenräuber (Säurebildner) sind Fleisch, Eier, Käse, kohlensäurehaltige Getränke, Getreideprodukte wie Brot und Teigwaren, Kaffee, Alkohol und zuckerhaltige Speisen. *Hand aufs Herz: Wie ist das bei Ihnen? Sind Sie sauer?*

Individuelle Ernährungsproblematiken

Bei chronischen Schmerzen ist die Ernährung praktisch immer ein Thema. Es gilt, prinzipiell die gesunde Ernährung von einer individuellen Ernährungsproblematik zu unterscheiden. In der Schmerzbehandlung kommt die Bearbeitung des Themas Ernährung nicht an erster Stelle (ausser natürlich es handelt sich um eine Darmproblematik), da eine Ernährungsumstellung aufwendig und kompliziert ist. (Wie eine Darmproblematik z. B. Gesichtsschmerzen verstärken oder gar verursachen kann, zeige ich im Kapitel «Neuromodulative Trigger (Störfelder)», Seite 110).

TAKE-AWAY *Sind neben den Schmerzen auch Verdauungsstörungen wie Blähungen, Durchfall, Verstopfung oder Bauchschmerzen vorhanden, kann man bei einer geeigneten Ernährung auch mit einer Besserung der Schmerzen rechnen.*

Bei der Behandlung von Ernährungsproblematiken sind folgende Aspekte zu beachten:

- Nahrungsmittelintoleranzen und Unverträglichkeiten (Diät)
- Behandlung bzw. Verbesserung der Energieversorgung der Schleimhaut
- Behandlung der Bakterienflora im Darm (Dysbiosebehandlung)
- Ausleitung von Giftstoffen, wenn nötig
- Nahrungsmittelergänzungen, Vitamin- und Spurenelementsupplementation

Bei Nahrungsmitteln sind vor allem Intoleranzen (Gluten, Histamin, Laktose, FODMAP) und Unverträglichkeiten relevant. Dieses Thema sollte unbedingt in ein umfassendes Behandlungskonzept eingebettet sein, damit wirklich ein Erfolg erzielt werden kann.

Laktoseintoleranz

Bei der primären Form der Laktoseintoleranz fehlt das Enzym Laktase im Dünndarm oder ist nicht in genügendem Mass vorhanden. Auch nimmt mit zunehmendem Alter die Fähigkeit, Laktose zu verdauen, ab. Eine sekundäre, d. h. durch eine andere Erkrankung verursachte Laktoseintoleranz kann sich in folgenden Fällen entwickeln: längere Behandlung mit Antibiotika, Chemotherapie, bakterielle Besiedlung des sonst praktisch bakterienfreien Dünndarms (SIBO, *Small Intestinal Bacterial Overgrowth*) – was bei chronischen Schmerzen nicht selten ist –, entzündliche Darmerkrankungen, das Vorhandensein anderer Intoleranzen.

Glutenintoleranz

Die Glutenintoleranz oder Glutensensitivität ist eine nicht allergische Funktionsstörung und nicht zu verwechseln mit der Zöliakie (siehe unten). Aber auch Proteine, die in modernen Weizenzüchtungen vermehrt vorkommen, könnten für die «Glutenproblematik» verantwortlich sein. Dabei kommt es zu Resorptionsstörungen (Störungen der Aufnahme) von Mikronährstoffen und Vitaminen im Darm. Die Symptome sind Bauchschmerzen, Hautekzeme, Ausschläge, Übelkeit, Erbrechen, Blähungen, Durchfall, aber auch Verstopfung, Kopfschmerzen und Müdigkeit. Bei der Zöliakie, die schon im Kindesalter auftritt, sind dagegen Autoantikörper vorhanden, also Abwehrzellen, die sich gegen den eigenen Körper richten und im Fall der Zöliakie eine Entzündung der Darmschleimhaut verursachen. Bei der Glutenintoleranz fehlen diese fehlgeleiteten Antikörper, und auch die Darmzotten weisen keine Schädigung auf.

Histaminintoleranz

Bei der Histaminintoleranz kann der Körper das Histamin aus der Nahrung nicht richtig abbauen. Es kommt unter anderem zu Kopfschmerzen, Müdigkeit, vegetativen Symptomen (Unruhe, Schwindel und viele mehr), anfallsweise auftretender Rötung der Haut, Juckreiz und Schwellungen, Bauchbeschwerden wie Übelkeit, Krämpfen, Blähungen und Durchfall. Man schätzt, dass in Europa 3 % der Bevölkerung von einer Histaminintoleranz betroffen sind. Gewisse Nahrungsmittel wie Tomaten, Auberginen und Aceto Balsamico sind besonders histaminhaltig, aber auch Rotwein.

Fodmapsintoleranz

Ein häufiger Grund für Bauchschmerzen, aber auch für entzündliche Darmerkrankungen sind die fermentierbaren Oligo-, Di-, Monosaccharide und Polyole, die sogenannten FODMAP. Diese Zucker mit dem gewöhnungsbedürftigen Namen kommen in den verschiedensten Nahrungsmitteln vor, z. B. in bestimmten Früchten, einigen Gemüsesorten, Milchprodukten, in Weizen und Roggen, aber auch in einigen E-Stoffen sowie in Diät-, Light- und Fertigprodukten.

TIPP *Eine FODMAP-arme Ernährung kann sich auch beim Schmerz lohnen, ist aber, wie schon in der oben angedeuteten Liste erkennbar, kompliziert. Dafür brauchen Sie definitiv eine professionelle Begleitung (Ernährungsberaterin).*

Durch eine individuelle «Weglassdiät» kann der Einfluss von Intoleranzen bestimmt werden (die Schmerzen werden besser oder auch nicht). Laboruntersuchungen sind dabei meiner Meinung nach wenig hilfreich.

INFO *Bei* ***Unverträglichkeiten*** *handelt es sich um eine schwächere Reaktion auf Nahrungsmittel als bei Intoleranzen. Häufig sind dabei keine Darmsymptome vorhanden. Diese Reaktion lässt sich anhand einer Bestimmung gewisser Antikörper (IgG4) im Blut feststellen.*

LARA D., 16-JÄHRIG, kam mit Bauchschmerzen, die sie seit zwei Jahren hatte, in die Sprechstunde. Die Schmerzen waren dauernd vorhanden und nach jeder Mahlzeit ganz schlimm. Alle Abklärungen waren unauffällig gewesen, und man wollte sie zu einem Psychiater schicken, um abzuklären, ob die Beschwerden auf eine psychische Störung zurückzuführen seien. Da sie in ihrer Geschichte doch Verdauungssymptome hatte und sonst nichts zu finden war, riet ich ihr, eine FODMAP-freie Diät zu machen. Nach einer Woche war Lara D. beschwerdefrei.

INFO *Bei chronischen Schmerzen (und auch sonst) kann es sinnvoll sein, auf eine ballaststoffreiche Ernährung umzustellen und für eine gewisse Zeit bestimmte Nahrungsmittel wegzulassen (Intoleranzen).*

Funktionelle und chronisch-entzündliche Magen-Darm-Erkrankungen sind sehr häufig und können chronische Schmerzen unterhalten und verschlimmern.

Bakterielles Ungleichgewicht im Darm: Dysbiose

Die bakterielle Besiedlung des Darms, das sogenannte intestinale Mikrobiom, ist ein wichtiger Faktor für unsere Gesundheit. Unser Immunsystem, die Nährstoff- und Vitaminversorgung und auch der Schutz vor einer bakteriellen Fehlbesiedlung, also vor krank machenden Keimen, stehen in einer Wechselwirkung mit der Bakterienflora im Darm. Wir leben in Symbiose mit sehr vielen Bakterien (übrigens nicht nur im Darm). Die Hauptgruppen der «guten» Darmbakterien sind Laktobazillen und Enterokokken.

Bei vielen chronischen Erkrankungen werden Veränderungen der Darmbesiedlung des Dick- und Dünndarms als einer der ursächlichen oder krankheitsverstärkenden Faktoren diskutiert. Bei der Fibromyalgie, aber auch beim Restless-Legs-Syndrom konnte eine Fehlbesiedlung eindeutig nachgewiesen werden. Veränderungen in der Darmbesiedlung schwächen die Barrierefunktion des Darms. Dadurch kommt es zur Aufnahme verschiedener Schadstoffe und Allergene, aber auch von Darmbakterien selbst aus dem Darm in den Bauchraum (Endotoxinämie). Dies führt zu einer chronischen Entzündung, die lokal beginnt, aber durch die Freisetzung entzündungsfördernder Stoffe (Zytokine) weit über den Darm hinaus Folgen haben kann. Nahrungsmittel, insbesondere nicht vollständig aufgespaltene Eiweisse, werden zu Entzündungstriggern. Ihre Ärztin kann eine Analyse des Stuhls veranlassen, um festzustellen, ob die Durchlässigkeit Ihrer Darmwand erhöht ist, ob Entzündungsmarker vorhanden sind und ob die Funktion des darmassoziierten Immunsystems beeinträchtigt ist. Eine Dünndarmfehlbesiedlung kann sie mit einem Atemtest erkennen.

Dysbiosen behandeln

Die Behandlung einer Dysbiose erfolgt über Präbiotika und Probiotika. **Präbiotika** sind Balaststoffkonzentrate, die den Stoffwechsel der Darmbakterien fördern. Sie wirken damit entzündungshemmend und versorgen die Darmschleimhaut mit Energie. Ausserdem senken sie den Dickdarm-pH-Wert und erschweren damit Fremdkeimen die Ansiedlung. Eine Dünndarmfehlbesiedlung wird mit Antibiotika, Prokinetika (Medikamente, die die Darmmotilität steigern) und Probiotika behandelt.

Probiotika, d. h. Bakterienpräparate, wirken immunmodulierend (ausgleichend aufs Immunsystem) und entzündungshemmend und haben somit einen positiven Effekt auf das Immunsystem.

Ausserdem ist eine **Schleimhauttherapie** sinnvoll: Hier können unter anderem Phytotherapeutika (Flohsamen, Kamille, Pektine, Weihrauch), L-Glutamin, diverse Mineralien und mikrobielle Peptide (Stoffwechselprodukte von Bakterien) eingesetzt werden.

Denken hilft nicht beim Abnehmen: Übergewicht

Natürlich kann Übergewicht ein Nachteil sein. Direkt an einer Schmerzverstärkung ist es allerdings nur bei Gelenk- und Rückenproblemen beteiligt.

Mit zunehmendem Alter nimmt unser Grundumsatz ab, d. h., wir verbrauchen ohne körperliche Aktivität immer weniger Kalorien pro Tag. Essen wir gleich weiter wie in der Jugend, nehmen wir automatisch zu. Dazu kommen Schmerzen, die uns vielleicht in der Beweglichkeit und Aktivität einschränken – und der Kalorienverbrauch wird noch kleiner und das Problem dadurch noch grösser.

BUCHTIPP
David Fäh: **Stressfrei abnehmen.** Ohne Diät zum gesunden Wohlfühlgewicht. Beobachter-Edition, Zürich 2019.
www.beobachter.ch/buchshop

Es gibt unendlich viele Empfehlungen, um abzunehmen (siehe Buchtipp), ich will mich da nicht auch noch äussern. Was ich trotzdem beitragen kann: Das Hirn verbraucht 20 % unserer Energie. Wenn wir intensiv denken, sind es vielleicht 22 %. Denken bringt für die Gewichtsabnahme also schon mal nichts. Aber auch Vorsicht mit Hungern. Das kann Schmerzen auch negativ beeinflussen.

Getränke: vom Wasserhaushalt des Barista

Genug trinken! Mehr gibt es da nicht zu sagen. Und zwar nicht Kaffee, Cola und Drinks mit einem kleinen Papierschirmchen. Wasser ist angesagt. Basta!

Vitamine, Spurenelemente und Nahrungsmittelergänzungen

Vitamine und Nahrungsmittelergänzungen einfach mal auf eigene Faust einzunehmen ist keine gute Idee. Es bringt nicht nur nichts, sondern kann, wenn kein Mangel vorliegt, sogar schädlich sein.

Vitamine

Mangelerscheinungen treten bei Fehlernährung, Magersucht, Darmerkrankungen und bei Stress auf. Bei veganer Ernährung ist die Zufuhr von Vitamin B_{12} ungenügend.

Mangelzustände sollten immer behoben werden. Zusätzlich kann der Stoffwechsel mit den sogenannten Antioxidanzien (Vitamin E, Vitamin C, Selen und Betacarotin) günstig beeinflusst werden. Aber nicht nur Vitamine, sondern auch sekundäre Pflanzeninhaltsstoffe wie Polyphenole, z. B. im Grüntee, wirken entzündungshemmend.

Eine unzureichende Verfügbarkeit an neuroprotektiven (nervenzellschützenden) Nährstoffen wie beispielsweise Vitamin D spielt bei der Entstehung von Schmerzen ebenfalls eine wichtige Rolle. Deshalb sollte dies bei der Schmerzdiagnostik abgecheckt werden.

Ein Vitamin-D-Mangel ist mit Brust-, Kopf-, Gelenk-, Muskel- und Rückenschmerzen assoziiert. Ein anhaltender Vitamin-D-Mangel kann zudem Störungen in der Autoimmuntoleranz begünstigen, also Reaktionen des Immunsystems gegen körpereigene Elemente entgleisen lassen und das Risiko für chronische Entzündungen erhöhen.

Spurenelemente
Mineralstoffe wie Eisen, Zink usw. erfüllen wichtige Funktionen im menschlichen Organismus und müssen mit der Nahrung aufgenommen werden. Ein Eisenmangel kann Kopfschmerzen, Müdigkeit und Depressionen auslösen. Der Grund kann ein Blutverlust sein (z. B. starke Menstruation), aber auch eine Störung der Aufnahme, etwa bei einer Glutenintoleranz. Magnesium kann als Prophylaxe bei Migräne eingesetzt werden, es ist aber auch gegen Muskelschmerzen wirksam.

VORSICHT *Sie können auf dem freien Markt alles haben, was Gesundheit, Jugend und Muskeln verspricht. Auch heute noch wird Nashornhorn angeboten. Nicht bei uns allerdings, hier sind es eher Vitamine und entzündungshemmende Stoffe wie Kurkuma, Weihrauch usw. Bei gewissen medizinischen Problemen sind Nahrungsmittelergänzungen sinnvoll. Bei einer gesunden Ernährung und einem gesunden Darm sind sie jedoch selten notwendig. Lassen Sie sich von einer Fachperson beraten, damit Sie nicht unnötig Geld ausgeben.*

Entgiftung

Zum Schluss noch einige Bemerkungen zur Ausleitung, also zur Entgiftung, und zur Entschlackung. Es gibt keinen wissenschaftlichen Beweis für die Wirkung solcher Verfahren. Aber jeder, der eine solche Kur macht, fühlt sich belebt. Man fühlt sich also trotz fehlender wissenschaftlicher Nachweise gut. Das ist bei unserem Glauben an die generelle Richtigkeit der Wissenschaft fast schon eine Frechheit.

Heute wendet man Saftkuren, Fastenkuren, Colon-Hydrotherapien, Schröpfen, Ausleitung über den Darm und über die Nieren, Aderlässe, Blutegeltherapien, Schwitz- und Ayurvedakuren an.

JÖRG F. KAM MIT EINEM HARTNÄCKIGEN GESICHTS-SCHMERZ ZU MIR. Die Abklärungen ergaben keine fassbare Ursache, die üblichen Behandlungen wie Medikamente, Infiltrationen, Neuraltherapie und auch Akupunktur zeigten keine Wirkung. Das ist auffällig; normalerweise ist wenigstens eine kurzfristige Reaktion auf eine der Behandlungen zu erwarten. Wir diskutierten deshalb eine Toxinbelastung als Grund für die Blockade. Jörg F. rauchte seit vielen Jahren und hatte seit der Kindheit zahlreiche Amalgamplomben im Mund. Er machte eine Entgiftung und eine Darmbehandlung, daraufhin reagierten die Schmerzen auf eine neuraltherapeutische Behandlung. Danach liess er die Plomben fachgerecht ersetzen und hörte mit dem Rauchen auf. Nach einem weiteren halben Jahr brachten die Behandlungen die Schmerzen praktisch dauerhaft zum Verschwinden.

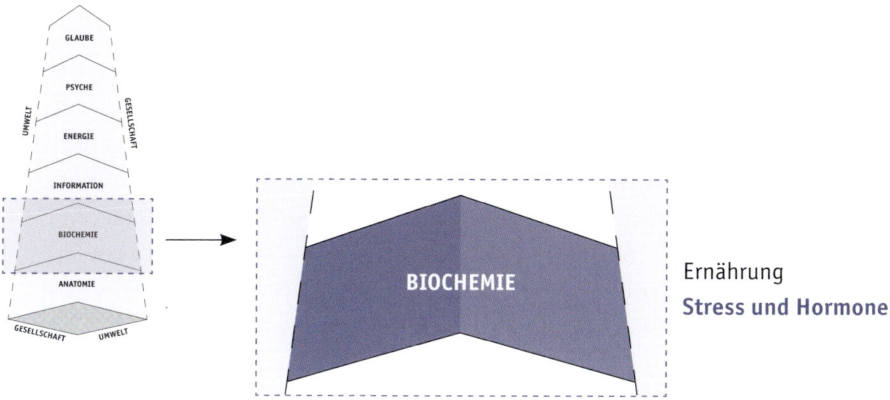

Stress oder von Hormonen, Mäusen und Muskeln

Schmerzen führen über verschiedene Mechanismen zu sekundären Veränderungen im hormonellen Gleichgewicht, was Schmerzen verstärken kann. Aber auch primäre hormonelle Erkrankungen können eine Schmerzentstehung fördern. Die Hormonsituation verdient deshalb bei chronischen Schmerzen Aufmerksamkeit.

Hormone spielen bei chronischen Schmerzen immer eine Rolle. Wo nicht? Sie erinnern sich sicher noch an Ihre Pubertät! Aber auch im Alter sind diese Stoffe nicht zu vernachlässigen.

Ein Beispiel: Das Bindungshormon Oxytocin, das vor allem beim Stillen, aber auch bei der Pflege von Sozialkontakten ausgeschüttet wird, hat einen grossen Einfluss auf die Muskelregeneration und damit auch auf unsere Muskelmasse. Die Muskulatur des Menschen verändert sich also in Abhängigkeit von seinen sozialen Beziehungen.

Bei einem Experiment wurde jungen, kräftigen Mäusen ein Oxytocinhemmer gegeben, alten Mäusen mit Muskelschwund dagegen Oxytocin. Die jungen Mäuse verloren ihre Muskulatur, und bei den alten wurde sie wieder kräftig.

Man diskutierte, ob der altersbedingte Muskelschwund mit dem langsamen Verlust an Sozialkontakten zu tun haben könnte, und entwickelte einen Oxytocinnasenspray. Logisch, oder? Etwas mehr Sozialkontakte, Alterswohngemeinschaften und auch etwas mehr Erotik in dieser Lebensphase könnte jedoch auch ein Ansatz sein. Wahrscheinlich ist so etwas einfach zu anstrengend. Übrigens, das mit dem Nasenspray hat nicht funktioniert. Bleibt nur noch die WG.

Stress, Teil 1

Dass sich die Aktivierung des vegetativen Nervensystems durch Stress negativ auf Schmerzen auswirkt, ist klar nachgewiesen.

Wird der Körper durch Stress in Alarmbereitschaft versetzt, führt dies zuerst zu einer Steigerung von Blutdruck und Herzfrequenz, und der Flucht-Kampf-Anteil des vegetativen Nervensystems (Sympathikus) wird hochgefahren. Die zweite Stressreaktion setzt ein, wenn die Belastung oder Bedrohung anhält. Es kommt zu einer zusätzlichen Freisetzung grosser Mengen von Cortisol. Dies mobilisiert gespeicherte Energie, beeinflusst Gedächtnisleistungen, stressbezogenes Verhalten und das Immunsystem.

Seien wir ehrlich, wer hat heute keinen Stress. Und vergessen Sie nicht, nicht nur der Chef und die Partnerin sind Stress pur, sondern auch körperliche Schmerzen, Hunger und Schlafentzug. Das vegetative Nervensystem unterscheidet nicht, woher der Reiz kommt. Ob ein Gedanke, Gefühl oder körperlicher Schmerz: Es reagiert immer mit der vollen Stressreaktion.

Sollte Ihr Leben aus aneinandergereihten Krisen bestehen, haben Sie also immer zu viel Cortisol im Blut. Das kann zu einer verringerten Immunfunktion, Fettleibigkeit, Bluthochdruck, Schlaflosigkeit und Herzerkrankungen führen, aber auch zu Angstzuständen, Depression, Stimmungsschwankungen, Gedächtnisverlust und Konzentrationsschwierigkeiten. Langfristig erschöpft sich die Nebenniere und produziert dann zu wenig Cortisol, was zu einer Fatigue, einer anhaltenden quälenden Müdigkeit, führt.

INFO *Chronischer Stress macht krank, dick und dumm. Er kann auch Schmerzen aufrechterhalten, weil dauernd die Stresshormone Noradrenalin und Adrenalin vorhanden sind, die das Schmerzsystem sensibilisieren.*

Hormone

Neben den Stresshormonen spielen auch andere Hormone eine nicht geringe Rolle:

- **Weibliche Geschlechtshormone** machen die Frauen unter uns schmerzempfindlicher, **Testosteron** hingegen uns Männer unempfindlicher. (*Ist wissenschaftlich bewiesen, kein Vorurteil!*)
- **Insulin** aus der Bauchspeicheldrüse ist entzündungsfördernd (siehe Seite 96).
- **Endorphine** sind schmerzlindernd (siehe Sport Seite 23).
- **Melatonin** fördert den Schlaf, der bei chronischen Schmerzen häufig gestört ist.
- **Serotonin** ist wichtig für die Funktion der schmerzhemmenden Bahnen im Rückenmark, für die Stimmung und auch für die Darmfunktion (sowie für vieles anderes mehr).
- Die **Schilddrüsenhormone** beeinflussen den Sauerstoffverbrauch der Zellen, den Kohlenhydrat-, Fett- und Eiweissstoffwechsel, also den gesamten Energiestoffwechsel, die Funktion des Herz-Kreislauf-Systems und des Magen-Darm-Traktes.
- Ein Zuviel an **Parathormon aus der Nebenschilddrüse** kann unter anderem Schmerzen des Bewegungsapparates verursachen.

Einige Hormonveränderungen sind Folgen unseres Lebensstils (Ernährung, Stress, Tag-Nacht-Rhythmus, Sozialkontakte usw.), andere entstehen durch krankhafte Veränderungen der Hormondrüsen.

LUISA G. KAM MIT HEFTIGEN Rücken- und Muskelschmerzen in die Sprechstunde. Die Laborkontrolle zu Beginn der Behandlung ergab ein stark erhöhtes Parathormon im Blut. Die Abklärungen ergaben einen Tumor der Nebenschilddrüse. Nachdem dieser entfernt worden war, verschwanden auch die Schmerzen wieder.

TAKE-AWAY *Ihr Arzt sollte bei chronischen Schmerzen die Hormonsituation nicht vergessen, sie mal abchecken und mit Ihnen besprechen. Andererseits sollten Sie sich bewusst sein, wie stark Ihr Lebensstil die Funktion Ihres Körpers – inklusive Hormonproduktion – beeinflusst.*

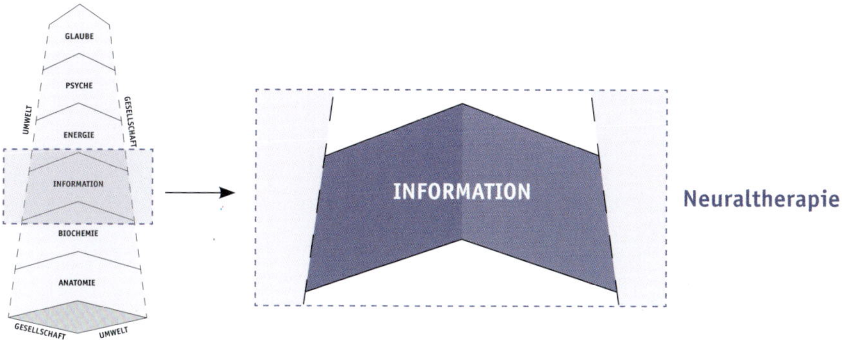

Neuraltherapie: von der Software des Menschen

Neuraltherapie ist eine ganzheitliche Methode, die die Selbstregulation des Körpers durch Injektionen des Lokalanästhetikums Procain unterstützt. Dabei spielt nicht das Betäubungsmittel die Hauptrolle, sondern die durch die Infiltration verursachte Informationsveränderung.

Mit Infiltrationen versucht man, die gespeicherte Übererregbarkeit des Nervensystems zu normalisieren. Dabei unterscheidet man vier Ebenen.

Lokale Infiltrationen

Sie erfolgen in schmerzhafte Areale, z. B. Injektionen in Triggerpunkte der Muskulatur, Gelenke oder Sehnenansätze. Das kennen Sie schon aus Kapitel «Spritzen und Infiltrationen» (siehe Seite 74). Doch man kann mit Infiltrationen noch viel mehr bewirken.

Segmentale Behandlung

Oberflächliche Injektionen in die Haut (Quaddeln) beeinflussen die damit verschalteten tieferen Strukturen (Organe, Bewegungsapparat) regulierend. Deren Durchblutung und Funktion können sich normalisieren.

DIE QUADDELBEHANDLUNG DES MAGENS

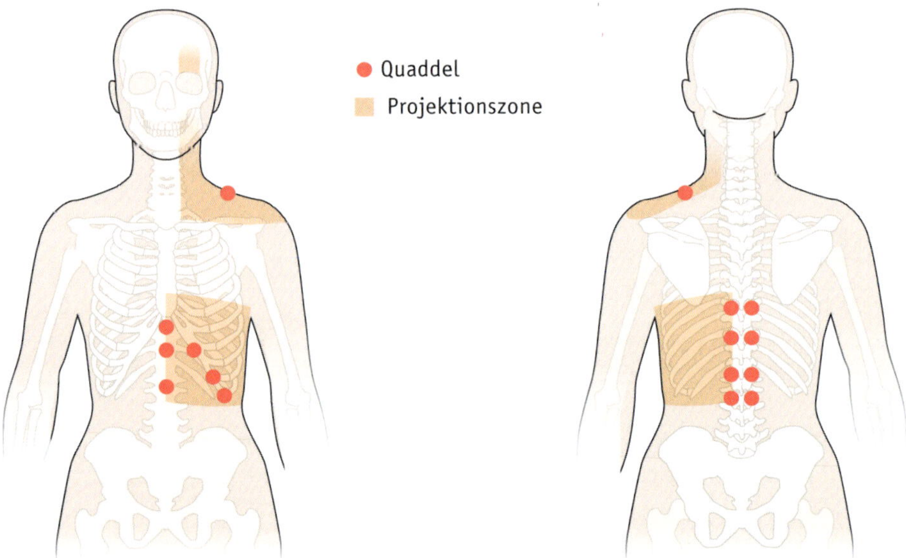

Neuromodulative Trigger (Störfelder)

Neuromodulative Trigger sind krankhaft veränderte Gewebebezirke, die dauernd feinste unterschwellige Impulse an das vegetative Nervensystem (siehe Seite 112) und das nozizeptive System aussenden. Diese ständigen Reize können mit der Zeit Beschwerden verursachen.

Neuromodulative Trigger entstehen oft nach operativen Eingriffen, Verletzungen oder Infektionen. Die häufigsten sind somit Narben, kranke Zähne, (operierte) Mandeln, gereizte Nasen-Nebenhöhlen, das kleine Becken bei der Frau, Fremdkörper und Bakterienherde.

INFO *Heute spricht man nicht mehr von Störfeldern, obwohl der Name jedem einleuchtet und für mich auch einfacher zu schreiben ist, sondern von neuromodulativen Triggern, da die neurophysiologischen Mechanismen wissenschaftlich bewiesen sind.*

Bei der Infiltration eines neuromodulativen Triggers werden die betreffenden Reizimpulse an den Sympathikus und das nozizeptive System unterbrochen, und das physiologische Gleichgewicht wird im Sinne einer Autoregulation wiederhergestellt. Man könnte von einem Resetting des Nervensystems mit anschliessender Reorganisation sprechen. Beschwerden, die durch eine solche Störung (z. B. durch eine Narbe) entstanden sind, können damit oft erstaunlich schnell geheilt oder gelindert werden.

Die nervale Verschaltung des Darms als Beispiel

Der Darm hat Einflüsse durch

- den Phrenikusnerv auf die Halssegmente, -wirbel 3 bis 6 (kann Nacken-Kopfschmerzen, Nacken-Arm-Schmerzen, Halskehre, Atemstörungen verursachen),
- den Sympathikus auf Brustsegment 5 bis Lendensegment 3 (kann Rückenschmerzen, Muskelfunktionsstörungen, Fehlhaltungen verursachen),
- den Parasympathikus auf die Beckensegmente S2 bis 4 (kann Hexenschuss, Blasenstörungen, Verdauungsstörungen, Menstruationsschmerzen verursachen),
- den Vagusnerv zum Trigeminus- und Accessoriusnerv und die Halssegmente 1 bis 3 (kann Gesichtsschmerzen, Trigeminusneuralgie, Zahn- und Kieferschmerzen, Nackenschmerzen, psychische Störungen wie Depression verursachen)

Damit wird klar, dass die Ursache für eine Halskehre durchaus auch mal im Darm liegen kann.

DIE NERVENVERBINDUNGEN DES DARMES

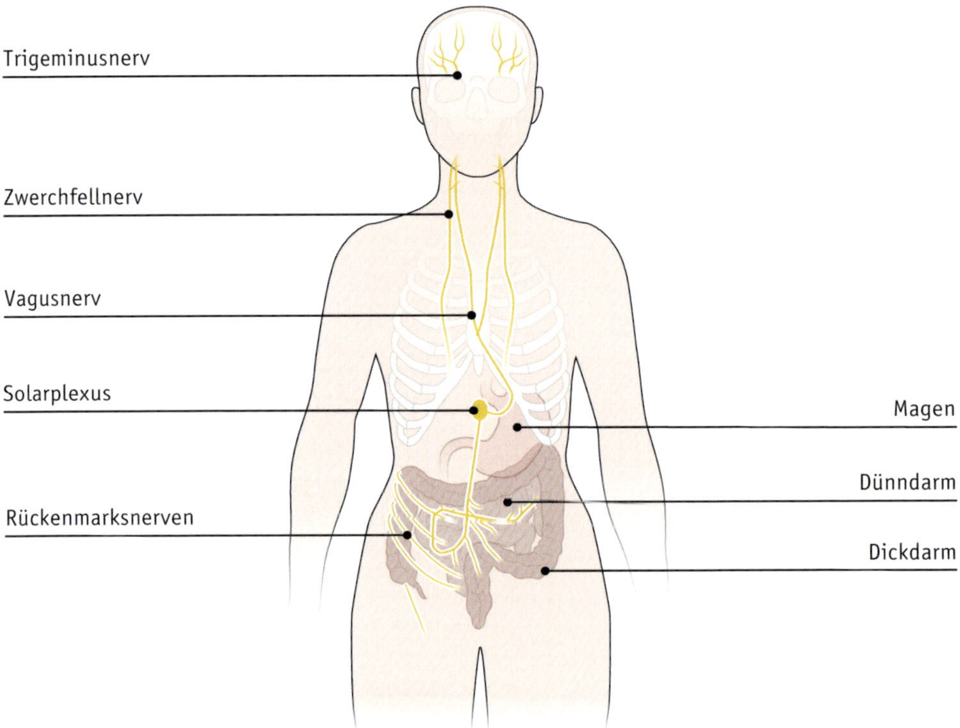

TAKE-AWAY *Es lohnt sich, die Sichtweise auf die Schmerzverstärkung bzw. -entstehung etwas zu erweitern und die neuromodulativen Trigger und Einflüsse des vegetativen Nervensystems miteinzubeziehen.*

Sympathikusbehandlungen

Beim vegetativen Nervensystem unterscheidet man drei Anteile: den Sympathikus, den Parasympathikus und das enterische Nervensystem.

Der aktivierende Sympathikus ist grob gesagt zuständig für die Stressreaktionen, und sein Gegenspieler, der hemmende Parasympathikus, sorgt für Entspannung und Regeneration. Beide sind jeweils ein Bündel von

BEISPIELE VON SYMPATHIKUSBEHANDLUNGEN

Sympathikus

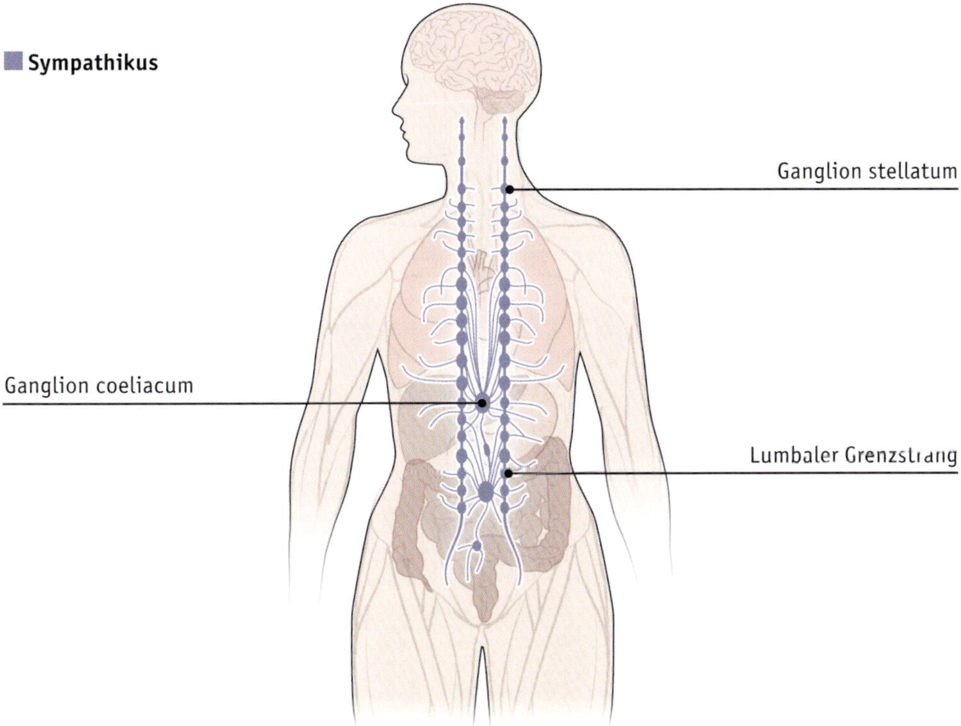

Nervensträngen, die vom zentralen Nervensystem ausgehend jedes Organ (Herz, Lunge, Blase, Auge usw.) erreichen.

Das enterische Nervensystem regelt die Motilität des Darms (Darmbewegungen), die Ausschüttung von Verdauungssekreten und die Aufnahme von Nährstoffen und Flüssigkeiten sowie den Blutfluss im Bauchraum.

Beim chronischen Schmerz interessiert vor allem der Sympathikus, also der Flucht-Kampf-Anteil des vegetativen Nervensystems, der bei Schmerzen hochgefahren wird. Es kommt vor, dass er sich nicht mehr beruhigt und so zur Aufrechterhaltung und Verstärkung von Schmerzen beiträgt (sympathisch unterhaltene Schmerzkomponente).

Mit einer Sympathikusanästhesie im Ganglienbereich (den Umschaltstellen) kann dieser Schmerzanteil bestimmt und auch behandelt werden.

DIE 65-JÄHRIGE PETRA A. hatte nach dem Einsetzen einer Knieprothese ein Schraubstockgefühl im Operationsbereich; daneben war die Beweglichkeit durch eine Fibrose (Wucherung des Bindegewebes) stark eingeschränkt. Ein Schraubstock- oder Klammergefühl ist typisch für eine Sympathikusproblematik. Mit Sympathikusanästhesien verschwand diese Empfindung, und die Beweglichkeit wurde besser.

Neuraltherapie kann nur wirken, wenn das Gewebe regenerationsfähig ist. Ist dagegen bereits Gewebe zerstört oder ein Organ verändert, wie z. B. bei Gallensteinen oder Tumoren, ist in der Regel kein wesentlicher Effekt mehr zu erhoffen.

Aber kann man Neuraltherapie trotz anatomischer Problematik anwenden? Wenn Sie sich die Eigenschaften des Schmerzes in Erinnerung rufen, sind bei der Schmerzstärke drei Faktoren beteiligt: die anatomische Problematik, die Funktionsstörung und das Leiden am Schmerz. Die Funktionsstörung kann somit immer noch beeinflusst und die Schmerzen damit auf einem besseren Niveau gehalten werden.

FLAVIA P., EINE 42-JÄHRIGE COIFFEUSE, hatte in ihrer Kindheit wegen eines Klumpfusses mehrere Operationen gehabt. Nun hatten sich in den Fussgelenken Arthrosen gebildet; sie konnte nur noch mit Schmerzen gehen, und längeres Stehen fiel ihr schwer. Mit einer Narbenbehandlung (neuromodulative Trigger) wurden die Schmerzen massiv besser, mit einer zusätzlichen Sympathikusbehandlung verschwanden sie ganz, und Flavia P. konnte trotz der Arthrosen wieder normal arbeiten.

TAKE-AWAY *Schmerzen können über den Sympathikus verstärkt werden. Bei einer Schmerzausbreitung ist er praktisch immer beteiligt. Daher ein gut gemeinter Rat: Spritzen und spritzen lassen!*

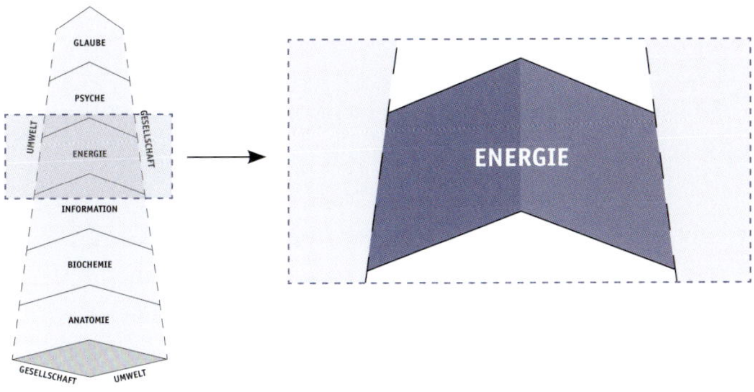

Komplementärmedizin

Komplementärmedizin und Schmerz

Zum integrativen Behandlungsmodell gehören auch verschiedene Therapieverfahren, die nicht der Schulmedizin zugeordnet werden. Leider kommen sie häufig erst dann zum Einsatz, wenn alle anderen Verfahren versagt haben. Denn Tatsache ist: Sie wirken.

Bei den Naturheilverfahren, der Homöopathie, der Traditionellen Chinesischen Medizin (TCM), bei der Ayurvedischen und Anthroposophischen Medizin handelt es sich um vollständige Therapiesysteme, die sich unabhängig und/oder parallel zur konventionell-westlichen Medizin entwickelt haben und auf einer eigenen Theorie und Praxis basieren. Daneben gibt es eine Vielzahl anderer Verfahren (z. B. Craniosacrale Osteopathie, Shiatsu, Kinesiologie, Bioresonanztherapie, Alexandertherapie und viele mehr), die ebenfalls der Komplementärmedizin zugerechnet werden, denen aber kein eigenes Weltbild zugrunde liegt.

INFO *Die Kombination aus universitärer und komplementärer Medizin wird als* ***Integrative Medizin*** *bezeichnet.*

Warum erzähle ich Ihnen das? Die komplementärmedizinischen Therapien kommen meist erst zum Einsatz, wenn man mit den konventionellen, «schulmedizinischen» Methoden nicht mehr weiterkommt. Komplementärmedizin ist, wie der Name schon sagt, halt komplementär, quasi ein Supplement. Das ist bei der Behandlung chronischer Schmerzen nicht immer die richtige Sichtweise. Erinnern Sie sich: Richtig ist, was hilft!

Hier möchte ich Ihnen zeigen, dass die Methoden, die unter dem Begriff Komplementärmedizin zusammengefasst werden, international anerkannt sind und ihren Platz in der Schmerzmedizin haben (sollten). Ich möchte Ihnen aber auch zeigen, dass es in der Medizin Modelle gibt, die den Menschen als Ganzes besser erfassen als unsere Schulmedizin, die sich einseitig auf den Mechanismus Ursache–Wirkung bezieht. Ich will hier auf keinen Fall werten, aber kommen wir mit einer Methode nicht weiter, dann hat es keinen Sinn, bei dieser Methode zu bleiben.

Was zählt zur Komplementärmedizin?

Die Klassifikation der WHO (Weltgesundheitsorganisation) teilt die Heilverfahren der Komplementärmedizin in fünf sich überschneidende Kategorien auf:

- **Traditionelle Medizinsysteme** sind auf theoretischen und praktischen Systemen aufgebaut, die sich über mehrere Tausend Jahre vor der traditionellen westlichen Medizin (chinesische Medizin oder Ayurveda) oder parallel zu ihr (Naturheilkunde) entwickelt haben.
- **Biologische Therapien** nutzen natürliche Substanzen wie Kräuter (Phytotherapie, siehe Seite 118), aromatische Pflanzenöle (Aromatherapie), spezielle Diäten (siehe Seite 97) oder Vitamine (siehe Seite 102).
- **Manipulative, körperbezogene Therapien** wirken hauptsächlich über eine manuelle Beeinflussung des Körpers (Chirotherapie, Seite 88, oder Osteopathie, Seite 123).
- **Körper-Geist-Therapien** sollen die Fähigkeit des Geistes, körperliche Funktionen, aber auch Symptome verbessern (Yoga, Tai-Chi, Qigong,

Achtsamkeit, Meditation, Autogenes Training, Hypnose, Biofeedback, Mal- und Musiktherapie).

- **Energietherapien** arbeiten mit magnetischen und körpereigenen elektromagnetischen Feldern (Schamanismus, Pranaheilen, Reiki, Quantenheilung).

Individueller Mix

In der Schmerzmedizin gibt es häufig Patientinnen und Patienten, die mit den bisher beschriebenen konventionellen Methoden nicht befriedigend behandelt werden können. So braucht es unter Umständen weitere Therapien wie die komplementärmedizinischen Verfahren. Und die Erfahrung zeigt: Diese Methoden wirken. Sie wirken ohne unsere westliche Medizin bei einfacheren Problemen, und sie wirken vor allem zusammen mit der westlichen Medizin bei komplexen Störungen.

Aber auch bei komplementärmedizinischen Methoden gilt es, wie überall, eine Risiko-Nutzen-Rechnung zu machen. Das gesundheitliche Risiko ist eher klein, das finanzielle dafür eher hoch. Wenn Sie nach spätestens zwölf Behandlungen keinen oder nur einen sehr geringen Nutzen feststellen, kann ich mir schwer vorstellen, dass es später noch viel besser kommt. Denn bei längerer Anwendung (v. a. bei relativ kurzen Behandlungsintervallen) nimmt der Nutzen der einzelnen Behandlung tendenziell ab. Es gilt also auch hier, realistische Ziele zu setzen, wie:

- Schmerzreduktion von mehr als 30 %, aber viel besser ist eine
- Leistungssteigerung, die genau definiert werden sollte: z. B. ein Training aufnehmen können, wieder arbeiten können oder sich nicht krankmelden müssen, Sozialkontakte pflegen können usw.

Das kennen Sie ja schon. Und es gibt keine vernünftigen Argumente, warum die Wirksamkeit der Komplementärmedizin nicht mit den gleichen Kriterien gemessen werden sollte wie die der Schulmedizin.

Nochmals zurück in die Küche. Wir haben sehr viele verschiedene Esswaren (Therapieverfahren) zur Verfügung. Für jeden einzelnen Patienten und für jede einzelne Patientin ist es sinnvoll, die Zutaten individuell zusammenzustellen und das Menü zu kochen, das zu ihm, zu ihr passt. Dabei braucht es Unterstützung von einer Fachperson, die sich bezüglich der verschiedenen Methoden auskennt und allen ihren Platz einräumt. Wenn Sie von Ihrem Therapeuten oder von Ihrem Arzt so etwas Ähnliches hören wie «Das ist Humbug» oder «Das nützt sowieso nichts», dann hat er sich nicht fundiert damit auseinandergesetzt.

TAKE-AWAY *Ich kann es nicht genug oft betonen: Gut ist, was hilft – egal, aus welcher Ecke es kommt. Und eigentlich ist es egal, was Ihre Ärztin über die Methode denkt, die bei Ihnen hilft. Hauptsache, sie hilft.*

Mit der Risiko-Nutzen-Rechnung können Sie beurteilen, ob ein bestimmtes Verfahren bei Ihnen wirksam ist. Das hat nichts mit dessen genereller Wirksamkeit zu tun. Also: Risiko-Nutzen-Rechnung nicht vergessen!

VORSICHT *Hier muss auch eine Warnung ausgesprochen werden. Die Methoden, die ich beschreibe, sind wirksam – siehe oben. Wirkt eine Methode nicht, haben Sie entweder ein Problem, das auf diese Behandlungsart nicht anspricht, oder Ihre Therapeutin hat nicht die nötigen Qualifikationen. Bei Methoden aus den höheren Ebenen, v. a. bei Energietherapien, sind die Qualifikationen der Therapeutinnen und Therapeuten schwer kontrollierbar. Also: Vorsicht bei der Auswahl Ihrer Therapeuten! Hier gibt es kaum Tipps ausser diesem: Je mehr Ihnen ein Therapeut verspricht und je teurer eine Behandlung ist, desto grösser sollte Ihre Vorsicht und Skepsis sein. Das gilt erst recht, wenn Sie bei ihm auch noch teure Produkte beziehen sollen.*

Naturheilverfahren

Unter Naturheilverfahren werden allgemein folgende Methoden verstanden, von denen Sie sich herauspicken sollten, was Ihnen hilft:

- **Phytotherapie.** Einsatz von pflanzlichen Wirkstoffen (kennen wir schon, siehe Seite 66, doch da gibt es noch viel mehr. Aber nochmals: Auch Phytotherapeutika sind Medikamente und haben unter Umständen Nebenwirkungen.)
- **Hydrotherapie und Balneotherapie.** Hydrotherapeutische Massnahmen (Güsse) wirken ausgleichend auf das vegetative Nervensystem und tragen so zur Normalisierung des Muskeltonus, des Stoffwechsels und der Durchblutung bei.

- **Thermotherapie.** Zum Beispiel heisse Wickel, Fango, Sauna
- **Bewegungstherapie.** Siehe Seite 89.
- **Ernährungstherapie.** Unterstützt Behandlungen durch eine gesunde Kost und eine dem Krankheitsbild angepasste Diät (siehe Seite 97).
- **Ordnungstherapie.** Sie bedeutet eine Umstrukturierung der äusseren und inneren Lebensordnung, um die Gesundheit von Körper, Geist und Seele auf eine positive Art zu beeinflussen. *Nun, davon handelt irgendwie ja eigentlich der ganze Ratgeber.*

TCM, Akupunktur und Qigong

In der Traditionellen Chinesischen Medizin (TCM) wird Gesundheit als Zustand der Harmonie und Ausgewogenheit begriffen. Gesund sein heisst körperliches, geistiges, seelisches und spirituelles Wohlbefinden, bestimmt vom fliessenden Qi (siehe Seite 120) im Rhythmus von Yin und Yang. Kommt es zu Störungen in diesem Fliessen, kann sich dies in gesundheitlichen Beschwerden äussern.

In der westlichen Medizin stehen die Krankheitsursachen im Zentrum des Interesses. Das Therapieziel ist, diese Ursachen zu kontrollieren und auszuschalten. Die Ursache bzw. Krankheit wird unabhängig vom individuellen Kontext betrachtet. Die Ärztin beginnt mit dem Symptom und sucht die Ursache für die Krankheit. Die Denkweise ist analytisch, im Vordergrund steht die Objektivität. Die TCM versucht ein Gesamtmuster zu sehen, berücksichtigt die ganze physiologische, aber auch die psychologische Situation, die Lebensweise und die Umgebungseinflüsse. Man sieht die Krankheit als Ausdruck eines Ungleichgewichts und sucht nach einem Muster für diese Disharmonie. Die Krankheitsursache als solche interessiert nur zweitrangig. Alle Faktoren können nur in der Relation zueinander verstanden werden. Das Therapieziel ist die Wiederherstellung des Gleichgewichts. Die Denkweise ist synthetisch, im Vordergrund steht die Subjektivität.

Die chinesische Medizin hat kein Konzept für ein Nervensystem oder für das hormonelle System, das heisst, sie kennt sie nicht als Strukturen im Körper. Trotzdem kann sie Krankheiten beider Systeme behandeln.

Die Diagnose wird in der TCM anhand der Krankheitsgeschichte und der Symptome sowie der Puls- und Zungendiagnostik gemacht. Berücksichtigt werden auch Veränderungen im Gesicht (Farbe, Falten, Schwellungen), der Geruch (Körper-, Mundgeruch) und die Stimme.

INFO *Die Indikation für eine chinesisch-medizinische Behandlung muss, wie bei jeder anderen Behandlung, sauber gestellt werden. Wie im integrativen Behandlungsmodell bereits gezeigt, sollten organisch bedingte Erkrankungen wie Krebs, Arthrose usw. klassisch westlich behandelt (anatomische Ebene), Mangelzustände behoben (biochemische Ebene) und Störungen in der Informationsverarbeitung (Informationsebene) beseitigt werden. Ist dies der Fall oder sind in diesen Ebenen keine Probleme vorhanden, ist die TCM sehr erfolgreich.*

Akupunktur

Bei der Akupunktur werden Nadeln in definierte Punkte an der Oberfläche des Körpers gesetzt. Der Wirkmechanismus des Verfahrens ist wissenschaftlich gut untersucht. Die Behandlung bewirkt ein breites Spektrum von Veränderungen im Hormonhaushalt bis zur Modulation der Nervenaktivität auf allen Ebenen. Es gibt insgesamt ca. 360 klassische Akupunkturpunkte, die auf den sogenannten Meridianen (Energiebahnen) liegen. In Studien stimmten je nach Untersucher 50 bis 90 % der muskulären Triggerpunkte mit den klassischen Akupunkturpunkten überein.

Qigong

Qigong ist Bestandteil der TCM und ein Weg, den Fluss des Qi zu regulieren (zum Begriff Qi siehe die Info unten). In innerer Achtsamkeit wird in langsamen, sanften Bewegungen und auch in stillen Übungen ohne körperliche Bewegung stagnierendes Qi wieder ins Fliessen gebracht, und Stauungen werden aufgehoben. Dabei sind Imagination, Visualisierung und Vorstellungskraft wichtig und vor allem auch die Bereitschaft, sich wahrzunehmen und Sensibilität für sich selbst zu entwickeln.

INFO *Der Begriff Qi wird in der Regel mit Lebensenergie übersetzt, hat aber eine weiter reichende Bedeutung. Gong wird unter anderem als Arbeit, Fähigkeit, Errungenschaft verstanden oder* *auch als die Beharrlichkeit, die erforderlich ist, um sich mit etwas bis hin zur Meisterschaft zu beschäftigen. Die beste Übersetzung von Qigong ist wohl Arbeit mit Lebensenergie.*

ERINNERN SIE SICH AN ELISA W., die Patientin mit den Nackenschmerzen nach den vielen Operationen, bei denen ich die Triggerpunkte alle acht Wochen infiltrierte (siehe Seite 89)? Mit den Infiltrationen konnten die Schmerzen lange auf einem guten Niveau stabil gehalten werden. Als sie dann mit der Zeit doch wieder schlimmer wurden, kombinierten wir die Infiltrationen mit einer Akupunktur. Damit wurden die Schmerzen wieder zuverlässig weniger.

INFO *In der Therapie chronischer Schmerzen hat sich eine zusätzliche TCM-Behandlung immer wieder als sehr wirkungsvoll gezeigt, insbesondere die Akupunktur und die Tuina-Massage, eine spezielle Massagetechnik.*

Ayurvedische Medizin

Gesundheit besteht in der ayurvedischen Sichtweise aus den ausgewogenen Doshas (Bioregulatoren des Lebens), dem ausgewogenen Agni (Regelprinzip der Transformation), dem gleichmässig ernährten Dhatu (Bioregulation der Körpergewebe) und den ausgewogenen Mala (Bioregulatoren der Ausscheidung).

Jede Störung dieses sensiblen und labilen Gleichgewichts führt zur Unausgewogenheit von Geist und Körper, die als Einheit gesehen werden. Die Ayurvedische Medizin strebt die Wiedererlangung dieser Balance an.

- **Das System der drei Doshas** steuert alle psycho-physiologischen Vorgänge. Dabei ist **Vata** zuständig für Bewegung, Transport und Kommunikation (d. h. bewegt zum Beispiel Gedanken, Muskeln oder Nährstoffe im System), **Pitta** ist zuständig für Verdauung und Wärmehaushalt (verarbeitet z. B. Nahrung, aber auch Emotionen), **Kapha** ist zuständig für Stabilität, Struktur und Wasserhaushalt in Geist und Körper (strukturiert das Gedächtnis wie auch den Aufbau des Körpergewebes). Schmerz ist häufig das erste Symptom für eine Abweichung des Gleichgewichts dieser drei Doshas.

- **Agni, das Regelprinzip der Transformation,** steuert die Verarbeitung aller Sinneseindrücke und Informationen aus dem Körper, einschliesslich Ernährung und Medikamente, und bewirkt, dass diese in körpereigene Stoffe oder Informationen transformiert werden. Kann Agni irgendeine Information nicht zur Gänze verdauen und verarbeiten, entsteht **Ama** («Ungekochtes»), das sich sehr oft in Schmerz äussert. Ama kann körperlicher oder geistiger Natur sein und ist sehr zentral in der ayurvedischen Schmerztherapie.
- **Dhatu, die sieben Körpergewebe:** Eine ausgewogene Versorgung mit Vitalstoffen ist die Grundlage der Widerstandsfähigkeit gegenüber Belastungen, Krankheit und Schmerz. Hier achtet die ayurvedische Ernährung auf die entsprechende Zufuhr.
- **Mala, die Ausscheidung:** Ein wichtiger Aspekt der ayurvedischen Schmerztherapie ist die Regulation der Ausscheidungen wie Stuhlgang, Menstruation und Harn.
- **Prasanna, die Kraft des inneren Glücks:** Schmerzerfahrung ist, wie schon mehrmals erwähnt, subjektiv. Ein ruhiger und glücklicher geistiger Zustand ist ein Schutzfaktor vor Schmerzerfahrungen. Ein solcher Zustand kann laut den ayurvedischen Texten mit Ruhe und Meditation erreicht werden.
- **Pragya Aparadha – der Denkfehler:** Unser freier Wille gestattet uns, gegen die Gesetze des Lebens zu verstossen. Tun wir das, erhalten wir Lernimpulse in Form von Unwohlsein. Gemäss der klassischen Texte geschieht dies streng nach dem Gesetz von Aktion und Reaktion (Karma). Die Tendenz, im Materiellen verhaftet zu sein und immer wieder die gleichen Fehler im Leben zu machen (Pragya Aparadha), wird als Hauptursache für Krankheit, Schmerz und Leid angesehen. Häufig ist der zeitlich-räumliche Zusammenhang zwischen Fehlverhalten und Schmerz verloren gegangen. Gemäss dieser Sichtweise muss eine Schmerztherapie immer mit einer Verhaltensänderung einhergehen.

Einige meiner Patientinnen und Patienten haben sich einer ayurvedischen Behandlung unterzogen, vielen hat es geholfen. Prinzipiell kann ich dazu nur sagen: Entweder ist es etwas für Sie oder eben nicht!

INFO *In der Schmerzbehandlung hat sich vor allem die Ausleitung von Giftstoffen, das sogenannte Panchakarma, bewährt.*

Osteopathie

Nach dem amerikanischen Osteopathie-Begründer A. T. Still (1828–1917) ist jede gesunde Körperregion gut durchblutet, optimal nerval versorgt und hat eine gute mechanische Beweglichkeit. Die Osteopathie versucht, Bewegung in eingeschränkte Regionen zu bringen und die Zirkulation von Körperflüssigkeiten zu fördern. Die körpereigenen Regenerationsressourcen sollen optimal nutzbar gemacht werden, sodass Schmerzen, Bewegungseinschränkungen oder Krankheiten nicht unterdrückt, sondern vom Ursprung her aufgelöst werden können.

Aus osteopathischer Sicht kann man den menschlichen Körper in drei grosse Systeme einteilen. Diese sind einerseits funktionell in sich geschlossen, können aber andererseits ohne die Unterstützung der anderen Systeme nicht existieren.

Das parietale System umfasst hauptsächlich den Bewegungsapparat. Er bildet das Gerüst des menschlichen Körpers und ermöglicht Statik und auch Bewegung. Die Balance zwischen Stabilität und Flexibilität der parietalen Strukturen ist von grosser Bedeutung. Schmerzen werden oft in diesem System wahrgenommen, obwohl ihr Ursprung sich auch in den anderen beiden Systemen befinden kann.

Das viszerale System besteht aus den inneren Organen und den dazugehörigen Lymph- und Blutgefässen sowie deren fixierenden Strukturen. Neben der Mobilität werden auch der Zu- und Abtransport von Blut, Lymphflüssigkeit oder anderen Botenstoffen behandelt.

Das craniosacrale System umfasst Strukturen, die sich vom Schädel bis zum Kreuzbein erstrecken. Man könnte es als Taktgeber und Feinabstimmer des menschlichen Körpers bezeichnen. Hierzu zählen u. a. das zentrale und das vegetative Nervensystem, die Hirn- und Rückenmarkshäute sowie deren Flüssigkeiten. Auch das Kiefergelenk oder Strukturen, die unsere Sinnesorgane bilden, zählen zu diesem System. Es wird ein ausgeglichener Rhythmus und freie Mobilität dieses Systems angestrebt.

INFO *Allgemein gehen Osteopathinnen davon aus, dass eine perfekte Ausrichtung des muskuloskelettalen Systems Hindernisse in Blut- und Lymphgefässen eliminiert und so zu einem optimalen Gesundheitszustand führt. Zum Erreichen dieses Ziels wenden sie eine Reihe manipulativer Techniken an.*

Körper-Geist-Therapien

Körper-Geist-Therapien sollen die Fähigkeit des Geistes verbessern, körperliche Funktionen, aber auch Symptome zu beeinflussen. Dazu zählen u. a. Yoga, Tai-Chi, Qigong (siehe Seite 120), Meditation, Autogenes Training, Hypnose, Biofeedback, Mal- und Musiktherapie.

Yoga

Ursprünglich war Yoga ein rein spiritueller Weg, der die Suche nach Erleuchtung durch Meditation beinhaltete. Die vielen Übungen (Asanas) entstanden erst im Laufe der Zeit. Damit wollte man den Körper so kräftigen und mobilisieren, dass er möglichst lange im Meditationssitz verweilen kann. Man erkannte jedoch immer mehr die positive Wirkung der körperlichen Übungen auf das gesamte Wohlbefinden des Menschen. Aus den gleichen Gründen wurden übrigens in China Kung-Fu und Tai-Chi entwickelt.

Yogaübungen sollen Körper, Geist und Seele in Einklang bringen. Sie kombinieren Asanas, Entspannung, Atem- sowie Meditationsübungen. Angestrebt werden eine verbesserte Vitalität und eine Haltung der inneren Gelassenheit. Mit den Asanas werden gleichzeitig auch Kraft, Flexibilität, Gleichgewichtssinn und Muskelausdauer trainiert.

INFO *Yoga hat nachweislich positive Effekte auf die physische und die psychische Gesundheit. Es hat eine beruhigende, ausgleichende Wirkung und hilft somit gegen die Folgeerscheinungen von Stress. Darüber hinaus kann die mit Atemübungen und Meditation verbundene innere Einkehr genutzt werden, das eigene Verhalten gegenüber den Mitmenschen zu reflektieren und es positiver zu gestalten.*

Energietherapien

Laut der Definition der WHO (Weltgesundheitsorganisation, siehe Seite 116) arbeiten Energietherapien mit magnetischen und körpereigenen elektromagnetischen Feldern (Schamanismus, Pranaheilen, Reiki, Quantenheilung). Ich selbst kann das so nicht nachvollziehen und würde die Wirkweise eher offenlassen. Ein paar Worte zum Schamanismus möchte ich dennoch anbringen.

Schamanismus

Der Schamanismus ist die älteste Heilkunst der Welt. Neben den medizinischen und psychotherapeutischen Heil- und Therapieverfahren gewinnt der ganzheitliche, schamanische Heilansatz wieder zunehmend an Bedeutung und Akzeptanz. Ihm wurde bereits 1980 von der WHO dieselbe Bedeutung in der Behandlung psychosomatischer Erkrankungen zuerkannt wie der westlichen Schulmedizin.

Die von den Schamanen angewendeten Behandlungsmethoden beruhen auf einem höheren Zustand des Bewusstseins, mit dem ein Kontakt zur sogenannten spirituellen Welt realisierbar ist. In dieser Welt leben sowohl gute als auch schlechte Geister, mit denen der Schamane Verbindung aufnimmt. Dies ist nur in einer Trance möglich. Dabei bleibt der Körper in Bewegung, während der Geist eine Reise durch die verschiedenen Welten unternimmt und aufgrund der Visionen, die er dort erfährt, Wissen, Weisheit und Kraft erlangt, um der kranken Person helfen zu können.

Das schamanische Heilen umfasst mehrere Kategorien. Diese beinhalten nicht nur die schamanischen Reisen in spirituelle Welten, sondern auch das Rückholen von Seelen bzw. die Seelenarbeit, die Suche nach sogenannten Krafttieren, die Ahnenarbeit und mehr.

INFO *In unserer fortschrittsgläubigen, technologisierten und rationellen Welt kann das schamanische Weltbild ein wichtiges Korrektiv und eine wertvolle Ergänzung sein. Der Schamanismus kann dem Menschen auf dem Weg zu sich selbst helfen sowie den Zugang zu den alten Wurzeln, der Natur und den Traditionen fördern.*

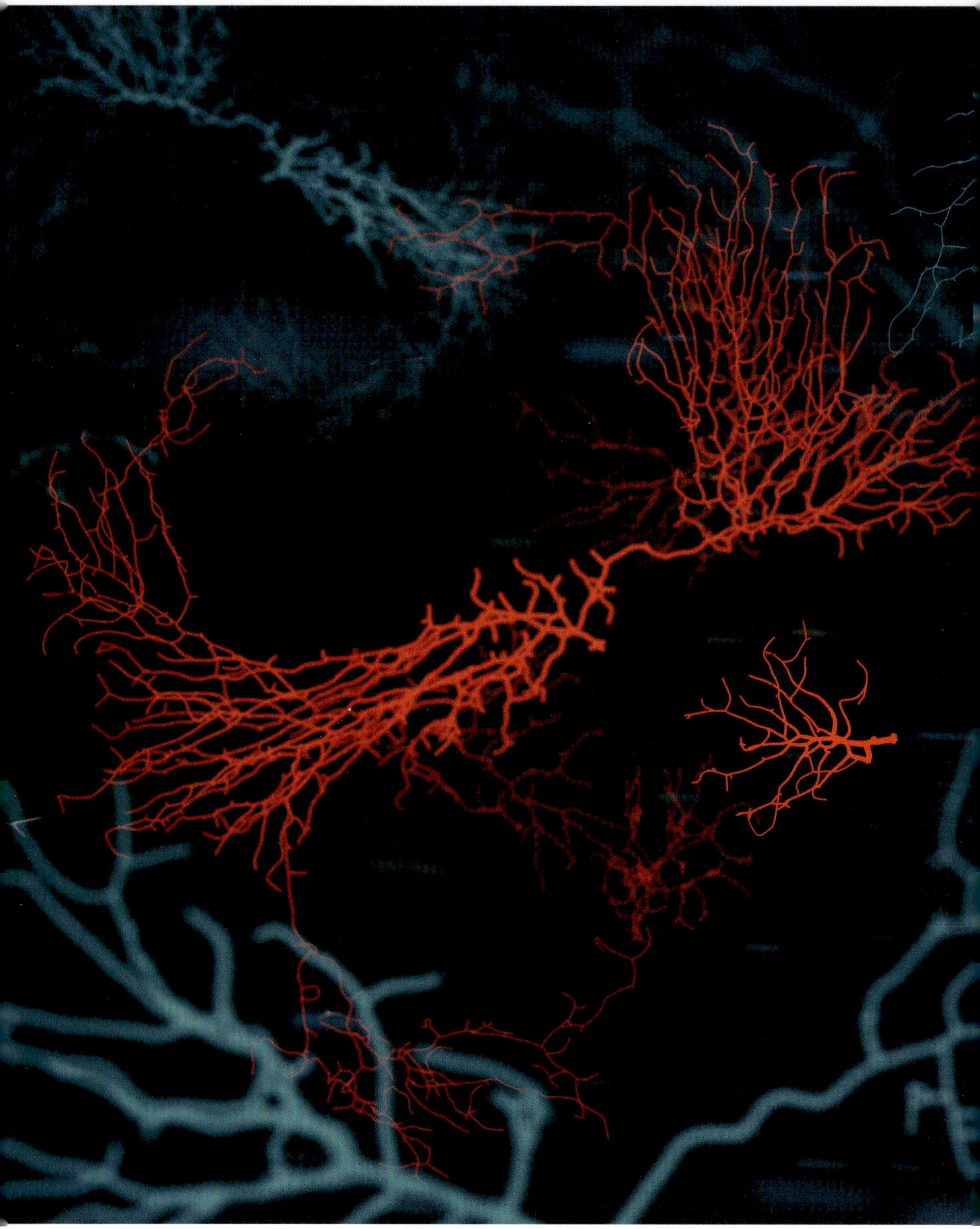

3

Chronische Schmerzen und die Psyche

Immer Schmerzen zu haben, ist im Minimum unangenehm. Und ständig in einer unangenehmen Situation zu stecken, belastet psychisch sehr. Was Schmerz mit der Psyche macht und was Sie dagegen tun können, davon handelt dieses Kapitel.

Lassen Sie es nicht zu, dass der Schmerz Ihr Leben dominiert! Werden Sie aktiv und nehmen Sie Einfluss.

Einleitung

Die Psyche wird in der Behandlung von chronischen Schmerzen oft nicht beachtet. Natürlich braucht nicht jeder und jede eine Psychotherapie, aber alle sollten sich mit ihren Gedanken und Gefühlen im Zusammenhang mit ihren Schmerzen beschäftigen.

Es gibt also auch hier viel zu tun, denn: **Chronischer Schmerz kann nicht vernichtet werden, er muss gelebt werden!**

INFO *Das Ziel der «Arbeit mit der Psyche» ist, Ihnen zu zeigen:*

- *wie Sie Ihre Möglichkeiten im Umgang mit Schmerzen besser nutzen können,*
- *welche Strategien Sie anwenden können, um Schmerzen zu verringern,*
- *wie Sie Denk- und Verhaltensweisen verändern können, die Schmerzen verstärken,*

und dies alles mit dem Ziel, dass der Schmerz Ihr Leben nicht mehr dominiert.

Es lassen sich grob drei Situationen unterscheiden:

1. **Es sind chronische Schmerzen vorhanden, die psychisch stark belasten können, es besteht jedoch keine psychische Erkrankung.** Jeder chronische Schmerz hat psychische Folgen: Er führt im Minimum zu einer bedrückten Stimmung. Das ist völlig normal. Häufig kommt zusätzlich eine Angstkomponente hinzu, was zu vegetativen Symptomen (z. B. Herzklopfen und Schwindel) führen kann, die aufgrund der übersteigerten Wahrnehmung wiederum als schlimm erlebt werden.

2. **Es sind gleichzeitig chronische Schmerzen und eine psychische Erkrankung vorhanden,** was relativ häufig ist. Patienten mit chronischen Schmerzen leiden drei- bis fünfmal häufiger unter Depressionen als die übrige Bevölkerung. Umgekehrt hat die Hälfte der Menschen mit einer schweren Depression Schmerzen. Angstzustände und Panikattacken kommen bei 35 bis 50 % der Schmerzbetroffenen vor, das ist zwei- bis dreimal häufiger als bei Personen ohne Schmerzen. Was Ursache und was Folge ist, sei dahingestellt.

INFO *Bei körperlichen Beschwerden suchen wir rasch einen Spezialisten, eine Spezialistin auf. Der Widerstand gegen eine psychologische Behandlung hingegen ist bei vielen Menschen immer noch sehr hoch. Leider, denn wieso sollte man mit psychischen Problemen besser fertigwerden können als mit körperlichen?*

3. **Der körperliche Schmerz ist Ausdruck einer psychischen Erkrankung.** In einer solchen Situation spricht man von psychosomatischer Erkrankung. Ursachen für solche Störungen sind Stress, belastende Lebenssituationen und Traumatisierungen. Dass gleiche Situationen von verschiedenen Personen unterschiedlich verarbeitet werden, hat mit dem lebensgeschichtlichen Hintergrund und der Prägung in der Kindheit zu tun.

INFO *Die Erfahrung, selbst aktiv etwas zum eigenen Wohlergehen beitragen zu können, reduziert Gefühle von Hilflosigkeit und Ausgeliefertsein und fördert die Selbstwirksamkeit (die Überzeugung, auch schwierige Situationen aus eigener Kraft bewältigen zu können). Diese Überzeugung kann wesentlich dazu beitragen, Schmerzen zu reduzieren. Es ist deshalb wichtig, selbst etwas gegen die Schmerzen zu unternehmen, körperlich und sozial aktiv zu sein, aber auch die psychischen Belastungen, die mit länger dauernden Schmerzen einhergehen, zu behandeln. Bedenken Sie: Wenn Sie im Behandlungsprozess nicht selbst aktiv sind, bleiben Sie den Ärztinnen, Therapeuten und Medikamenten ausgeliefert.*

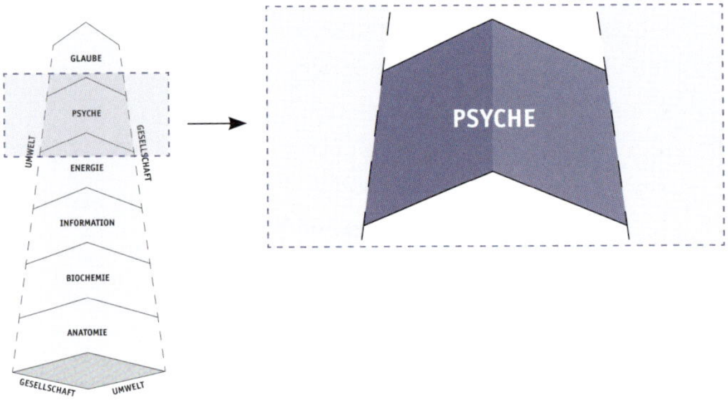

Psychoedukation
Emotionen
Neuropsychotherapie
Psychotherapie
Entspannung

Psychoedukation oder: Es gibt noch mehr, was Sie über Schmerzen wissen müssen

Edukation bedeutet, Ihnen mehr Wissen über Schmerzen zu vermitteln. Sie ist eingebunden in ein ganzes Konzept (Medikamente, Physio- und Trainingstherapie, Ernährung, Neuraltherapie, Akupunktur, Psychotherapie) und einer der zentralsten Pfeiler in der Behandlung chronischer Schmerzen.

Ziele der Informationsvermittlung sind:

- die Erweiterung des häufig rein körperlichen Krankheitsverständnisses um psychosoziale Aspekte
- die Akzeptanz eines multidimensionalen Modells des Schmerzes
- die Steigerung der Selbstwirksamkeit und Selbstkontrolle
- die kognitive Umstrukturierung, d. h. ein besserer Umgang mit belastenden Gedanken und Gefühlen (siehe Seite 136)

- der Abbau irrationaler Ängste, die dysfunktionale (schädliche) Verhaltensmuster aufrechterhalten
- die Anleitung zur Selbstbeobachtung, um das Zusammenspiel von Gedanken, Emotionen und Schmerz erfahrbar zu machen
- die Entwicklung einer nicht wertenden Haltung
- Verbesserung der Körperwahrnehmung, um dadurch die emotionalen Einflüsse auf die Schmerzen besser erkennen zu können
- der Aufbau von Ressourcen, d. h. schmerzausblendender Verfahren (Flow, siehe Seite 162), und aktive Stressbewältigung
- der Abbau inadäquater Schmerzkommunikation und -interaktion (siehe Seite 210)
- die Entwicklung realistischer Zukunftsperspektiven

Eine lange Liste – aber dies alles gehört nun mal zu einer guten Behandlung chronischer Schmerzen. Und keine Angst: Ihre Kompetenzen entwickeln sich, wenn Sie dabei bleiben, ganz automatisch.

TAKE-AWAY *Die Psychoedukation hat das Ziel, Schmerzen und alles, was darum herum abläuft, verstehen zu können. Daraus erwächst idealerweise die Erkenntnis, dass man etwas gegen den Schmerz und für ein besseres Leben machen kann und muss. Und dass man es als Patient, als Patientin selber in der Hand hat.*

Ärztinnen und Therapeuten sind wie Krücken: Man soll sie in Anspruch nehmen, solange sie notwendig sind, aber sie auch möglichst bald wieder weglassen.

Subjektive Krankheitskonzepte und andere Fantasien

Unter einem subjektiven Krankheitskonzept versteht man die individuellen Annahmen und Überzeugungen einer Person hinsichtlich ihrer Krankheit, die einen wesentlichen Einfluss auf den Umgang mit der Krankheit (das sogenannte Coping) haben. Ziel des Copings ist die möglichst gute Anpassung des Lebens an die Belastungen und Herausforderungen durch eine Krankheit. Subjektive Krankheitskonzepte beinhalten:

Vorstellungen über die Ursachen einer Krankheit, etwa ob sie körperlicher oder psychischer Natur ist; ob sie internal, d. h. in der Person selbst angelegt oder durch äussere Faktoren bedingt ist; ob sie vermeidbar oder unvermeidbar, unveränderbar oder veränderbar ist. Die Krankheit kann auch als selbstverschuldet oder fremdverschuldet angesehen werden.

Vorstellungen über die Kontrollierbarkeit einer Krankheit. Dazu gehören Aspekte der Heilbarkeit, Prognose und Behandlungsmöglichkeiten sowie Vorstellungen davon, wer die Krankheit kontrollieren bzw. behandeln kann. Die Kontrolle kann man selbst ausüben, oder sie kann von aussen kommen.

TIPP *Überlegen Sie, wie es bei Ihnen aussieht. Haben Sie das Gefühl, Ihr Arzt, Ihre Ärztin sei für Ihre Genesung verantwortlich, oder denken Sie, dass Sie selbst etwas zu Ihrer Genesung beitragen können?*

Auch die **Einschätzung der sozialen Folgen** einer Krankheit hat einen grossen Einfluss auf den Umgang mit ihr, zum Beispiel wenn man aufgrund einer psychischen Erkrankung oder einer Invalidität befürchtet, sozial stigmatisiert zu werden.

Krankheitsbedeutung und Krankheitssinn – also die persönliche Deutung der Erkrankung – sind relevant für die eigene Identität bzw. die Gefährdung derselben. Selbstsicht und Selbstwert haben hier einen grossen Einfluss. Auch magisches Denken bzw. religiöse Vorstellungen spielen hier stark hinein, etwa wenn jemand die Frage, ob es bei einer Krankheit um die Strafe für eine persönliche Schuld geht, bejaht.

TIPP *Welchen Sinn ergeben Ihre Schmerzen für Sie? Nicht leichtfertig abwinken! Lassen Sie sich Zeit mit dieser Frage, oder kommen Sie später nochmals auf sie zurück.*

Die Hauptfunktion der subjektiven Konzepte besteht darin, Kontrolle und Handlungsautonomie zu erlangen. Mit einem solchen Konzept ist die Welt besser verstehbar und damit vorhersagbarer. Die Ursachen zu verstehen und Prognosen zu machen lässt eine Krankheit subjektiv beherrschbarer erscheinen. Durch die Vorhersagbarkeit erscheinen Folgen vermeidbarer oder wenigstens frühzeitiger therapierbar. Wenn man die eigenen Kontrollmöglichkeiten als mangelhaft erlebt, wird das emotionale Befinden dadurch negativ beeinflusst. Letztlich haben subjektive Krankheitskonzepte auf die Compliance (Mitarbeit der Patientin, des Patienten bei der Therapie, z. B. ob Sie Ihre Medikamente regelmässig nehmen, Ihr Training auch wirklich machen usw.) und auf das Coping (z. B. ob Sie resignieren oder weiterkämpfen) einen wesentlichen Einfluss – und damit auf den gesamten Krankheitsverlauf.

Ihre Krankheitstheorie kann sich deutlich von der Ihrer Ärztin unterscheiden. Aufgrund ihres Berufes haben Ärzte und Ärztinnen Krankheitskonzepte, die hauptsächlich durch ihr medizinisches Wissen geprägt sind. Für Sie als Patientin oder Patient sind Zusammenhänge im Vordergrund, die möglicherweise für Ihre Ärztin nur von zweitrangiger Bedeutung sind, während sie sich umgekehrt mit Problemen befasst, die Ihnen häufig nicht verständlich oder nicht einmal bekannt sind.

INFO *Eine wichtige Voraussetzung für den Erfolg der Therapie ist, dass die Krankheitskonzepte von Therapeuten und Patienten übereinstimmen. Aus diesem Grunde ist es zentral, dass Sie verstehen, wie Ihre Schmerzen entstanden sind und wie sie sich chronifiziert haben. Und es ist entscheidend, dass Sie (und auch Ihre Therapeuten) erkennen, dass alles einen Einfluss auf Ihre Schmerzen hat – und dass man gegen Schmerzen und vor allem für ein besseres Leben trotz Schmerzen enorm viel tun kann.*

Vom Leben und von der Liebe

In der Regel verläuft unser Leben über weite Strecken in mehr oder weniger geordneten Bahnen. Wir werden geboren, sind Kinder, kommen in die Pubertät und sind nachher wieder Menschen. Berufs- und Partnerwahl, eigene Kinder, Midlife-Crisis und Pensionierung. Dazwischen mal eine Krise, eine Krankheit oder ein Unfall. Wir erholen uns davon, lernen im besten Fall etwas daraus. Kommen nun jedoch Schmerzen dazu, die nicht wieder weggehen, läuft vielleicht gar nichts mehr; auf jeden Fall läuft es nicht mehr von selbst. Wir können das Leben nicht mehr einfach dahinplätschern lassen, sondern müssen die Steuerung bewusst selber in die Hand nehmen. Davon handeln die folgenden Kapitel.

Gewohnheiten oder niemand will, dass Ihre Schmerzen weggehen

Niemand will, dass Ihre Schmerzen weggehen. Das mag provokativ klingen, hat aber häufig etwas Wahres. Alle, Sie inklusive, haben sich auf Ihre chronischen Schmerzen eingestellt. Es besteht ein Gleichgewicht, das zwar nicht gut ist, jedoch stabil. Um eine neue Balance zu finden, würde es sehr viel Energie brauchen, Widerstände müssten abgebaut werden. Denn Veränderungen sind für viele Menschen eine Bedrohung. Ginge der Schmerz weg, würden Sie wieder ganz anderen Anforderungen seitens Ihrer Mitmenschen gegenüberstehen, müssten Nein sagen und viele Belastungen aushalten, die man Ihnen heute erspart. Ihre Familie, Ihr Partner müssten sich auf eine ganz neue Situation einstellen, wüssten nicht mehr, wie sie mit Ihnen umgehen sollten und wie es mit Ihnen in der Zukunft weitergeht. Die Rollenverteilung hat sich fest etabliert, auch die müsste man wieder angleichen.

«Alte Gewohnheiten kann man nicht zum Fenster hinauswerfen; man muss sie Stufe für Stufe die Treppe hinunterlocken.»
Mark Twain (1835–1910)

INFO *Das Gewohnte ist bekannt, vertraut. Das Neue fremd, unsicher und risikoreich – es macht Angst.*

Und wir Ärzte und Ärztinnen? Was würden wir machen, wenn plötzlich alle Patientinnen und Patienten gesund wären. Stellen Sie sich die lange Schlange von Weisskitteln vor dem Arbeitsamt vor.

Nein, im Ernst: Schmerz wird irgendwann zu einem Bestandteil Ihrer Identität. Und die Angst vor Veränderungen, insbesondere der Identität, ist häufig grösser als der Schmerz. Darum muss dieser Prozess langsam vonstattengehen. Als Erstes auf dem Programm: eine Akzeptanz für den Schmerz erarbeiten und ihn nicht mehr bekämpfen.

TAKE-AWAY *In erster Linie müssen Sie diese Veränderungen trotz aller Widrigkeiten wollen und auch die Energie dafür aufbringen, denn um Neues zu lernen, braucht es Offenheit, Kreativität und Mut. Plus Ausdauer.*

TIPP *Stellen Sie sich die Frage: Was kann ich im Umgang mit meinen Schmerzen verändern? Was brauche ich dazu, und was hindert mich daran?*

Ressourcen und Resilienz

Es gibt grundsätzlich zwei Verhaltensweisen bezüglich Gesundheit: die Abwendung bzw. Bekämpfung von Problemen oder die Annäherung an ein attraktives Ziel. Man kann also die Symptome und krank machenden Einflüsse betrachten oder die gesundheitsfördernden. Da sich das Problem Schmerzen nicht mehr eliminieren lässt, ist es sinnvoll, wenn Sie dieses stehen lassen und sich auf attraktive Gesundheitsziele konzentrieren.

Unter **Ressourcen** versteht man alle positiven Merkmale, Fähigkeiten und Fertigkeiten eines Menschen (z. B. Interessen, praktische Fähigkeiten, Bildung). Ressourcen können sich auf den Körper (z. B. Ausdauer, Trainingszustand), die Umgebung (z. B. Grünzonen, ruhige Wohngegend) beziehen. Sie umfassen die Selbstwahrnehmung, die sozialen Beziehungen (Partner, Familie/Verwandtschaft, Freundeskreis, Nachbarschaft), die beruflichen Fähigkeiten und die Freizeitaktivitäten (z. B. Hobbys).

Resilienz (Widerstandskraft) ist die innere Stärke, Lebenskrisen, schwere Krankheiten, den Verlust eines geliebten Menschen, eine lange Arbeitslosigkeit oder eben auch chronische Schmerzen zu meistern. Drei Faktoren tragen dazu bei:

1. **Verstehbarkeit.** Hinter dem Schmerz steckt kein mystisches Geschehen. Das Nervensystem des Menschen und seine Programmierung sind zwar kompliziert und komplex, man kann aber mit dieser Programmierung arbeiten. Mit dieser Einsicht wird klar, dass man aktiv etwas gegen den Schmerz und für ein besseres Leben tun kann.
2. **Kontrolle.** Als Nächstes gilt es, die Kontrolle über den Schmerz wieder zu erlangen. Sie kontrollieren den Schmerz und nicht er Sie. Dies geschieht mit Medikamenten, Infiltrationen und Anästhesien, aber auch mit mentalen Methoden. Hier können Sie selbst etwas dazu beitragen, indem Sie Ihre Ressourcen einsetzen.
3. **Sinngebung.** Über den Sinn von Schmerzen zu sprechen, solange diese noch vorhanden sind, wird leicht als zynisch erlebt. Aber die Erfahrung hat gezeigt, dass der Sinn des Schmerzes Veränderung ist, nicht

mehr und nicht weniger. Wenn Sie nichts tun, verändert sich auch nichts, Sie werden höchstens älter, und es tut immer noch weh.

TIPP *Überprüfen Sie für sich: Wie sehen diese drei Faktoren in Ihrem Umgang mit den Schmerzen aus?*

Die Entwicklung der Resilienz

Die Grundlagen für eine hohe Resilienz werden in der frühen Kindheit geschaffen. Kurz gefasst sind die wichtigsten Bedingungen eine gute Beziehung zu mindestens einem Familienmitglied oder einer Bezugsperson, eine unterstützende Umgebung und das Gefühl, akzeptiert und respektiert zu werden. Resilienz ist jedoch kein statischer Zustand. Man kann während des ganzen Lebens lernen, Schwierigkeiten besser zu meistern.

TAKE-AWAY *Gute Beziehungen sind für die Resilienz das Wichtigste!*

Hilfreiches Denken

Überlassen wir uns der natürlichen Disziplinlosigkeit unseres Denkens, versinken wir in der Hoffnungslosigkeit seiner Negativität!

Wir sind evolutionär negativ geprägt. Dies war vor unserer modernen Gesellschaft ein Überlebensvorteil. In der Zeit als Sammler und Jäger war es sinnvoll, nicht jedem wilden Tier das Fell streicheln zu wollen. *Hier ist Misstrauen übrigens auch heute noch angebracht.* Doch was uns in der Vergangenheit diente, wird in der modernen Gesellschaft zum Nachteil. Misstrauen gegenüber Fremden z. B. ist in einer globalisierten Gesellschaft nicht mehr sinnvoll. Auch Vorurteile – grosse Muskeln, kleines Hirn; Frauen reden mehr als Männer; die Ausländer nehmen uns die Arbeitsplätze weg; bei einer Depression hilft Schokolade – sollte man hinterfragen. Kurz: Kultur und Bildung sollten bewirken, dass wir nicht mehr unserem ersten Gedanken oder Trieb nachgeben müssen.

Denken ist wie Algebra

Die Aufforderung, positiv zu denken, hat einen stark wertenden, um nicht zu sagen totalitären Aspekt. Sie ist zudem auch ungeheuer schwer umzusetzen. Gedanken als hilfreich anzusehen bringt uns viel weiter. Glauben Sie mir, Denken ist wie Algebra:

A	+	B	=	C
Ereignis	**+**	**Gedanke**	**=**	**Stimmung**
Stau		«Ich komme zu spät»		gestresst
Stau		«Endlich mal Zeit, das Hörspiel zu geniessen»		gelassen

Da unsere Emotionen durch unsere Gedanken gesteuert sind, können wir sie verändern, wenn wir unsere Gedanken ändern. Hilfreiche Gedanken sind demnach solche, die uns befähigen, mit einer Widrigkeit oder einer Belastung effektiv umzugehen. Solche Gedanken mögen nicht alle Probleme lösen, sie sollten es aber ermöglichen, gewisse Fortschritte zu erzielen. Im Gegensatz dazu rufen dysfunktionale (nicht hilfreiche) Gedanken nur noch mehr Leid hervor.

INFO *Ständiges Grübeln über den Schmerz und die Verluste, die Sie deswegen erlitten haben, Überschätzen der Bedrohung durch den Schmerz und Unterschätzen der eigenen Fähigkeiten zur Bewältigung des Schmerzes verschlimmern das Schmerzerleben.*

Wie lassen sich Gedanken verändern?
Gehen Sie es in zwei Schritten an.
Schritt 1: Nicht hilfreiche Gedanken ersetzen. Um dies umsetzen zu können, müssen wir erst einmal herausfinden, welche Gedanken wir haben.

Ereignis	+	Gedanke	=	Stimmung

Dazu kann man eine Tabelle anfertigen, in der Situationen, Gedanken und die Gefühle aufgeschrieben werden. Danach versucht man, für jeden negativen Gedanken einen nützlichen Ersatz zu finden. Das ist häufig schwierig, und es lohnt sich, dies mit der Unterstützung einer Therapeutin zu tun. Hat man den automatischen Gedanken mit einem neuen ersetzt, kann man versuchen zu spüren, wie sich die Situation nun anfühlt.

SITUATION: Ich wache nachts von einem Lärm auf.
Erster Gedanke: Es sind die Katzen.
Emotion: Nur etwas genervt, ich drehe mich um und schlafe weiter.
Erster Gedanke: Es ist ein Einbrecher.
Emotion: Angst, ich wecke meine Frau und schicke sie nachschauen, was da los ist.

Schritt 2: Besonders bei längerfristigen Problemen ist es nützlich, wiederkehrende Gedanken daraufhin zu prüfen, ob sie hilfreich sind oder nicht. Hier einige Techniken, wie Sie das angehen können:

- Fragen Sie nach **Beweisen,** die Ihre Gedanken stützen. Welche Beweise sprechen für, welche gegen Ihre Gedanken? Sie haben z. B. zum ersten Mal Kopfschmerzen und hegen gleich die Befürchtung, dass es ein Hirntumor sein muss. Dafür gibt es keine Beweise, und ein Tumor ist sehr selten der Grund für Kopfschmerzen.
- Was wären **alternative Erklärungen?** Die Kopfschmerzen könnten auch auf die zwei Flaschen Wein zurückzuführen sein, die Sie gestern Abend getrunken haben. Da diese Erklärung am wahrscheinlichsten ist, sind Sie augenblicklich beruhigt. Zur Feier Ihrer Gesundheit öffnen Sie eine Flasche Wein.
- Fragen Sie sich, was der schlimmstmögliche Ausgang wäre. Können Sie damit leben? Und was wäre das Beste, was passieren könnte? Welches ist der realistischste Ausgang?
- Wechseln Sie mal die Perspektive: Was würden Sie einem Freund raten, wenn er in einer ähnlichen Situation wäre?
- Gleichen Sie Ihre Gedanken mit der Liste der Denkfehler unten ab und machen Sie sich klar, dass es eben nur **Denkfehler** sind.

Die häufigsten Denkfehler

Gehen Sie die folgende Tabelle durch und setzen Sie bei jedem Punkt ein Häkchen in die zutreffende Box («Kenne ich gut», «Ist mir auch schon passiert», «Keine Ahnung, was das sein soll»).

Denkfehler	Kenne ich gut	Ist mir auch schon passiert	Keine Ahnung, was das sein soll
Voreilige Schlüsse ziehen Das ist einer der häufigsten Denkfehler, übrigens auch in der Medizin. Wir hören etwas und sind der Meinung, das sei von vornherein ein klarer Fall, statt uns zu überlegen, was sonst noch infrage käme.			
Schwarz-Weiss-Denken Man macht einmal einen Fehler und denkt, man mache immer alles falsch.			
Generalisierung Glauben, weil einem einmal etwas Negatives widerfahren ist, dass es immer wieder passieren wird. Beispiel: Denken, dass man immer wieder verlassen werden wird, wenn eine Beziehung in die Brüche geht.			
Mentaler Filter Alles Positive herausfiltern. Beispiel: Man hat derart Angst davor, wieder enttäuscht zu werden, dass man alle positiven Signale des Gegenübers bei einem Rendezvous ignoriert.			
Entwertung des Positiven Alle positiven Ereignisse kleinreden. Beispiel: «Ich habe die gute Note bei der Prüfung nur erzielt, weil ich glücklicherweise leichte Fragen bekommen habe.» Es müsste heissen: «Hey, ich war einfach gut.»			
Personalisierung Sich selbst für eine Sache verantwortlich machen. Beispiel: Es wird ein Familienessen gestrichen, und Sie denken automatisch, es liege daran, dass Sie niemandem wichtig sind, oder dass das Essen wegen Ihnen abgesagt wurde, da niemand mit Ihnen Spass hat.			

Denkfehler	Kenne ich gut	Ist mir auch schon passiert	Keine Ahnung, was das sein soll
Katastrophieren Sich immer den schlimmstmöglichen Ausgang vorstellen. Beispiel: Ich habe einen hartnäckigen Husten und denke gleich, es müsse Lungenkrebs sein.			
Emotionales Denken Denken, dass etwas wahr sein muss, weil man es stark fühlt, z. B. fühlen Sie sich in einer Situation dumm, also müssen Sie auch dumm sein.			
«Sollte»-Sätze Sollte-Sätze motivieren niemanden, sie führen eher zu Schuld, Wut, Frustration und Scham. *Dazu braucht es kein Beispiel, das kennt jeder!*			
Schuldzuweisung Anstatt die Situation richtig zu analysieren, sich selbst oder einer anderen Person die Schuld zuschieben, z. B. «Ich kann das einfach nicht» anstatt «Ich bin nicht ausgebildet, öffentliche Reden zu halten».			

INFO *Katastrophierung hat für das Ausmass der Behinderung durch den Schmerz eine grössere Bedeutung als der Schmerz selbst oder die körperliche Problematik.*

Zielsetzung oder der Weg zu einer neuen Identität

Das Ausmass, in dem der Schmerz Ihre Identität verändert hat, lässt sich anhand des Fünf-Säulen-Modells von H. G. Petzold abschätzen. Petzold, ein deutscher Psychologe, begründete das Psychotherapieverfahren der Integrativen Therapie. Das Modell definiert fünf Faktoren, die die Identität eines Menschen ausmachen: Körper, soziales Umfeld, Arbeit, materielle Sicherheit sowie Werte und Normen.

Entsteht ein Ungleichgewicht, indem z. B. Beziehungen oder Arbeit wegen Schmerzen verloren gehen, so werden unter Umständen die Schmerzen zum wesentlichen Identitätsfaktor. Besteht bei Ihnen eine solche Dominanz des Schmerzes, definieren Sie sich also weitgehend über Ihre Schmerzen, sollten Sie dringend auch an der Veränderung Ihrer Identität arbeiten.

Aber nochmals: Veränderung, vor allem der Identität, macht Angst. Und manchmal ist diese Angst vor einer Veränderung grösser als der Schmerz. Nun verändert sich die Identität aber während des ganzen Lebens sowieso. Wir werden älter, wechseln den Arbeitsplatz, lernen neue Leute kennen, entdecken ein neues Hobby. Ist uns klar, dass Veränderung ohnehin stattfindet und dass wir diese Veränderung nur bewusster steuern wollen, kann diese Erkenntnis unsere Angst mildern. Bei Schmerzen müssen wir selbst steuern, was wir sonst vielleicht dem Leben überlassen können.

INFO *Das Auftreten von chronischen Schmerzen verändert unsere Identität. Diese Veränderungen nehmen wir als Verlust wahr. Sich mit dem Verlust zu beschäftigen bringt uns jedoch nicht weiter.*

Um die Identität bewusst zu verändern, müssen wir Ziele definieren. Dies hilft auch, die Aufmerksamkeit von den Schmerzen abzuziehen.

Für die folgende Grafik habe ich aus praktischen Gründen bei der Definition von Petzold den Faktor «Werte und Normen» durch «lernen / sich entwickeln» ersetzt und zusätzlich einen Faktor «Stimmung» eingesetzt. Wir haben dann also vier äussere Faktoren (Körper, soziales Umfeld, Arbeit und materielle Sicherheit) und zwei innere (lernen / sich entwickeln und Stimmung).

BEFINDLICHKEITSSKALA MIT SECHS IDENTITÄTSFAKTOREN

Zur Orientierung können Sie Ihren momentanen Zustand auf der folgenden Grafik einzeichnen. 10 ist maximales Wohlbefinden, 0 das Fehlen jeglichen Wohlbefindens.

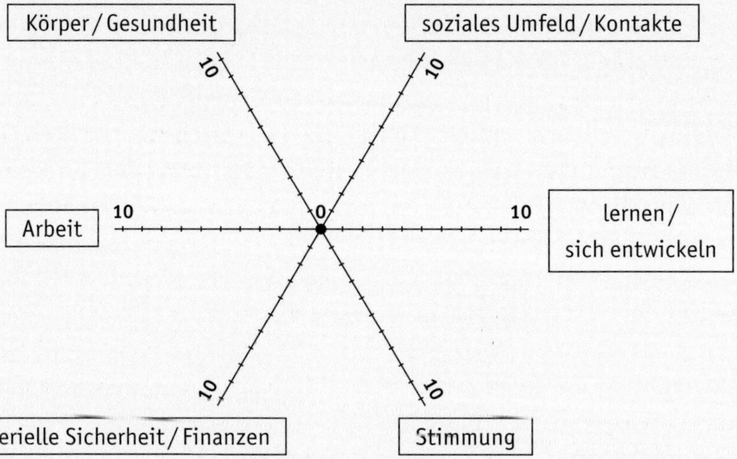

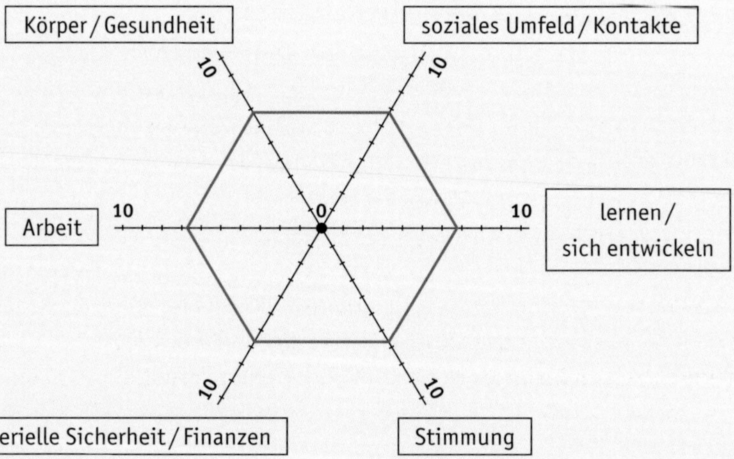

So lesen Sie die Grafik: Gesund wäre, wenn Sie im Gleichgewicht sind, was grafisch in etwa einem Kreis (na ja, einem gleichseitigen Sechseck) entspricht.

Nehmen wir an, eine 10 auf allen Achsen wäre Glück, die absolute Erfüllung. Glück erleben wir im Leben nur momentweise, der Alltag ist in etwa dazwischen, sagen wir bei einer 6. Das heisst, wir hätten einen Kreis mit plus/minus 6 auf allen Achsen. Unser individuelles Wohlbefinden entspricht der Fläche innerhalb der Verbindungslinien dieser Punkte. Mit niedrigen Werten auf einer oder mehreren Achsen wird die Fläche unter der Verbindungslinie kleiner. Das bedeutet, dass unser Wohlbefinden abnimmt. Um die ursprüngliche Fläche wieder zu erreichen, gibt es zwei Möglichkeiten: Wir legen bei den Achsen zu, bei denen wir verloren haben, oder bei denen, die von unserem Problem nicht betroffen sind. Das Ziel ist also, die Fläche, d. h. unser übliches Ausmass an Wohlbefinden, wieder zurückzugewinnen. Dafür brauchen wir in allen Gebieten Ziele.

Um die Ziele zu erreichen, braucht es wiederum drei Dinge: den erforderlichen Antrieb (die Fähigkeit, sich selbst zu motivieren), die richtige Einstellung (die Fähigkeit, einen positiven Fokus beizubehalten) und Vertrauen (Glaube an sich selbst und an die Möglichkeit, das Ziel erreichen zu können).

Im Übrigen streben wir alle nach Wachstum. Auch Maslow (siehe Seite 30) nennt zuoberst in seiner Bedürfnishierarchie die Selbstverwirklichung. Er hat dafür den Begriff *growth motivation* verwendet, übersetzt etwa «Motivation, sich zu entwickeln». *Allerdings: Sie würden sich wundern, für wie viele Menschen Alkohol auf der obersten Stufe der Maslow'schen Bedürfnishierarchie steht (Zitat aus der Krimireihe Dr. Siri von Colin Cotterill).* Nun, das ist bei Ihnen sicher nicht der Fall, also ist es eben sinnvoll, eigene Ziele zu formulieren. Und dabei gilt es ein paar Regeln zu beachten.

Kluge Ziele definieren

Ziele müssen, ja sollen nicht allzuhoch gesteckt sein. Kluge und stimmige Ziele sind **SMART,** d. h. ***s****pecific,* ***m****easurable,* ***a****chievable,* ***r****ealistic,* ***t****rackable*: spezifisch, messbar, erreichbar, realistisch, nachverfolgbar.

- **Spezifisch:** Setzen Sie genau fest, was Sie erreichen wollen, wie Sie es tun werden und wann.

«ICH MÖCHTE MICH BESSER FÜHLEN» ist kein geeignetes Ziel, da es zu unspezifisch ist. Besser ist beispielsweise «Ich möchte zwei Stunden pro Tag arbeiten», da es konkret und auch messbar (siehe nächster Punkt) ist.

PSYCHOEDUKATION

Nun sind Sie an der Reihe. Nehmen Sie ein Blatt Papier und einen Stift und fangen Sie gleich an! Machen Sie es mit jemandem zusammen, am besten unter professioneller Anleitung. Auf jeden Fall mit jemandem, der Ihnen gegenüber auch mal Nein sagen kann. Also: Was? Wie? Wann? Und jetzt checken Sie, ob die folgenden Kriterien zutreffen:

- **Messbar:** Die Ziele müssen messbar sein, damit Sie auch wissen, wann Sie sie erreicht haben. «Ich möchte zwei Stunden pro Tag arbeiten» ist ein gutes Ziel, da es dieses Kriterium erfüllt.
- **Erreichbar:** Stellen Sie sicher, dass sich Ihr Ziel im Bereich des Möglichen befindet und Sie es aus eigenem Antrieb erreichen können.

«ICH MÖCHTE EINE RENTE» liegt nicht in Ihrem Einflussbereich, da andere darüber entscheiden. «Ich möchte etwas mehr Geld haben. Ich suche eine bezahlte stundenweise Arbeit» ist eher möglich.

- **Realistisch:** Ihre Ziele müssen innerhalb Ihrer Möglichkeiten liegen und trotz Ihrer Schmerzen machbar sein. Alter, finanzielle Möglichkeiten, Fertigkeiten, familiäre Situation und auch andere Faktoren müssen mitberücksichtigt werden.

DIE ZIELSETZUNG «Ich will trotz meiner Schmerzen ein Himalaya-Trekking machen und zweimal den heiligen Berg Kailash umrunden» kann aus verschiedenen Gründen unrealistisch sein. Drei Wochen an einem schönen Strand oder eine Meditationswoche in einem Kloster sind eher machbar.

- **Nachverfolgbar:** Den Fortschritt nachzuvollziehen, zu «tracken», ermutigt Sie, dranzubleiben und Ihr Ziel hartnäckig zu verfolgen. Sportliche Fortschritte kann man z. B. gut nachverfolgen.

TIPP *Es ist sinnvoll, wenn Sie sich gleichzeitig mehrere Ziele in unterschiedlichen Lebensbereichen setzen. Das hat den Vorteil, dass Sie mehr erreichen können, und wenn Sie ein Ziel aufgeben müssen, stehen noch andere zur Verfügung, an denen Sie dranbleiben können. Aber Vorsicht, dass Sie sich auch nicht überfordern.*

Zusätzlich zu den SMART-Kriterien gilt es für eine erfolgreiche Umsetzung der Zielsetzung folgende Punkte zu berücksichtigen:

- **Formulierung im Präsens.** Formulieren Sie das Ziel so, wie wenn Sie es schon erreicht hätten. Also: «Ich bin sportlich», nicht «Ich möchte sportlich sein».
- **Positive Formulierung.** Das Unbewusste funktioniert irgendwie so, als ob es die Negation nicht kennen würde. Sagen Sie einem Kind: «Drück auf keinen Fall den roten Knopf!», so wird es mit Garantie den roten Knopf drücken. Rufen Sie: «Schau nicht nach unten!», wird es nach unten schauen. «Ich will keine Schmerzen haben» wird vom Unbewussten als Aufforderung verstanden, Schmerzen zu haben. Formulieren Sie daher positiv, zum Beispiel «Ich bin schmerzfrei».
- **Ziele können wir nur für uns selbst formulieren.** Und wir müssen sie aus eigener Kraft erreichen können, da wir sonst von anderen abhängig sind (was selten funktioniert).
- **Ziele brauchen einen Zeitrahmen.** Planen Sie aber auch genügend Reserve ein.

SIE NEHMEN SICH VOR, dreimal die Woche zu trainieren. Bis Sie die Umstellung in Ihrem Tagesablauf etabliert haben, geht es etwa drei Monate. Geben Sie einen weiteren Monat dazu, vielleicht werden Sie krank oder andere, dringendere Aufgaben kommen dazwischen.

- **Unterschreiben Sie die Liste mit den Zielen.** Es ist ein Vertrag, den Sie mit sich selbst schliessen, kein Spiel. Um ein Ziel erreichen zu können, ist es entscheidend, eine Verpflichtung sich selbst gegenüber einzugehen und an ihr festzuhalten. Man muss einen Preis zahlen, um ein Ziel zu erreichen: in Form von Zeit, Anstrengung, aber auch Veränderung und Neuorientierung, was aus vielerlei Gründen auf Widerstand stossen wird.

Von der Wichtigkeit einer Tagesstruktur

Eines der wichtigsten Basisziele in der Schmerzmedizin ist die Wiederherstellung einer Tagesstruktur. Alltagsaufgaben und Arbeit sind vielleicht lästig, aber sie sorgen für einen geordneten Rahmen, an dem wir uns orientieren können. Diese Tagesstruktur ist die Grundlage für die Steigerung der Leistungsfähigkeit, aber auch für ein besseres Selbstwertgefühl.

Das zweite Basisziel ist die Erstellung eines Wochenplans. Darin sollten nicht nur die zu erledigenden Arbeiten vorkommen, sondern auch Erholungszeiten, Vergnügungen und soziale Kontakte.

TAKE-AWAY *Konzentrieren wir uns auf ein Problem, wird es immer grösser; konzentrieren wir uns auf die Lösung des Problems, kommen wir dieser immer näher.*

Ist es Ihnen gelungen, die Wohlfühl-Fläche in der Grafik auf Seite 142 wieder zu vergrössern? Wenn nicht, woran liegt es? Bleiben Sie dran und suchen Sie sich gegebenenfalls Unterstützung.

Sorgenstrategien

Die meisten von uns sorgen sich hin und wieder, und dies kann auch ganz konstruktiv sein, wenn es zu einer guten Lösungsstrategie für ein Problem führt. Wenn man sich aber zu viele Sorgen macht, kann dies in einem permanenten Zustand von Angst und Anspannung enden, was Schmerzen über die Aktivierung des Stresssystems verstärkt (siehe Seite 157).

SORGEN BRINGEN HÄUFIG GAR NICHTS. Ich mache mir unter anderem seit 20 Jahren Sorgen, dass ich bei meiner Pensionierung keine AHV mehr bekommen könnte, weil diese kein Geld mehr hat.

Nun, es gibt verschiedene Varianten: Ich werde mal pensioniert (*hoffentlich*) und bekomme die AHV. Dann habe ich mir mehr als 20 Jahre lang umsonst Sorgen gemacht. Oder ich werde pensioniert, und die AHV hat tatsächlich kein Geld mehr. Dann habe ich mir genauso vergeblich Sorgen gemacht, denn sie haben ja an der Tatsache nichts geändert, dass ich im Alter keine Rente bekomme. Und dann gibt es ja auch noch die Möglichkeit, dass ich das Pensionsalter gar nicht erreiche, weil ich vorher das Zeitliche segne (*ein wunderschöner Ausdruck!*).

Fazit: Gibt es eine reelle Chance, dass bei meiner Pensionierung wirklich kein Geld mehr in der AHV sein könnte, ist es sinnvoll, dass ich jetzt damit beginne, mir etwas auf die Seite zu legen. Denn wie gesagt: Sorgen allein bringen gar nichts.

Sorgenzeiten einführen

Eine Möglichkeit, sich weniger zu sorgen, ist die Einrichtung von Sorgenzeiten. Dazu reserviert man sich jeden Tag ein wenig Zeit (z. B. 30 Minuten), um über seine Sorgen nachzudenken. Der Rest des Tages soll sorgenfrei sein. Um dies zu erreichen, schreibt man die Sorgen auf, sobald sie auftauchen, und bewahrt den Zettel bis zur Sorgenzeit in einer «Sorgentruhe» auf. So ist die Sorge deponiert, und man kann sich auf andere Dinge konzentrieren. Das Aufschreiben ist wichtig, weil man sonst Angst hat, die Sorge zu vergessen, und sie während der Sorgenzeit dann nicht zur Verfügung hat.

«Gott, gib mir die Gelassenheit, Dinge hinzunehmen, die ich nicht ändern kann, den Mut, Dinge zu ändern, die ich ändern kann, und die Weisheit, das eine vom anderen zu unterscheiden.»

Reinhold Niebuhr, amerikanischer Theologe, Philosoph und Politikwissenschaftler (1892–1971)

In der Sorgenzeit wird die Sorgentruhe geöffnet, und die Sorgen werden in zwei Kategorien eingeteilt:

- **Kategorie 1:** Sorgen, die aus Problemen entstehen, die man lösen kann. Es ist sinnvoll, diese Probleme zu lösen (siehe Kapitel Problemlösungsstrategien).
- **Kategorie 2:** Sorgen, die aufgrund von Problemen entstehen, die man nicht lösen kann. Diese sollte man versuchen zu vergessen bzw. stehen zu lassen. Man kann sie nicht ändern; es nützt also auch absolut nichts, darüber nachzugrübeln. Am besten entsorgt man diese Zettel in einem Ritual, verbrennt oder vergräbt sie.

Diese beiden Arten von Sorgen zu unterscheiden ist eine nicht zu unterschätzende Herausforderung.

INFO *Die Methode mit den Sorgenzeiten funktioniert! Häufig wird sie jedoch nicht angewendet, weil viele denken, die Lösung für ihr riesiges Problem könne nicht so einfach sein. Aber geniale Lösungen sind einfach. Das bedeutet keinesfalls eine Bagatellisierung der Problematik.*

Problemlösungsstrategien

Problemlösungsstrategien helfen, Schwierigkeiten, die zunächst überwältigend wirken, besser in den Griff zu bekommen. Sind Probleme lösbar, sollten sie angegangen werden.

Problemlösungsstrategien sind auf kleine und grosse Probleme anwendbar, privat und im Beruf. Jeder gute Manager arbeitet so – und jeder kann einer werden. Sie bestehen aus folgenden Schritten:

- Problem erkennen
- Problem analysieren
- alle Lösungsmöglichkeiten aufzeigen
- die Konsequenzen durchdenken
- die beste Lösung umsetzen

Schritt 1: Das Problem erkennen. Worin besteht es genau? Achten Sie darauf, dass Sie sich immer nur ein Problem aufs Mal vornehmen.

TIPP *Nehmen Sie ein Blatt Papier, mit Vorteil einen Stift dazu und ein Problem, das Sie haben. Und dann arbeiten Sie (nur so zum Spass) die folgenden Vorschläge durch. Sie werden sehen: Es funktioniert!*

Schritt 2: Das Problem analysieren. Stellen Sie sich folgende Fragen: Wer hat damit zu tun? Was passiert als Nächstes? Wie reagiere ich darauf? Welche Rolle spiele ich? So können Sie herausarbeiten, welchen Teil des Problems Sie selbst beeinflussen können.

Schritt 3: Alle möglichen Lösungen auflisten. Schreiben Sie, ohne viel zu überlegen, alle Lösungen auf, die Ihnen spontan in den Sinn kommen. Kreativ sein und über alle möglichen Optionen nachdenken, auch über die unwahrscheinlichen! Manchmal erweist sich auch eine Kombination von verschiedenen Lösungen als die beste Strategie.

Schritt 4: Die Konsequenzen durchdenken. Jede der notierten Lösungen analysieren, vielleicht mit jemandem durchdiskutieren. Die wichtigsten Vor- und Nachteile herausarbeiten, am besten in einer Liste mit zwei Spalten. Welche Lösung hat mehr Vor- als Nachteile?

Schritt 5: Die beste Lösung umsetzen. Die beste Lösung oder Kombination von Lösungen bestimmen. Wählen Sie solche, die einfach und für längere Zeit umsetzbar sind. Machen Sie dann eine Liste von allen Dingen, die Sie dazu brauchen – vielleicht gehört auch eine professionelle Begleitung dazu, z. B. durch eine Psychologin.

Legen Sie schliesslich einen Zeitplan fest. Wenn Schwierigkeiten im Verlauf auftauchen, diese nach demselben Muster lösen.

INFO *Bei chronischen Schmerzen ist es sinnvoll, möglichst alle Belastungen zu reduzieren und Probleme, die gelöst werden können, zu lösen. Dazu braucht es eine strukturierte Technik, am besten diejenige, die ich gerade dargestellt habe, häufig auch Hilfe durch eine professionelle Begleitung.*

Auch wenn ein Problem unüberwindbar ist, können Sie etwas tun

Wenn Sie vor unlösbaren Problemen stehen, können Sie folgende Techniken versuchen:

- **Stoppen von nicht hilfreichen Gedanken.** Siehe Seite 136
- **Ablenkung, Fokussierung auf etwas anderes**. Sie können eine Liste mit Themen erstellen, die Ihre Gedanken fesseln und die Sie als Ablenkung gebrauchen können, wenn die Sorgen hartnäckig bleiben, z. B. Wörter einer neuen Sprache lernen, Mathematikaufgaben oder Kreuzworträtsel lösen, sich eine Geschichte ausdenken usw.
- **Überprüfen der Denkweise.** Fragen Sie sich: Übertreibe ich? Wie wahrscheinlich ist es, dass der Fall, über den ich mir Sorgen mache, auch eintreffen wird? Und wenn er eintrifft, wie kann ich damit umgehen?
- **Tolerieren der Ungewissheit.** Stellen Sie sich einmal vor, Sie wüssten im Detail, wie Ihr ganzes zukünftiges Leben aussehen wird. Ein unerträglicher Zustand – und zum Glück nicht real! Aber unsere Gedanken sind sehr häufig in der Zukunft, und wir sind überzeugt, dass der gewünschte Zustand erst eintreten wird, wenn gewisse Bedingungen erfüllt sind: Ich werde das Leben geniessen, wenn ich pensioniert bin oder wenn ich reich bin oder wenn ich Karriere gemacht habe oder … Das funktioniert nie. Die einzige Möglichkeit, sich nicht mit der Zukunft zu

beschäftigen, ist, sich auf die Gegenwart zu konzentrieren. Dies ist der einzige Moment, in dem wir wirklich etwas tun können.

- **Sich stufenweise dem Problem aussetzen.** Dies ist eine Vorgehensweise, die jemand zusammen mit einer Psychotherapeutin erlernen sollte. Es ist immer eine gute Idee, sich auf belastende Situationen vorzubereiten. Viele erfolgreiche Personen aus der Geschäftswelt, Politik und Unterhaltungsindustrie lassen sich von Fachpersonen beraten. Warum nicht auch Sie? Bei Schmerzen ist dies, wie erwähnt, am besten eine Psychotherapeutin oder ein Psychotherapeut.
- **Entspannungsübungen erlernen.** Es gibt Techniken, die man in einer Belastungssituation anwenden kann (z. B. Atemübungen, Achtsamkeit), und solche, die ein ruhiges Umfeld voraussetzen, damit Ruhe und Gelassenheit erlangt werden (Autogenes Training, Progressive Muskelrelaxation, Meditationen – siehe Seite 193).
- **Körperliches Training.** Erinnern Sie sich an Maslow (Seite 30)? Bewegung ist ein Grundbedürfnis des Menschen. Körperliches Training verändert grundlegend den Hormonhaushalt (Cortisol- und Serotoninkonzentration steigen, Adrenalin wird abgebaut). Laune und Wohlbefinden werden besser, man wird ausgeglichener.

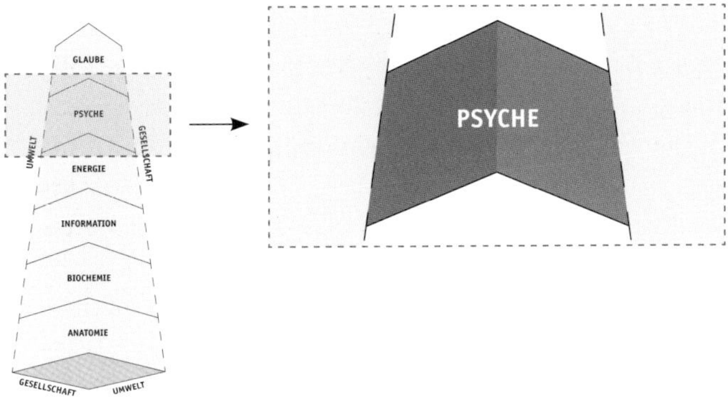

Psychoedukation
Emotionen
Neuropsychotherapie
Psychotherapie
Entspannung

Niemand mag deine Schmerzen: Emotionen

Alles, was wir erleben, ja jeder Gedanke im Leben ist von Gefühlen begleitet. Diese können angenehm, unangenehm oder auch neutral sein. Tatsächlich sind viele der wichtigsten Dinge lediglich Gefühle, wie zum Beispiel die Liebe. Gefühle lassen sich ein Stück weit steuern – und somit auch ihr Einfluss auf Schmerzen.

Häufig sind wir der Meinung, dass Gefühle nicht beeinflussbar und wir Ihnen ausgeliefert sind. Ich habe bereits gezeigt, dass die Gefühle das Resultat unserer Gedanken sind. Sie kommen also nicht einfach so. Und wir können sie bis zu einem gewissen Grad auch beeinflussen (siehe Seite 136). Und wie? Davon handeln die folgenden Kapitel.

Von Opfern und Rettern – Leiden ist optional oder Buddhas zweiter Pfeil

In einer Schmerzsituation leide ich. Und wenn ich leide, sehe ich mich gerne als Opfer. Ist ein Opfer vorhanden, findet sich auch rasch ein Retter. Diese Verkettung birgt häufig eine problematische Eigendynamik.

Mechanismen erkennen

Kommen Sie zu Schaden, sind Sie sicher ein **Opfer.** Wenn Sie sich dann nur auf die Defizite konzentrieren und die Überzeugung entwickeln, die anderen seien an allem schuld und Sie könnten selbst nichts zu einer Verbesserung beitragen, dann bleiben Sie in einer Opferhaltung stecken. Sie geben die Kompetenz zur Veränderung der eigenen Situation ab. Die anderen müssen die Sache in Ordnung bringen. Die Versicherung ist schuld an Ihrer finanziellen Misere, weil sie nicht bezahlt, der Unfallverursacher ist schuld an den Schmerzen. Das entspricht bis zu einem gewissen Grad ja auch den Tatsachen.

In einer Opfersituation hat eine Person zwei Möglichkeiten: Sie kämpft und wehrt sich, oder sie sucht Schutz, einen Retter. Kämpfen kann man durch Schuldzuweisungen und Vorwürfe. Damit versucht man, andere zum Opfer zu machen. Diese wollen jedoch nicht Opfer werden und schlagen zurück, der Konflikt eskaliert. Das geht so lange, bis einer verloren hat oder beide einsehen, dass keiner zum Opfer werden muss. Findet sich ein **Retter** – z. B. eine Freundin, ein Familienmitglied, ein Therapeut oder eine Juristin, zieht sich das Drama häufig hin, da sich der Retter auch noch in den Konflikt einmischt und Partei ergreift. Der Retter fühlt sich in seiner Rolle bestens, da er nur profitiert, persönlich wie materiell. Aber es ist nicht der Retter, der das Problem hat, und er muss auch nicht die Konsequenzen tragen. Er kann nur gewinnen.

ANNABELLE R. HATTE VOR ZEHN JAHREN einen Autounfall und musste aus dem Wagen geschweisst werden. Ihre Füsse waren schwer verletzt, und auch nach vielen Operationen blieben Schmerzen zurück; sie konnte nur an Gehstöcken gehen. Die Versicherung stellte die Taggeldleistungen ein, da sie der Meinung war, die Patientin sei wieder voll arbeitsfähig. Annabelle R. musste sich beim Sozialamt melden, das sie seinerseits unter Druck setzte und ihr mitteilte, sie müsse sich aufgrund der Arbeitsfähigkeit eine Stelle suchen. Sechs Jahre nach dem Unfall sprach die IV eine 40 %-Rente. Ihr Anwalt meinte, Annabelle R. habe Anspruch auf mehr, und zog den Entscheid vor Gericht. Weitere vier Jahre später bestätigte das Gericht in zweiter Instanz die Beurteilung der IV, und der Anwalt wollte den Prozess vors Bundesgericht weiterziehen. Annabelle R. ging es wegen der Streitereien psychisch immer schlechter, und ich riet ihr, den Entscheid zu akzeptieren und das Verfahren abzuschliessen. Damit zog ich den Zorn des Anwaltes auf mich, der seine Klientin weiterhin bedrängte, nicht aufzugeben.

ABER AUCH IM MEDIZINISCHEN BEREICH gibt es Retter. Saida W., eine junge, frisch verheiratete Immigrantin, kam mit Unterbauchschmerzen in die Sprechstunde. Ich liess unter anderem eine gynäkologische Untersuchung durchführen, und man stellte fest, dass sie weder eine Gebärmutter noch Eierstöcke hatte – eine genetische Problematik. Die Gynäkologin teilte Saida W. so behutsam wie möglich mit, dass sie keine Kinder haben könne. Nach mehreren Gesprächen konnten sie und ihr Mann, die beide unbedingt Kinder haben wollten, sich mit dem Vorschlag einer Adoption anfreunden. Wegen der Seltenheit der Erkrankung schickte die Gynäkologin die Patientin noch in eine Universitätsklinik. Dort wurde Saida W. erzählt, dass man heutzutage auch eine Gebärmuttertransplantation machen könne. Dazu brauche es eine Spenderin (die Mutter der Patientin stellte sich zur Verfügung); die enormen Kosten würden von einem Forschungsfonds übernommen. Zur Verhinderung der Abstossung der neuen Gebärmutter müsse sie Cortison und Immunsuppressiva nehmen – bis man nach erfolgreicher Schwangerschaft die Gebärmutter wieder entfernen könne. Und es komme später auch nur eine künstliche Befruchtung infrage; da die Eierstöcke ebenfalls fehlten, wäre sie auf eine Eispende angewiesen. Das war der alternative Vorschlag zur Adoption. Und obendrein: Nach einer solchen Transplantation gibt es weltweit nur ein paar wenige erfolgreiche Schwangerschaften.

Wenn Sie meine Meinung dazu hören wollen: Seit Dürrenmatts Physiker fragt niemand mehr, ob man das technisch Mögliche auch wirklich machen soll, es wird einfach gemacht.

Die Transplantation wurde durchgeführt, aber mit der Schwangerschaft klappte es dann doch nicht. Am Ganzen zerbrach schliesslich auch die Ehe.

TIPP *Stellen Sie sich die Frage: Welche von Ihren Therapeutinnen, Bekannten und Freunden sind Helfer, welche Retterinnen? Wem geht es wirklich um Sie? Seien Sie ehrlich und kritisch!*

Akzeptieren und anpassen

Schmerz stellt immer die momentane Situation und persönliche Ziele in Frage. Die Reaktion darauf sind Aktivitäten, die diese Bedrohung oder den Verlust verhindern sollen. Wenn die Situation verändert werden kann, ist aktives Handeln sinnvoll. Bei akuten Schmerzen geht man zum Arzt und lässt sich auch mal operieren. Wenn aber keine Veränderung der Situation mehr erzielt werden kann, dann ist Handeln (z. B. eine weitere medizinische Diagnostik oder invasive Behandlungen) absurd, ja sogar kontraproduktiv. In einer solchen Situation steht **die Akzeptanz** im Vordergrund. Es gilt, eine Veränderung des Alltags anzugehen und die eigenen Ziele **anzupassen,** z. B. das Ziel «Schmerzfreiheit» aufzugeben und realistischere Ziele anzustreben. Ist diese Akzeptanz vorhanden, wird Handeln auf anderen Ebenen wieder sinnvoll. Man richtet zum Beispiel den Arbeitsplatz ergonomisch ein oder besucht einen Kurs zur Schmerzbewältigung.

TIPP *Wie steht es bei Ihnen? Haben Sie den Alltag Ihren Möglichkeiten und Einschränkungen angepasst? Und Ihre Ziele?*

Leiden ist ein psychisches Geschehen: Auch wenn der Grund körperlicher Natur ist, ist das Leiden immer seelisch. Ein Organ schmerzt, aber die Person leidet. Leiden ist also ein innerer Vorgang, eine Erfahrung, die ich mit mir selbst mache. Buddha erzählte ein Gleichnis dazu: Wenn Schmerzen entstehen, ist dies der erste Pfeil. Aber dann schiessen wir noch einen zweiten emotionalen Pfeil auf uns selbst ab und verletzen uns noch mehr, indem wir gedanklich und emotional kämpfen, jemandem die Schuld zuweisen, uns ärgern oder verzweifeln. Das Leiden ist der zweite Pfeil. Den Schmerz und die Situation zu akzeptieren verringert dieses Leiden.

TAKE-AWAY *Akzeptanz heisst, den Kampf gegen den Schmerz aufzugeben und sich auf die Ressourcen statt auf die Defizite zu konzentrieren. Akzeptanz ist ein aktiver Prozess und somit etwas völlig anderes als Resignation* *(siehe Seite 181)*.

Hulk oder der Umgang mit der Wut

Wut ist ein unangenehmes Gefühl, das durch eine physische Verletzung, Misshandlung, aber auch durch Frustration und andere ärgerliche Dinge entstehen kann. Sie ist also eine Reaktion auf etwas. Wut hat viele Funktionen: Sie ist ein Warnsignal für andere und zeigt klare Grenzen. Sie befreit von der Spannung, die aus einer Kränkung entstanden ist. Sie kann uns auch Einsichten in unsere Schwachstellen geben. Wenn wir die Wut so wahrnehmen können, fordert sie uns zu Veränderungen an uns selbst oder an unseren Lebensumständen auf. Damit fördert sie die Lebendigkeit. Der Wut liegen auch immer Motivationen zugrunde wie Schutz vor Angst oder Schmerzen oder die Wahrung eigener Interessen. Eine gänzlich andere Sache ist, wie wir in der Wut reagieren. Die gute Nachricht zum Thema Wut ist also:

- Wut ist normal.
- Wut kann die Energie liefern, die nötig ist, um ein Problem zu lösen.
- Konstruktive Wutbewältigung kann sogar Beziehungen verbessern.
- Wir haben die Wahl, aus der Wut heraus zu reagieren oder nicht.

Die schlechte Nachricht:

- Die Energie der Wut ist nicht gerichtet, sie zerstört, wenn sie nicht «kanalisiert» wird. Wut wird zum Problem, wenn wir sie wahllos auf unsere Mitmenschen loslassen. Wenn wir wie Hulk[2] aus Wut Dinge zerstören, Personen misshandeln, unsere Pflichten vernachlässigen, die Wut unterdrücken oder uns mit Alkohol oder Drogen betäuben, führt dies zu Stress, was die Schmerzen verstärkt.

Wut erkennt man

- an Gedanken, die sich aufbauen und aufrechterhalten werden wie: «Es ist falsch», «Sie macht es vorsätzlich», «Er verdient bestraft zu werden» usw.,
- an physischen Merkmalen wie rotem Gesicht, hohem Blutdruck und Puls,

---

2 Charakter aus der gleichnamigen Comic-Serie, der sich in der Wut grün verfärbt und zu einem riesigen Kraftprotz wird

- an Wachheit und innerer Spannung durch die Freisetzung von Stresshormonen,
- an Verhaltensweisen wie Schmollen, erhobener Stimme, Aggression.

Mögliche Reaktionen in der Wut sind:
- destruktiv: Aggressionen wie Kämpfen, Verletzen, Schikanieren, Unterwerfen anderer usw.
- passiv-aggressiv: Sarkasmus; sich über andere lustig machen; Gerüchte verbreiten; «vergessen», Dinge zu tun; Dinge «aus Versehen» tun usw.
- feindselig: das Schlimmste von jemandem denken und ihn dementsprechend behandeln; zynisches, vorverurteilendes, feindliches und überkritisches Verhalten
- konstruktiv: Feedbacks geben, seine Gefühle äussern, Vorschläge bringen, Probleme lösen

Sieht jemand einen Wutausbruch als Aufforderung zu einer Auseinandersetzung, wird der Konflikt auf beiden Seiten eskalieren. Er wird am Ende immer nach den Regeln der Hierarchie entschieden. Am Schluss bleiben mindestens ein, meistens zwei Verlierer zurück. Während eines Wutausbruches nützen Argumente und Fakten nichts, es herrscht die reine Emotion. Deshalb ist es wichtig, das Entstehen von Wut bei sich wahrzunehmen, indem man gewissermassen einen Schritt zurückgeht und beobachtet («Aha, ich werde jetzt gerade furchtbar wütend!»). Dies erlaubt, die Reaktion konstruktiv zu gestalten. Die folgenden Strategien können dabei helfen:
- **Beruhigungsmethoden:** um die körperlichen Anzeichen zu kontrollieren (Atemübung in der Wutsituation, Progressive Muskelrelaxation, körperliches Training im Intervall)
- **Hilfreiches Denken:** Sich automatischer Gedankengänge bewusst werden (z. B. Katastrophieren; siehe Seite 140)
- **Konstruktive Kommunikation:** auf Schuldzuweisungen verzichten; «Ich will»-Formulierungen, um einen Vorschlag zu machen; «Ich fühle»-Formulierungen, um eigene Gefühle auszudrücken, ohne diejenigen des anderen zu verletzen
- **Einen Richtungswechsel vorschlagen:** eine Änderung im Benehmen erfragen, z. B.: «Können wir unsere Wut mal stehen lassen und nochmals anfangen, in Ruhe über das Problem zu diskutieren?»

- **Probleme lösen:** (siehe Seite 148, Problemlösungsstrategien)
- **Auf die Toilette gehen:** Kein Witz! Durch die Unterbrechung der Auseinandersetzung schafft man Distanz. In der Konfliktsituation einfach wegzulaufen birgt Zündstoff und führt gern zu einer weiteren Eskalation. Den Gang zur Toilette hingegen kann niemand verwehren. Dort kann man sich während ein paar Minuten selbst beruhigen, und es ist danach häufig möglich, die Diskussion weniger emotional weiterzuführen. Man kann natürlich auch einen Kaffee trinken oder eine Zigarette rauchen, wenn man denn noch Raucher ist oder gerade wieder einer wird.
- **Charme:** Man kann versuchen, die Situation mit Charme zu entschärfen. Das funktioniert natürlich nur, wenn man nicht selbst, sondern das Gegenüber wütend ist. Vorsicht, dass kein Zynismus mitschwingt, da dies die Situation weiter anheizen würde.

TAKE-AWAY *Jeder Konflikt birgt die Chance für eine Entwicklung, ein Reifen des Selbst oder einer Beziehung. Ob diese Entwicklung möglich ist, hängt vom Schweregrad des Konflikts und der «Reifebereitschaft» der Beteiligten ab. Eine endgültige Form der Konfliktlösung ist der Beziehungsabbruch, in welcher Form auch immer.*

TIPP *Gehen Sie der Frage nach, wie Sie reagieren, wenn Sie wütend werden: aggressiv, passiv-aggressiv, feindselig, konstruktiv? Erkennen Sie den Zeitpunkt, wenn Wut in Ihnen hochsteigt, Sie aber noch nicht reagiert haben?*

Spielen Sie eine Situation, in der Sie wütend geworden sind, in Gedanken nochmals durch, und versuchen Sie herauszufinden, ob eine der oben genannten Techniken eine Hilfe sein könnte.

EMOTIONEN

Es gibt Leute, die mögen Horrorfilme: über die Angst

Angst vor realen Gefahren sichert das Überleben, führt zu Lernprozessen, ermöglicht die risikobewusste Auseinandersetzung mit der Umwelt und reguliert die zwischenmenschlichen Beziehungen. Angst ist also lebensnotwendig, sie kann aber auch krank machen. Dies ist der Fall, wenn die

Menschen unter Ängsten leiden, sie nicht mehr kontrollieren können und anfangen, angstbesetzte Situationen zu meiden (was die Angst zusätzlich verstärkt). Angst kann ohne reale Bedrohung auftreten und sich mit körperlichen, meist vegetativen Symptomen äussern (Herzklopfen, Schwindel usw.) Etwa 15 bis 20 % der Menschen entwickeln während ihres Lebens eine Angststörung, meist schon im jugendlichen Alter. Angst führt in extremer Ausprägung zu sozialer Isolation. Zu den Angststörungen gehören auch Panikattacken und Phobien (Angst vor eigentlich ungefährlichen Dingen und Situationen, z. B. vor Spinnen).

Sie haben möglicherweise eine Angststörung, wenn

- Sie die meiste Zeit des Tages über Ihre Ängste nachdenken,
- Ihre Lebensqualität und Ihre Handlungsfreiheit wegen der Ängste deutlich eingeschränkt sind,
- Sie wegen Ihrer Ängste immer depressiver werden,
- Sie wegen Ihrer Ängste Alkohol, Tabletten oder Drogen nehmen,
- Sie wegen Ihrer Ängste Schwierigkeiten in der Partnerschaft oder im Beruf haben.

Zur Behandlung ist eine Psychotherapie nötig, wobei sich die kognitive Verhaltenstherapie (siehe Seite 180) besonders bewährt hat. Die Prognose ist recht gut. Manchmal helfen Medikamente, meist aber nur kurzfristig.

Angst und Schmerz

Bei chronischen Schmerzen entwickelt sich bei bis zu 50 % der Patientinnen und Patienten eine Angststörung. Ganz «normale» Ängste gehören zum Alltag jedes Menschen mit chronischen Schmerzen: Angst vor dem Schmerz, vor gewissen Bewegungen usw.; Angst, nicht ernst genommen zu werden, nicht arbeiten zu können, kein Einkommen und kein Geld mehr zu haben. Angst, Partner und Freunde zu verlieren oder keinen Sex mehr zu haben. Oder einfach auch Angst vor Therapien. Die Liste ist lang, die Ängste sind nachvollziehbar und aus diesem Grunde nicht krankhaft. Doch Ängste tragen genauso wie emotionaler Stress, Wut, Sorgen und finanzielle Probleme eben auch zur Verstärkung der Schmerzen bei.

Angst gilt es folglich so gut wie möglich zu reduzieren, denn sie führt zu Verhaltensmustern, die nicht mehr den biologischen Notwendigkeiten, sondern gewissen Überzeugungen folgen. Dies führt zu einer überhöhten

Wahrnehmung von Schmerzen und zu einem Vermeidungsverhalten. Dies wiederum hat eine Dekonditionierung, Hilf- und Hoffnungslosigkeit, Depression und mehr Schmerzen zur Folge.

Patienten und Patientinnen mit einer Angststörung möchten einerseits aus ihrer vertrackten Schmerzsituation herausfinden, auf der anderen Seite geben ihnen Ängste und Vorsichtsmassnahmen einen gewissen Schutz.

TIPP *Haben Sie sich auch schon mal gefragt, welche Vorteile Ihnen Ihre Ängste bringen?*

TAKE-AWAY *Wir haben alle Ängste. Keine Angst zu haben ist dumm, seine Angst zu überwinden ist mutig.*

Ängste verstärken die Schmerzwahrnehmung und vor allem die Folgen des Schmerzes. Die Behinderung durch den Schmerz ist stärker abhängig vom Ausmass der Angst als von der Schmerzstärke selbst.

Depressive Stimmungen sind normal, Depressionen nicht

Als Depression wird eine psychische Verfassung beschrieben, bei der über längere Zeit folgende Symptome bestehen:

Hauptsymptome sind

- gedrückte Stimmung: Traurigkeit, Verzweiflung, innere Leere
- Interessenverlust: Lustlosigkeit, Verlust der Freude an den Aktivitäten des Alltags
- Verlust des Antriebs: Energielosigkeit, Müdigkeit

Zusatzsymptome sind

- verminderte Konzentrationsfähigkeit und Aufmerksamkeit
- vermindertes Selbstvertrauen und Selbstwertgefühl
- Schuldgefühle
- pessimistische Zukunftsperspektive
- Lebensüberdruss, Suizidgedanken, evtl. konkrete Suizidhandlungen
- Schlafstörungen
- Appetitverlust

TIPP *Treffen einige der oben erwähnten Symptome auf Sie zu? Wenn ja, sollten Sie sich unverzüglich Hilfe holen, am besten bei einem Psychotherapeuten (und nicht einfach nur ein Antidepressivum schlucken!).*

Zusammen mit den psychischen Symptomen treten aufgrund von Veränderungen der verschiedenen Körperfunktionen häufig auch verschiedenste körperliche Beschwerden auf. Die Aktivität des Gehirns z. B. ist messbar geringer, die des vegetativen Nervensystems höher.

Als Ursachen für Depressionen werden folgende Faktoren diskutiert:

- genetische Veranlagung
- Fehlfunktion im serotonergen und noradrenergen (serotonin- bzw. noradrenalinherstellenden) System, das stark von den Stresshormonen beeinflusst wird (sogenannte neuroendokrine Faktoren)
- psychosoziale Faktoren wie einschneidende Belastungen (z. B. Verluste)
- Persönlichkeitsfaktoren (z. B. negative Selbstsicht) und ungünstige Verhaltensmuster (z. B. Vermeidung von Sozialkontakten)

INFO *Depressive Symptome bei Schmerzpatientinnen und -patienten verschlechtern die Prognose deutlich. Dabei hat die Schmerzintensität meist keinen direkten Zusammenhang mit der Stärke der bedrückten Stimmung.*

Depressive Verstimmungen, vor allem bei Schmerzen, sind nicht per se krankhaft, sondern geradezu normal. Eine depressive Stimmung ist eine normale Reaktion auf eine Überforderungssituation. Erst das Verharren darin und das starke Ausmass der Symptome und der Behinderung machen sie zur Depression bzw. zur Krankheit.

Depression behandeln

Zur Therapie der Depression kann und darf ich als Schmerzmediziner nur einige wenige Bemerkungen beitragen.

Heute herrscht in der Wissenschaft verbreitet die Sichtweise, psychische Störungen seien nichts anderes als eine Erkrankung des Gehirns. Logischerweise muss dann nur das Hirn behandelt werden. Bei vielen Fachpersonen und Laien besteht folglich auch immer noch die Ansicht, dass Depressionen allein auf einer Störung des Serotonin- und Noradrenalinhaushaltes beruhen und dass diese Störung mit Antidepressiva korrigiert werden kann. Ein unmittelbarer Effekt der Antidepressiva ist unbestritten, sie können somit zu einer raschen Besserung des akuten Leidens eingesetzt werden. Aber langfristig könnten sie den Krankheitsverlauf auch verschlechtern, etwa weil Probleme im «realen» Leben nicht angegangen und gelöst werden. Es ist deshalb sinnvoll, bei Antidepressiva, wie bei der Verschreibung der Opioide (siehe Seite 57), ein Ziel zu definieren und einen Behandlungszeitrahmen festzulegen. Therapeutisch steht bei der Depression die Psychotherapie im Vordergrund. Diese kann durch eine Bewegungstherapie (ein regelmässiges Lauftraining soll antidepressiv wirken), die Ernährung (Omega-3-Fettsäuren), Methoden der energetischen Ebene, Achtsamkeitstraining, Entspannungsmethoden und Musiktherapie unterstützt werden. Dies sind auch Methoden, die bei chronischen Schmerzen zu empfehlen sind.

TAKE-AWAY *Die nicht medikamentösen Therapien der Depression sind dieselben wie in der Behandlung des chronischen Schmerzes.*

VORSICHT *Auch wenn Sie meine Meinung dazu nicht hören wollen, sage ich sie trotzdem: Antidepressiva sind keineswegs harmlos. Man sollte erst auf sie zurückgreifen, wenn alles andere nichts gebracht hat. Sie verlieren erfahrungsgemäss mit der Zeit an Wirkung – dann ist man so weit wie vorher, schluckt aber dazu noch ein Antidepressivum.*

Flow, Erschöpfung und Energie tanken

Lustvolle Betätigung ist das Benzin, ohne das ein Auto nicht fährt.

Gesundheit bedeutet ein Gleichgewicht zwischen kompensierenden und belastenden Faktoren, dargestellt in der Grafik unten.

DAS GLEICHGEWICHT BELASTENDE UND KOMPENSIERENDE FAKTOREN

belastende Faktoren kompensierende Faktoren

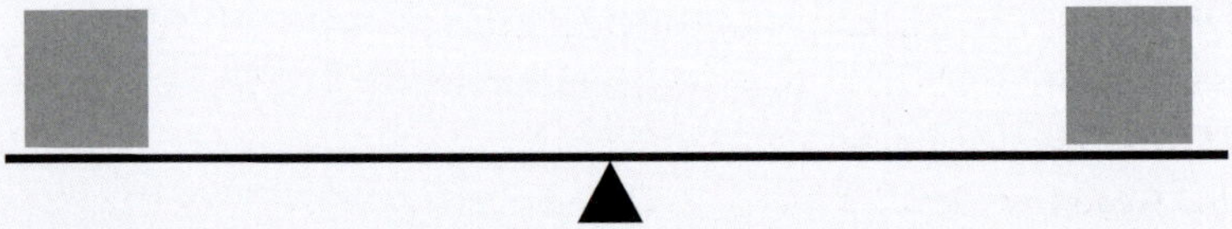

Mit dem Schmerz kommt nun eine Belastung (farbig) dazu. Damit wird das Gleichgewicht deutlich auf die belastende Seite verschoben.

belastende Faktoren kompensierende Faktoren

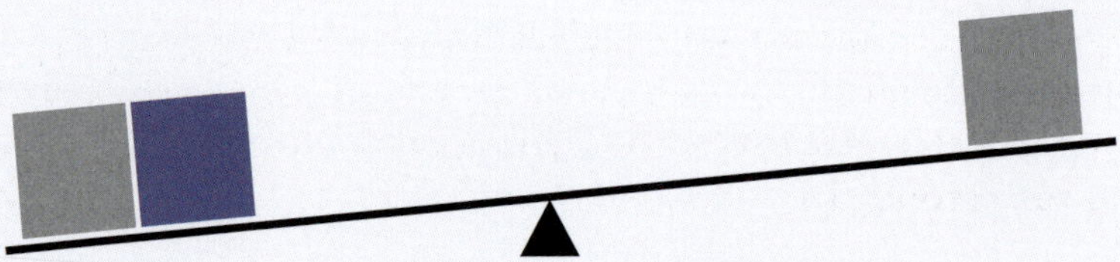

Wenn, wie beim chronischen Schmerz, die zusätzliche Belastung nicht mehr eliminiert werden kann, besteht die Möglichkeit, wieder ein Gleichgewicht zu erreichen, indem wir bei den kompensierenden Faktoren mehr auflegen (grün). Dies können wir tun, indem wir versuchen, möglichst oft in einen Flowzustand zu gelangen.

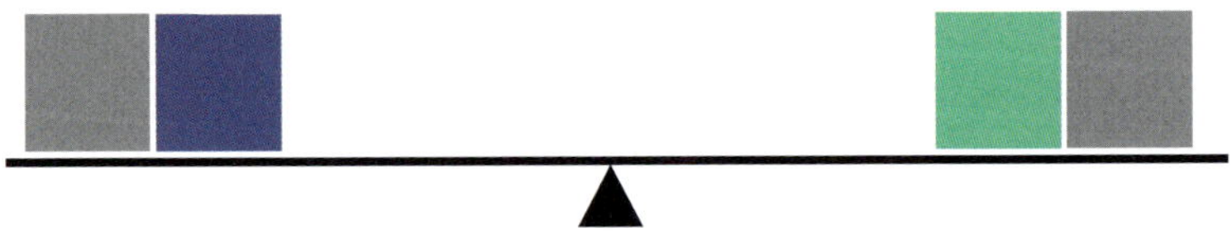

Der Begriff «Flow» geht zurück auf Mihály Csíkszentmihályi (* 1934), einen Psychologieprofessor und Glücksforscher. Er beschreibt einen Zustand, in dem wir völlig konzentriert in einer Tätigkeit aufgehen, mit der Aktivität verschmelzen. Wir erkennen den Flow daran, dass wir uns selbst und die Zeit vergessen. Bedingungen, um in einen Flowzustand zu kommen, sind volle Konzentration und ein sicheres Gefühl der Kontrolle über das, was man gerade tut. Die Aufgabe muss eine gewisse Herausforderung darstellen, der man aber gewachsen ist.

Studien haben gezeigt, dass wir bei der Arbeit mehr Flowzustände erleben als in der Freizeit, obwohl wir dabei weniger stark motiviert sind. Arbeit ist eben nicht nur eine lästige Pflicht, sie hat auch viele Vorteile. Sie gibt uns eine Tagesstruktur (selbst können wir das nur sehr schwer), sie verhilft uns zu Sozialkontakten (und wenn es auch nur ein Lächeln oder ein Grusswort ist), gibt uns Sinn und Anerkennung und bringt erst noch Geld. Arbeit ist deshalb nicht nur aus finanziellen Gründen wichtig, sondern weil sie uns hilft, gesund zu bleiben. Voraussetzung ist allerdings, dass der Arbeitsplatz sich mit unseren Bedürfnissen und Fähigkeiten einigermassen deckt, dass also die «Passung» möglichst gut ist. Leider ist es enorm schwierig, mit einer chronischen Schmerzproblematik einen passenden Arbeitsplatz zu finden.

Flowzustände können auch mit jeder anderen Tätigkeit erreicht werden, aber vor allem mit dem Ausleben unserer Kreativität. Weil sie Flowzustände bewirken können, gehören Kreativität und Kunst auch in jede Behandlung von chronischen Schmerzen.

TIPP *Schmerz ist eine permanente Unterbrechung der Aufmerksamkeit. Machen Sie dem Schmerz Konkurrenz, indem Sie versuchen, in den Flow zu gelangen. Damit gewinnen Sie die Aufmerksamkeit wieder zurück.*

Kennen Sie die Tätigkeiten und Situationen, in denen Sie in den Flow kommen? Pflegen Sie diese auch?

Chronische Ermüdung

31 % der Bevölkerung leiden unter Symptomen von Erschöpfung. Frauen, Alleinstehende und Menschen in niedrigeren sozialen Schichten sind häufiger betroffen. Sind die Symptome länger als ein Jahr vorhanden, bleiben sie bei fast der Hälfte für immer bestehen.

Der Grund dafür: Chronischer Stress – und das haben Sie auf jeden Fall, wenn Sie immer Schmerzen haben – kann schliesslich zur Erschöpfung der Nebennierenfunktion führen, und man findet erniedrigte Cortisolspiegel. Man spricht dann vom *Chronic Fatigue Syndrome*, abgekürzt CFS, bzw. vom chronischen Erschöpfungssyndrom.

Dieses ist charakterisiert durch eine stark beeinträchtigende Erschöpfung, die sechs oder mehr Monate andauert. Sie verbessert sich nicht wesentlich durch Erholungsphasen, verschlechtert sich nach körperlichen Aktivitäten und tritt zusammen mit weiteren Symptomen wie Schlafstörungen, Konzentrationsproblemen und/oder Schmerzen in Muskeln und Gelenken auf.

Was hilft? Die entscheidende Massnahme ist eine Stressreduktion. Bei erniedrigtem Cortisol kann auch mal eine Cortisonsubstitution notwendig werden. Die kognitive Verhaltenstherapie zeigt in Untersuchungen ebenfalls gute Resultate.

Phytotherapeutisch können Rosenwurz, Taigawurz und *Whitania somnifera* eingesetzt werden. Daneben kann mit Mikronährstoffen gearbeitet werden. Bestimmte Mikronährstoffe sind für die Bildung von Neurotransmittern notwendig, andere sind am Energiestoffwechsel beteiligt oder wirken antioxidativ. Insbesondere sollte ein allfälliger Eisen-, Vitamin-B_{12}-, Vitamin-D- und Folsäure-Mangel behoben werden.

ANNA L. HATTE SEIT ÜBER ZWÖLF JAHREN Schmerzen am ganzen Körper, arbeitete aber mit einem 50%-Pensum weiter, was ihr sehr wichtig war. Mit der Zeit wurde sie immer erschöpfter und konnte sich kaum noch dazu aufraffen, morgens aufzustehen und zur Arbeit zu gehen. Wir bestimmten ihren Cortisolspiegel und stellten fest, dass sie selbst kein Cortisol mehr produzieren konnte. Mit der Einnahme von Cortisontabletten kam ihre alte Leistungsfähigkeit wieder zurück. Und da dieser Mangel nicht anders behoben werden konnte, musste sie sie immer weiter einnehmen. (Aber Vorsicht, Cortison hilft nur in ganz speziellen Situationen, und die Verschreibung muss durch einen Hormonspezialisten erfolgen.)

TAKE-AWAY *Eine optimale Versorgung mit Mikronährstoffen kann Stressfolgen vermindern, ist aber nichts gegen eine konsequente Stressreduktion (siehe Seite 193).*

Energie für die Seele

Auch unsere Psyche braucht Energie. Wir haben ein Bedürfnis nach Struktur, d. h. klaren Abläufen, verbindlichen Absprachen und gutem Zeitmanagement. Daneben brauchen wir Stimuli, d. h. geistige Nahrung und eine Perspektive. Aber auch Streicheleinheiten wie Lob, Aufmerksamkeit und Wertschätzung sind wichtig. Werden diese Bedürfnisse nicht befriedigt, verlieren wir Energie.

Wenn Sie sich also wundern, wohin all Ihre Energie abfliesst, lohnt es auch, sich u. a. Folgendes zu fragen:

- Habe ich es mit Menschen zu tun, die sich an Abmachungen halten? (Struktur)
- Bekomme ich die Wertschätzung, die ich verdiene? (Streicheleinheiten)
- Habe ich heute oder in dieser Woche etwas Spannendes gemacht oder vor? (Stimuli)

TIPP *Sie können die Befriedigung der drei Bedürfnisse auf der folgenden Darstellung eintragen. Je grösser die Fläche unter dem Dreieck ist, das Sie erhalten, wenn Sie die Punkte verbinden, desto mehr Energie können Sie tanken.*

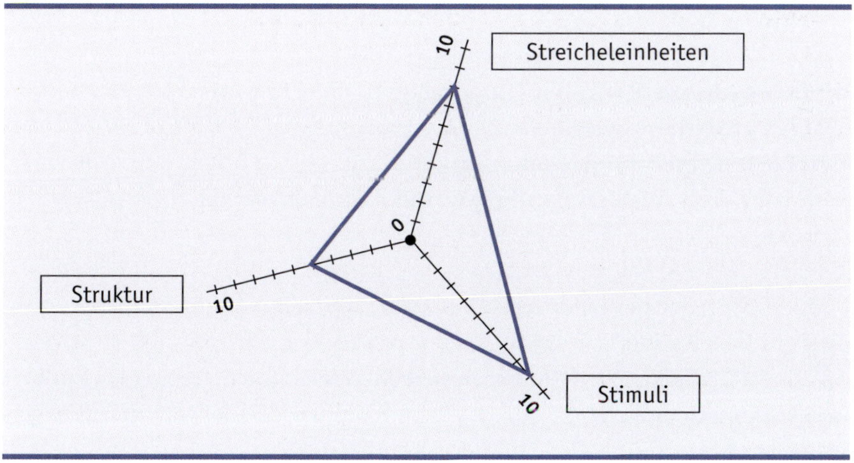

TAKE-AWAY *Beachten wir unsere Bedürfnisse nach Struktur, Stimuli und Streicheleinheiten nicht, verlieren wir Energie; befriedigen wir sie, tanken wir auf.*

EMOTIONEN

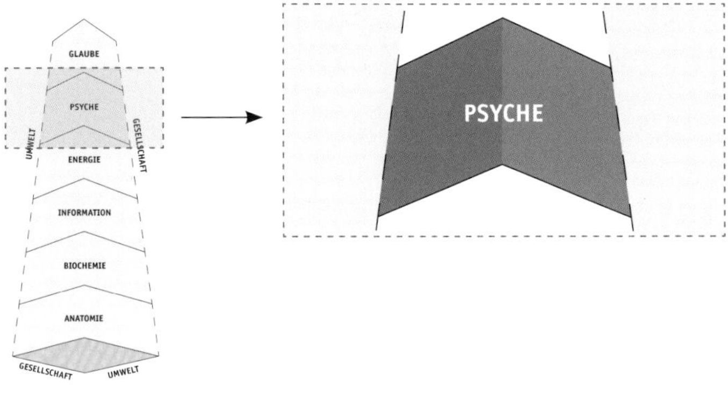

Psychoedukation
Emotionen
Neuropsychotherapie
Psychotherapie
Entspannung

Neuropsychotherapie und Stress, Teil 2

In diesem Kapitel will ich Ihnen zeigen, dass mit unserem Hirn so einiges geschieht, wenn wir Schmerzen haben. Und dass eine Psychotherapie und Arbeiten mit Gedanken, Gefühlen und unserer Sicht der Welt durchaus möglich und lohnenswert ist.

Untersuchungen bei meditierenden Mönchen zeigten eine Vergrösserung und erhöhte Aktivität in ihrem linken präfrontalen Kortex. Dort sind die positiven Gedanken und Stimmungen beheimatet, die für Ausgeglichenheit und Glückserleben stehen. Bei den Mönchen wurde eine um 99,7 % höhere Aktivität gegenüber Normalpersonen festgestellt, und es konnte auch gezeigt werden, dass diese Aktivität dauerhaft besteht, nicht nur während der Meditation. Diejenigen Mönche mit den meisten Meditationsstunden in ihrem bisherigen Leben wiesen die grössten Veränderungen im Gehirn auf.

Umgekehrt führen anhaltende negative Gedanken und Gefühle zu einer verstärkten Wahrnehmung von inneren Bildern, die Schreckliches und Beängstigendes beinhalten, was wiederum eine erhöhte Aktivität in den Angstzentren verursacht und dadurch den rechten präfrontalen Kortex vergrössert.

Das Gehirn kann also allein durch Gedanken, Gefühle und innere Bilder funktionell und strukturell verändert werden, und es ist auf diese Weise dementsprechend trainierbar. Das ist eine gute Nachricht!

Neuropsychologie oder warum Psychotherapie wirkt

Das Gehirn ist die körperlich-materielle Basis von Gefühlen, Gedanken und Verhalten. In ihm sind die persönlichen Fähigkeiten und Neigungen eines Menschen abgebildet. Die Ausprägung verschiedener Hirnstrukturen ist abhängig von den äusseren Einflüssen und vom Gebrauch des Gehirns. Man spricht von Neuroplastizität, also von der Formbarkeit des Hirns. Dieses Veränderungspotenzial bleibt das ganze Leben über vorhanden. Entsprechend gehen wiederholte Erfahrungen und Aktivitäten, etwa das Spielen eines Instruments, mit Veränderungen im Gehirn einher.

Wie Erfahrungen uns prägen

Für die Persönlichkeit und die Psyche wichtige Bereiche des Gehirns sind der präfrontale Kortex, der Hippocampus und die Amygdala:

- Der **präfrontale Kortex** ist zuständig für planvolles Handeln und Orientierung an Werten und Zielen.
- Der **Hippocampus** ist an der Regulierung der Stressreaktion beteiligt und für die Zuordnung von Gedächtnisinhalten und die Überführung von Erinnerungen vom Kurz- ins Langzeitgedächtnis verantwortlich.
- Die **Amygdala** – Mandelkern, es gibt einen in jeder Hirnhälfte – ist das Angstzentrum. Dort werden Reize emotional bewertet, ohne dass sie bewusst wahrgenommen werden.

Die Erinnerungen an die Erlebnisse zu Beginn unseres Lebens sind uns nicht zugänglich, da die Gehirnbereiche für Bewusstheit zum Zeitpunkt der Geburt noch nicht funktionsfähig sind. Sie entwickeln sich ab Mitte des zweiten Lebensjahres; erst ab diesem Zeitpunkt können Erlebnisse und Erfahrungen bewusst erinnert werden. Die Erfahrungen der ersten Lebensjahre werden jedoch trotzdem gespeichert, im sogenannten impliziten oder unbewussten Gedächtnis, der Amygdala. Diese Gedächtnisinhalte bzw. Erfahrungen sind eine wesentliche Grundlage unserer Persönlichkeit. Sie bestimmen die emotionale Färbung alles Erlebten und die unhinterfragten automatisierten Gedanken, Glaubenssätze und Verhaltensweisen, die uns in der Regel auch als Erwachsene noch charakterisieren. Von besonderer Bedeutung für die Entwicklung des Gehirns ist die Qualität der erlebten Bindungsbeziehung; sichere oder unsichere Bindungserfahrungen spielen eine enorme Rolle. Macht ein Baby positive Erfahrungen und werden bei ihm oft angenehme Gefühle hervorgerufen, kommt es zur Ausschüttung von Endorphinen. Diese tragen zum Wachstum der Hirnregionen für positive Emotionen bei. Emotionen und Impulse können besser kontrolliert, z. B. Wutanfälle können verhindert oder Furcht ausgeschaltet werden. Es wird eine positive Selbstbeherrschung und Empathiefähigkeit möglich. Ist die lebensnotwendige Versorgung dagegen mangelhaft und bekommt das Kind kaum Zuwendung und Zärtlichkeiten von der Bezugsperson, wird dies als existenzielle Bedrohung erlebt und führt zu Stress. Die Stresshormone im Hirn sind erhöht, und die mit negativen Emotionen verbundene Hirnregion entwickelt sich besonders gut.

INFO *Die Erfahrungen der frühen Lebensjahre bestimmen die Ausrichtung der Persönlichkeit. Diese Erfahrungen sind geprägt von den wichtigsten Bezugspersonen und dem von ihnen angebotenen Bindungsstil.*

Die Qualität der Bindung legt also weitgehend fest, ob sich ein Kind tendenziell als selbstbewusst oder ängstlich, positiv oder negativ gestimmt, gelassen oder anfällig für Stress entwickelt. Auch die Fähigkeit, spätere Bindungen stabil gestalten zu können, findet hier ihre Grundlage.

INFO *Erlebnisse, die vor der Reifung der mit Bewusstheit einhergehenden Gehirnbereiche stattgefunden haben, können nicht bewusst gemacht werden. Aber wenn Gefühle, für die aktuell kein Anlass ersichtlich ist, immer wieder auftauchen, kann man darauf schliessen, dass sie in gewissen Situationen real erlebt wurden.*

Persönlichkeitsmerkmale, die sich in der Kindheit gebildet haben, verfestigen sich in der Regel im Laufe des Lebens immer weiter. Dank der Neuroplastizität können neuronale Strukturen aber nicht nur in der Kindheit, sondern über die gesamte Lebensspanne hinweg immer wieder aufs Neue verändert werden. Es kann sich auch im Erwachsenenalter noch eine erhöhte Sensibilität für Angst, Stress oder eine übermässige Neigung zu negativen Stimmungen herausbilden, aber es ist ebenso möglich, ein stärkeres Selbstwertgefühl aufgrund von wachsender Lebensweisheit oder eine grössere Gelassenheit zu entwickeln, da man sich mit zunehmendem Alter und Erfolg nicht mehr beweisen muss.

Was Psychotherapie bewirken kann und wie das funktioniert

Die gezielte Herbeiführung neuer Erfahrungen in einer Psychotherapie verdrahtet das Gehirn neu. Eine Psychotherapie führt aber nur dann zur Umstrukturierung im Hirn, wenn die gewünschten Veränderungen immer wieder und möglichst intensiv in Gang gesetzt werden. Der Zustand des Wohlbefindens muss immer wieder wahrgenommen werden, der neue Gedanke muss immer wieder gedacht, das neue Gefühl immer wieder erlebt und das veränderte Verhalten immer wieder praktiziert werden.

Neue heilsame Erfahrungen können manchmal erst in der Beziehung zu einer Psychotherapeutin, zu einem Psychotherapeuten gemacht werden. Sie finden nicht nur auf der bewussten Ebene statt. Was für die Gefühle und Bewertungen früherer Bezugspersonen galt, gilt auf der unbewussten Ebene auch für die Psychotherapeutin. Ihre Sprachmelodie, ihre Körperhaltung, Mimik und Gestik sind von zentraler Bedeutung. Auch das Ambiente des Therapieraums, seine Ausstattung und Farbgestaltung aktivieren das Unbewusste. Alles zusammen signalisiert im besten Fall Wohlwollen, Zugewandtheit und Zuversicht. Aus diesen Gründen ist die gelingende therapeutische Beziehung ein zentraler Faktor im Heilungsprozess.

TAKE AWAY *Psychotherapie wirkt über die Herausbildung und Festigung neuer Erfahrungen, d. h., man muss diese neue Erfahrung immer wieder hervorrufen und das gewünschte gesunde Verhalten möglichst häufig üben.*

Unbewusste Erfahrungen – also solche, an die wir uns nicht erinnern können – orientieren sich nicht an rationalen Kriterien, sondern an körperlich-sinnlichen Wahrnehmungen, an Bildern, Gerüchen, Geräuschen oder Körpersignalen. Darum bewirken Appelle an den Verstand allein keine anhaltenden Veränderungen. Es braucht gelebte neue Erfahrungen, so dass das Unbewusste mitbeteiligt wird.

Untersuchungen zeigen, dass Psychotherapeuten und Psychotherapeutinnen, die als warm, humorvoll und mitfühlend erlebt werden, die besten Therapieerfolge haben, und zwar unabhängig von der Therapiemethode.

Die Psychotherapie zielt nicht nur auf die Bearbeitung von Krankheitssymptomen ab, sondern zugleich auch auf den Ausbau von Ressourcen. Darunter versteht man alle positiven Merkmale, Fähigkeiten und Fertigkeiten, über die ein Mensch verfügt. Ressourcen können sich auf den Körper, die Natur und die räumliche Umgebung beziehen. Sie umfassen die Selbstwahrnehmung, die sozialen Beziehungen, die beruflichen Fähigkeiten und auch die Freizeitaktivitäten.

Ich hoffe, ich konnte Ihnen zeigen, dass man mit einer Psychotherapie am Hirn bzw. an der Psyche so arbeiten kann wie an den Muskeln in einem Fitnessstudio. Und glauben Sie mir, es lohnt sich, Ihr Hirn zu lieben. Und es so zu trainieren wie Ihren grossartigen Körper.

Stress, Teil 2

Da Stress heute in unseren Breitengraden als **der** krank machende Faktor angesehen werden darf, gehe ich hier nochmals etwas ausführlicher darauf ein.

Stress setzt sich aus einem Stressor, der individuellen Stressverarbeitung und der Stressreaktion zusammen.

Stressoren

Unter Stressoren versteht man belastende Reize, wobei chemische (Drogen, Chemikalien), physikalische (Hitze, Kälte, Lärm), körperliche (Verletzung, Schmerz, Hunger, Behinderung), seelische/psychische (Versagensängste, Zeitdruck, Leistungsüberforderung) und soziale Stressoren (Konflikte, Meinungsverschiedenheiten, Verluste von Angehörigen, Isolation, Rivalität, Intrigen) unterschieden werden.

Stressoren werden auch anhand der Einwirkungsdauer unterschieden, wobei Reizdauer und Intensität unterschiedlich sein können. Eine lange Einwirkzeit und/oder ein häufiges Auftreten bezeichnet man als chronischen Stress. Unter den sogenannten *daily hassels* sind allerlei kleinere alltägliche Stresssituationen und Belastungen zu verstehen, zum Beispiel überfüllte Züge beim Pendeln, der Drucker, der unvermittelt aussteigt, lange in einer Schlange anstehen zu müssen, verspätet zu einer Sitzung zu kommen usw. Wahrscheinlich sind diese Alltagsprobleme aufgrund ihrer Häufigkeit gesundheitsschädigender als die grossen und eher seltenen Lebensereignisse. *(Meine Rede!)*

INFO *Soziale Stimuli (also Beziehungen) gehören für den Menschen (als soziales Wesen) zu den stärksten natürlich vorkommenden Reizen. Sind sie negativ (z. B. Streit, Liebesentzug bzw. sozialer Ausschluss, Mobbing), gelten sie als besonders gesundheitsschädigend.*

Individuelle Stressverarbeitung

Ob ein Reiz stressvoll ist oder nicht, hängt von der Stressbewältigung ab, also von der subjektiv-kognitiven Bewertung und Interpretation des Ereignisses durch die betroffene Person und von den ihr zur Verfügung stehenden Bewältigungsressourcen.

Eine Situation kann als Bedrohung, Verlust, Provokation oder aber als eine Herausforderung interpretiert werden, was von den früheren Erfahrungen abhängig ist. Je nachdem werden unterschiedliche Gefühle ausgelöst, zum Beispiel:

- Bedrohung → Angst
- Verlust → Traurigkeit
- Provokation → Wut
- Herausforderung → Aktivierung

TAKE-AWAY *Je nach persönlichem Hintergrund wird eine Stresssituation ganz unterschiedlich erlebt.*

Auf der Verhaltensebene findet Stressbewältigung entweder problemorientiert oder emotionsorientiert statt. Vorteilhafterweise machen wir beides zusammen. Die problemorientierte Bewältigung umfasst alle Versuche,

> **BUCHTIPP**
> Guy Bodenmann, Christine Klingler: **Stark gegen Stress.** Mehr Lebensqualität im Alltag. Beobachter-Edition, Zürich 2013.
> **www.beobachter.ch/buchshop**

sowohl die Situation selbst als auch die eigene Einstellung und das eigene Verhalten zu verändern (Aufgaben delegieren, persönliche Zeitplanung verändern, Nein sagen, nach Unterstützung suchen). Die emotionsorientierte Bewältigung bezweckt die Reduktion von unlustbetonten Stressemotionen wie Angst und Ärger (Entspannungsübungen, Ablenkungsversuche, körperliche Aktivität, Schreien, Schimpfen, Selbstvorwürfe usw.).

Was bei Stress im Körper vor sich geht

Die körperliche Reaktion des Stressverarbeitungssystems ist im Wesentlichen die Ausschüttung von Adrenalin und Noradrenalin und eine Erregung des sympathischen Nervensystems. Dies fördert die fokussierte Aufmerksamkeit, sodass Sie optimal auf den Reiz reagieren können. Zudem werden Erinnerungen an die bedrohliche Situation gespeichert. Wichtig im Zusammenhang mit Schmerzen: Bleiben die Stresshormone länger im Körper, kommt es einerseits zu einer Sensibilisierung des Schmerzsystems und andererseits zu einer Verstärkung der Schmerzen über das vegetative Nervensystem und der dadurch erhöhten Muskelspannung.

Die drei Möglichkeiten im Umgang mit Stress

Mit den folgenden Handlungsoptionen geht es dem Stress an den Kragen:

- **Stressoren vermindern.** Tönt gut, ist aber zweischneidig: Eine Beziehung ist einerseits eine Ressource, andererseits eben bisweilen stressig. Und wenn Sie die stressige Arbeit reduzieren, haben Sie weniger Geld, was auch wieder Stress verursachen kann. Wägen Sie also gut ab.

TIPPS *Machen Sie eine Liste mit all den Dingen, die Sie tun (Arbeit, Freizeit, Haushalt, Beziehungen), und geben Sie an, wie hoch der Stressanteil dabei ist.*

Um den Zeitstress in den Griff zu bekommen, empfehle ich Ihnen einen Tages- und Wochenplan, wobei alle Aktivitäten erfasst werden sollten, auch die entspannenden. So können Sie einerseits schauen, dass Sie genug Erholung bekommen (Aktivitäten, die mehr Erholung als Stress sind), andererseits merken Sie, dass Sie sich an einem Tag nur einer beschränkten Anzahl Aktivitäten widmen können. Sie erreichen mit einer solchen Planung, dass Ihre Bilanz in Sachen Stress-Erholung besser stimmt.

- **An der Stressverminderung arbeiten.** Wie wir gesehen haben, ist die Erregbarkeit des Stresssystems – also die Schwelle, bei der Angst, Panik oder auch Aggressionen entstehen – besonders niedrig bei Menschen, die in ihrer frühen Kindheit Stress erlebt haben. Daran können Sie nichts mehr ändern! Das Bewusstsein aber, wie Sie eine Situation interpretieren, kann helfen, besser darauf zu reagieren.

TIPPS *Machen Sie eine Liste mit Situationen (Aktivitäten), wie Sie sie erleben (Bedrohung, Verlust, Provokation, Herausforderung), und den Gefühlen (Angst, Traurigkeit, Wut, Aktivierung), die sie bei Ihnen auslösen.*

Listen Sie für jede dieser Situationen auf, ob Sie und welche Ressourcen Sie haben, um mit der Herausforderung fertigzuwerden.

Listen Sie auch auf, wie Sie sich in der jeweiligen Situation verhalten (mehrheitlich problemorientiert oder emotionsorientiert).

Übrigens stresst es auch, nicht abgeschlossene Aufgaben mit sich herumzutragen. Listen Sie auf, welche laufenden Aufgaben und Verpflichtungen Sie haben. Und schreiben Sie dazu, ob Sie sie abschliessen können – und wenn nicht, warum nicht.

- **Körperliche Stressreaktion verringern.** Körperliche, d. h. muskuläre Aktivität führt dazu, dass Stresshormone sich schneller abbauen.

TIPPS *Sich ärgern und rumsitzen bringt gar nichts – rausgehen und sich bewegen schon!*

Sie können auch Entspannungsübungen machen oder sich in eine Tätigkeit vertiefen, sodass Sie in den Flow (siehe Seite 162) kommen (was wiederum die Endorphinausschüttung fördert). Aber am besten erst nach der körperlichen Aktivität.

Ein Wort zur Erholung

Im Umgang mit Stress ist neben der Stressbewältigung die ausgewogene Bilanz zwischen Erholung und Beanspruchung wesentlich. Erholung ist ein dreiphasiger Prozess:

- Erste Phase: Distanzierung, Abstand gewinnen und die Aufmerksamkeit auf die zweite Phase lenken.
- Zweite Phase: Dies ist die eigentliche Regenerationsphase mit der Restitution (dem «Auffüllen») der verbrauchten Energien, der Entspannung der Muskulatur, der Reorganisation der Gedanken und der Wiederherstellung des emotionalen Gleichgewichts.
- Dritte Phase: Diese Phase dient der geistigen Vorbereitung auf die nächste Belastungssituation. Ein plötzlicher Wechsel von der Regenerationsphase zur nächsten Belastungssituation sollte nach Möglichkeit vermieden werden.

Schwierigkeiten entstehen, wenn eine Person denkt, sie brauche nicht so viel Erholung, oder aber wenn die Erholung gestört wird, d.h., wenn jemand trotz optimaler Voraussetzungen durch andere Umstände gestört wird (z.B. Lärm, emotionale Diskussionen).

TIPP *Prüfen Sie für sich: Stimmt Ihre Bilanz zwischen Beanspruchung und (täglicher) Erholung? Je ausgewogener, desto besser für Ihre Stressbewältigung.*

ERHOLUNG NACH EINEM UNFALL ODER EINER OPERATION

Es gibt Untersuchungen zur benötigten Erholungszeit nach einer Hirnerschütterung bei Kindern. Das Kind fällt auf den Kopf, ist kurz ohnmächtig und weiss nicht mehr, was es vor dem Ereignis gemacht hat. Was schätzen Sie, wie lange braucht es, bis es sich vollständig erholt hat?

Es sind nicht weniger als neun Monate! Das Kind fällt im Alltag nicht auf, es ist vielleicht etwas müder als sonst und hat leichte Konzentrationsstörungen. Wenn es dann drei Monate nach dem Unfall an die Aufnahmeprüfung fürs Gymnasium geht und nicht besteht, so kann es eben sein, dass es einfach noch nicht ganz erholt ist.

Ähnliche Zeiten hat man übrigens auch nach Operationen bei Erwachsenen festgestellt. Nach starken psychischen Belastungen wie etwa Mobbing braucht es für die volle Erholung noch länger. ■

Und wie geht nun Erholung? Schlaf ist die allgemeinste und bedeutsamste passive Erholungsmassnahme. Schlafstörungen führen zu erhöhtem Stress. Aber auch physikalische Reize wie Massagen, Dampfbad und Sauna können sehr erholsam sein. Daneben sind Entspannungsverfahren sehr wichtig (mehr dazu ab Seite 193). Und nicht vergessen: Erholung braucht viel Zeit.

INFO *Erholung kann man nicht aufschieben. Untersuchungen haben gezeigt, dass Ferien nicht so viel bringen wie tägliche Regenerationszeiten.*

TIPP *Ein Rat zum Schluss: Gönnen Sie sich eine professionelle Unterstützung, so können Sie Ihre Aufgaben, Anforderungen und Ihren Umgang damit besprechen. Erfahrungsgemäss drehen wir uns alleine häufig im Kreis!*

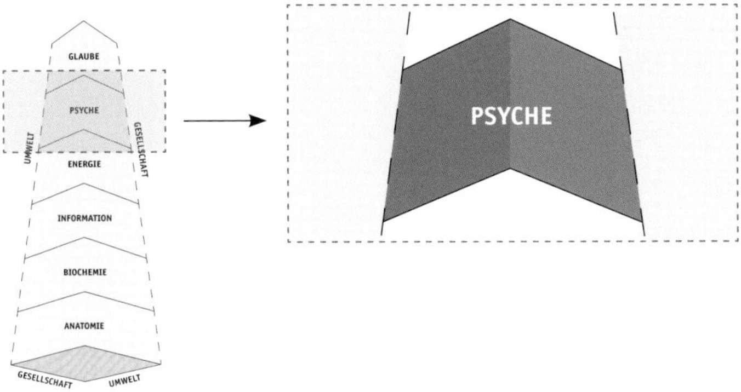

Psychoedukation
Emotionen
Neuropsychotherapie
Psychotherapie
Entspannung

Psychotherapeutische Verfahren

In diesem Kapitel kommen die wichtigsten psychotherapeutischen Verfahren in der Schmerztherapie zur Sprache. Es lohnt sich unter Umständen, mit mehreren Therapeutinnen und Therapeuten ein Erstgespräch zu vereinbaren, um die richtige Person und die für Sie passende Therapieform zu finden.

Das auch heute noch gültige naturwissenschaftliche Verständnis des Schmerzes geht von der Annahme aus, dass Schmerz der Ausdruck einer körperlichen Funktionsstörung ist. Aber nochmals zur Wiederholung: Neurobiologisch besteht eine Überlappung der zentralen neuronalen Netzwerke, in denen körperlicher und sozialer bzw. psychischer Schmerz verarbeitet werden. Beim Übergang vom akuten zum chronischen Schmerz, also bei der Chronifizierung, kommt es zur Verlagerung des zentralen

Aktivitätsmusters vom nozizeptiven zum emotionalen Netzwerk, sodass Beziehungen bei chronischen Schmerzen immer wichtiger werden (mehr dazu auf Seite 23).

«Es ist nicht immer der Schmerz, der das Leben unerträglich macht, sondern häufig ist es umgekehrt so, dass das Leben den Schmerz unerträglich macht.»

David E. Bresler, amerikanischer Schmerzmediziner und Autor des Buches «Free Yourself From Pain»

Die Geschichte der Medizin hat zu einer passiven Erwartungshaltung von Patientinnen und Patienten geführt: «Der Doktor wird es richten. Und wenn der es nicht kann, kann es ein anderer.» Der Verzicht auf einen selbstverantwortlichen Umgang mit der eigenen gesundheitlichen Problematik hat zur enormen Zunahme von Schmerzerkrankungen beigetragen. **Denn Schmerzen, vor allem wenn sie chronisch werden, haben auch immer psychische, soziale und kulturelle Auswirkungen.** Chronisch heisst also nicht nur lange andauernd, sondern auch in unterschiedlichem Masse lebensbestimmend.

Welches ist Ihr Schmerzverhalten?

Schmerzen führen zu einem bestimmten Schmerzverhalten. Unterschieden werden fünf verschiedene Verhaltensmuster:

1. **Passives Vermeidungsverhalten.** Geringe körperliche und soziale Aktivität und häufiges Äussern körperlicher Beschwerden. Es bestehen passive Bewältigungsstrategien wie hoher Medikamentenverbrauch und häufige Behandlungen.
2. **Fear-Avoidance-Modell.** Angst *(fear)* führt zu einem Verhaltensmuster, das sich nicht mehr an den biologischen Bedürfnissen orientiert, sondern den Überzeugungen und Ängsten folgt. Dies führt zu einer überhöhten Wahrnehmung von Schmerzen und zu einem starken Vermeidungsverhalten *(avoidance)*. Dies wiederum zieht Dekonditionierung, körperliche Defizite, Hilf- und Hoffnungslosigkeit, Angst und Depression nach sich – und mehr Schmerz.
3. **Distress-Endurance- und Eustress-Endurance-Modell.** Überforderungsverhalten mit der Tendenz, eine Arbeit trotz zunehmender Schmerzen fertig zu machen *(endurance)*, und die Unfähigkeit, rechtzeitig Pausen einzulegen. Beim Ersteren bestehen auf emotionaler Ebe-

ne Angst und Depressivität (Distress). Menschen mit Eustress-Endurance-Verhalten verfolgen Durchhaltestrategien in Verbindung mit Ignorieren und Bagatellisieren der Schmerzerfahrungen sowie einer ausgesprochen positiven Stimmung trotz Schmerzen. In beiden Fällen kommt es wegen der Durchhaltestrategien langfristig zu Überbelastung und Verstärkung der Schmerzen.

4. **Assimilative Bewältigung.** Anstrengung, die persönlichen Ziele und Wünsche trotz der Schmerzen zu erreichen, zum Beispiel mit Training.
5. **Akkomodative Bewältigung (Flexibilität).** Anpassung des Wollens an das Können, Ziele und Wünsche werden an die reduzierten Möglichkeiten angepasst (Akzeptanz).

TIPP *Versuchen Sie, sich in eines dieser fünf Verhaltensmuster einzuteilen. Häufig besteht eine Mischung aus verschiedenen Verhaltensmustern – welche sind das bei Ihnen?*

Das Hauptanliegen psychotherapeutischer Interventionen in der Schmerztherapie ist die Förderung Ihrer Eigenaktivität und Selbstkompetenz im Umgang mit den Schmerzen und deren Folgen, sodass Sie Ihren Schmerzen nicht hilflos ausgeliefert sind, sondern aktiv und bewusst in das Schmerzgeschehen eingreifen können. So lässt sich wie bereits erwähnt die Lebensqualität trotz chronischer Schmerzen steigern.

Das gilt für alle Therapien

Ich wiederhole hier gerne nochmals, was ich bereits auf Seite 170 angemerkt habe: Psychotherapeutinnen und Psychotherapeuten, die als warm, humorvoll und mitfühlend eingeschätzt werden, erzielen die besten Therapieerfolge, und zwar unabhängig von der Therapiemethode. Investieren Sie etwas Zeit, um die passende Therapieform und vor allem auch die richtige Therapeutin, den passenden Therapeuten zu finden. *Früher war das sehr häufig der Friseur, heute hat auch der nicht mehr so viel Zeit.*

Bei allen Therapien muss immer der Transfer von der Therapie in den Alltag erfolgen. Pochen Sie darauf und holen Sie die entsprechenden Tipps bei Ihrem Therapeuten ab!

Und nicht vergessen: Schmerzen müssen multimodal angegangen werden. Also die anderen Therapien (Physiotherapie, Training, Ernährung, Neuraltherapie, Akupunktur …) nicht weglassen.

TAKE-AWAY *Nicht jede Patientin, jeder Patient mit chronischen Schmerzen braucht zwangsläufig eine psychotherapeutische Behandlung. Chronische Schmerzen sind jedoch eine multidimensionale Angelegenheit, und deshalb ist auch Behandlung in allen Dimensionen angezeigt. Wenn der Körper schmerzt, schmerzt auch die Seele. Es ist also sinnvoll, eine psychotherapeutische Begleitbehandlung zu prüfen. In grossen Untersuchungen konnte festgestellt werden, dass es mit diesem Ansatz zu deutlich besseren Resultaten kommt. Die Behandlungserfolge lagen im Durchschnitt etwa doppelt so hoch wie bei lediglich somatischen (körperlichen) Behandlungen.*

PSYCHOLOGISCHER ODER ÄRZTLICHER PSYCHOTHERAPEUT?

Der Unterschied zwischen Psychologen und Psychiatern ist der Studienabschluss. Psychiater sind Ärzte, die dementsprechend auch Medikamente verschreiben können, was Psychologen nicht dürfen. Um als Psychotherapeuten arbeiten zu können, brauchen beide eine zusätzliche Psychotherapieausbildung. Und hier gibt es ganz viele verschiedene Richtungen. Daneben gibt es eine psychosomatische Zusatzausbildung für Ärzte (Fähigkeitsausweis für psychosoziale und psychosomatische Medizin).

Die Behandlungskosten bei Ärzten werden grundsätzlich von der Grundversicherung der Krankenkasse übernommen, diejenigen bei Psychologen auch, sofern sie delegiert bei einem Psychiater arbeiten. Ansonsten gibt es bis jetzt für die Behandlung bei einem psychologischen Psychotherapeuten nur Beiträge aus einer ambulanten Zusatzversicherung. ■

In der Schmerzmedizin haben sich vor allem die kognitive Verhaltenstherapie und die Akzeptanz-Commitment-Therapie (ACT) bewährt.

Kognitive Verhaltenstherapie

In der kognitiven Verhaltenstherapie geht man davon aus, dass die Kognition, also unsere Wahrnehmung und unser Denken, entscheidend für das Verhalten des Menschen ist. Der Mensch richtet sein Handeln nach seiner subjektiven Wahrnehmung der Welt und nicht nach objektiven Kriterien aus.

INFO *Die Art und Weise, wie wir mit unseren Gedanken, Gefühlen und mit unserem Verhalten auf Stress im Alltag reagieren, kann körperliche Schmerzen aufrechterhalten oder sogar verstärken, aber auch besser erträglich machen.*

Körperliche Schmerzen können durch folgende Einflüsse massiv beeinflusst werden:

- **Psychosoziale Stressoren** wie z. B. anhaltende Konflikte mit Kolleginnen, Vorgesetzten, Partner, Kindern oder anderen Personen. (*Nachbarn nicht vergessen. Jeder Schweizer, jede Schweizerin kennt das Schlachtfeld Waschküche!)*
- **Körperliche Stressoren** sind anhaltend einseitige (z. B. vornüber gebeugte) Körperhaltungen, die häufige Wiederholung bestimmter Bewegungsabläufe, aber auch Schlafstörungen und die Schmerzen selbst.

TIPP *Gehen Sie der Frage nach, welches Ihre wiederkehrenden Stressoren sind. Können Sie sie loswerden? Und wenn nicht, warum nicht? Überlegen Sie, ob Sie nicht im Umgang mit Ihren Belastungen Hilfe annehmen könnten.*

Die kognitive Verhaltenstherapie versucht, ungünstige Gedanken- und Verhaltensmuster zu identifizieren und zu verändern. Erster Schritt ist das Erkennen unzuträglicher automatischer Gedanken sowie der negativen Gefühle, zu denen sie führen, und ungünstiger Verhaltensweisen. Dies lässt eine Veränderung erst möglich werden.

In einem zweiten Schritt werden Änderungsziele vereinbart. Diese sollen so konkret als möglich formuliert werden.

Zentrales Thema ist also nicht die aktive Auseinandersetzung mit den Schmerzen, sondern es gilt, das Funktionsniveau trotz des Schmerzes zu erhalten oder zu steigern. Die therapeutische Grundhaltung zielt ab auf eine körperliche und psychische Aktivierung, auf Unterstützung der Autonomie und Förderung von Kompetenzen. Kurz zusammengefasst könnte man sagen: Die Hilfe zur Selbsthilfe steht im Vordergrund.

TAKE-AWAY *Ziel der kognitiven Verhaltenstherapie ist nicht die Schmerzreduktion, sondern die bessere Schmerzbewältigung, d. h. eine Verbesserung der Lebensqualität trotz der Schmerzen. Dazu gehören eine Veränderung der kognitiven Bewertung der Schmerzen, der Abbau von Gefühlen der Hilflosigkeit und von schmerzbezogenen negativen Gedanken sowie der Aufbau von Vertrauen in die eigenen Kompetenzen – all dies kann nur über eine Verhaltensänderung erfolgen. Diese allein genügt aber nicht, sondern die Veränderungen bezüglich Überzeugungen und Einstellungen sind für die Beständigkeit des Resultates ebenso zentral.*

Einmal mehr geht es also nicht darum, Schmerzen um jeden Preis verhindern zu wollen. Denn irgendeinmal wird die ständige Suche nach wirksamen Behandlungsoptionen zum eigentlichen Problem.

Akzeptanz-Commitment-Therapie (ACT)

Ich gehe etwas ausführlicher auf diese Methode ein, da sie die wichtigsten Grundprinzipien einer förderlichen inneren Haltung gegenüber Schmerzen zusammenfasst.

In der ACT versucht man nicht, den Schmerz zu kontrollieren, sondern die ganze Energie, die man für die Kontrolle aufwendet, auf die Aktivität im Alltag zu übertragen. Dieser Ansatz hat nicht primär einen Einfluss auf den Schmerz, sondern auf eine bessere Handlungsperformance und somit auf eine bessere Befindlichkeit. Das Ziel deckt sich also in etwa mit dem der kognitiven Verhaltenstherapie, jedoch gelangt man dahin auf einem leicht anderen Weg. Der erste Schritt besteht darin, die Akzeptanz für die gegebenen Umstände zu fördern, wie es die Bezeichnung dieser Therapie schon besagt, bzw. eine geistige Flexibilisierung zu bewirken. Auf dieser Grundlage lassen sich dann neue Verhaltensmuster entwickeln – sie müssen so lange eingeübt werden, bis sie im Alltag zur Gewohnheit werden.

Die Kraft von Metaphern

In der ACT sollen Freiheit und Flexibilität des Verhaltens mithilfe von Metaphern gefördert werden. Mittels Analogien lässt sich Wissen von einem Erfahrungsbereich in einen anderen transferieren.

ALS BEISPIEL DIENT ETWA die Treibsandmetapher: Gegen unangenehme Gefühle wie zum Beispiel Angst blind anzukämpfen ist wie wildes Umhertreten im Treibsand, man versinkt immer tiefer und steckt am Ende fest.

Geschichten und Metaphern haben zwei Funktionen: Zum einen wirken sie direkt auf unser Denken, zum anderen regen sie Such- und Findungsprozesse an. Durch eine Metapher wird Ihnen nahegelegt, Ihr bisheriges Verhalten zu verändern, ohne dass Ihnen eine exakte Handlungsweise vorgegeben wird. Dabei kommt Ihnen die Tatsache zugute, dass exakt dieselben neuronalen Netzwerke im Gehirn aktiv werden – egal, ob Sie Handlungen tatsächlich ausführen oder sich diese nur vorstellen.

Psychische Flexibilität

Die angestrebte psychische Flexibilität, wie sie auch die Metaphern fördern sollen, ist das Resultat des Zusammenwirkens der folgenden sechs Elemente: Gegenwärtig leben, Achtsamkeit, Akzeptanz, Defusion, Gewahrsein im Jetzt, Selbstkonzept.

1. **Gegenwärtig leben.** Damit ist gemeint, sich des gegenwärtigen Augenblicks gewahr zu sein, bewusst im Hier und Jetzt zu leben. Wenn wir zu häufig und zu lange in der Vergangenheit oder in der Zukunft verhaftet sind, wie es unsere Gedanken gern tun, dann verpassen wir das, was gerade eben mit uns und um uns herum passiert.

2. **Achtsamkeit.** Am einfachsten erreicht man Achtsamkeit über die fünf Sinne (Sehen, Hören, Schmecken, Riechen und Berühren). Dabei geht es um die reine Wahrnehmung, ohne Bewertung nach gut oder schlecht – das ist gar nicht so einfach, aber trainierbar. Achtsamkeit ist ein zentraler Aspekt in der Behandlung chronischer Schmerzen, denn psychisches Leiden wird hauptsächlich durch unsere Bewertung ausgelöst (siehe auch Seite 152).

TAKE-AWAY *Achtsamkeit ist die Fähigkeit, die Gegenwart bewusst zu erleben. Um achtsamer zu sein, gilt es Folgendes zu tun:*
- *mit all unseren Sinnen erleben,*
- *wahrnehmen, was geschieht, und dabei möglichst nicht bewerten. Wenn das nicht möglich ist: sich wenigstens bewusst sein, dass man bewertet.*

3. **Akzeptanz.** Um Akzeptanz verstehen zu können, müssen wir verschiedene Aspekte anschauen.
   - **Kreative Hoffnungslosigkeit** bedeutet, das aufzugeben, was nutzlos ist, und sich gleichzeitig offen zu zeigen für Alternativen sowie den Mut zu haben, Neues auszuprobieren. Wenn alle Lösungsversuche offensichtlich keinen Erfolg bringen, macht das zuerst einmal ratlos bzw. hoffnungslos. Und da wir noch nicht wissen, was stattdessen zu tun ist, können wir dieses Stadium als Hoffnungslosigkeit bezeichnen. Dann kommt aber gleich die Frage: Und was jetzt? Und da ist es sinnvoll, kreativ und mutig zu sein.
   - **Kontrolle:** Häufig versuchen wir krampfhaft, etwas zu kontrollieren, was nicht kontrollierbar ist. Unliebsame Gedanken und Gefühle können zwar kurzfristig unterdrückt werden, treten jedoch in der Folge fast zwangsläufig wieder auf.

TAKE-AWAY *Ungewollte Gedanken, Vorstellungen, Erinnerungen und Gefühle wirken störend, sind vielleicht sogar schmerzhaft, lassen sich aber nicht kontrollieren.*
Deshalb nochmals die wichtigsten Fake News:
- *Bewusste Kontrolle funktioniert in der Aussenwelt → Falsch.*
- *Man muss an persönlichen Erlebnissen und an sich selbst arbeiten → Unsinn.*
- *Bei anderen Menschen funktioniert Kontrolle → Tut es nicht, aber sie geben es nicht zu.*

   - **Erlebnisvermeidung** ist der Versuch, Ereignissen, die mit ungewollten Gedanken oder Gefühlen verbunden sind, auszuweichen. Unangenehmes nicht erleben zu wollen ist etwas ganz Natürliches. Es kann auch nützlich und sinnvoll sein. Den betrunkenen Partner nicht Auto fahren zu lassen ist z. B. höchst sinnvoll. Entscheidend ist nicht die Art oder die Form der Erlebnisvermeidung, sondern ihre Funktion: Wenn wir mal keine Lust haben, Leute zu treffen, ist das völlig okay. Wenn wir allerdings Leute nicht treffen wollen, damit wir keine Angst empfinden müssen, wird dieses Verhalten strategisch und damit problematisch. Die Vermeidung von Angst wird mehr und mehr zum Lebensinhalt, unsere Gedanken, Gefühle und Handlungen werden darauf ausgerichtet. Das macht die Situation immer schlimmer.

DAZU EINE METAPHER: Sie haben einen kaputten Zahn und gehen damit zu einer sehr netten Zahnärztin, die schöne Musik auflegt und Witze macht, Ihre gesunden Zähne untersucht, aber den kaputten Zahn ignoriert. Es ist ein angenehmes Erlebnis, da Sie keine Schmerzen erlebt haben. Das passiert nun jedes Mal, wenn Sie zu ihr gehen. Ihr Zahn wird immer schlechter, und es bildet sich ein Abszess, aber die Zahnärztin kümmert sich weiterhin nur um die gesunden Zähne. Sie will nicht, dass Sie ihretwegen Schmerzen erleiden oder sich unwohl fühlen.

Werden Sie zufrieden sein mit dieser Zahnärztin? Vermutlich eher nicht. Denn wenn Sie gesunde Zähne haben wollen, müssen Sie sich um den kranken Zahn kümmern, auch wenn es Ihnen richtig wehtut.

– **Bereitwilligkeit** heisst einfach bereit zu sein. Dies ist eine Haltung, eine Einstellung dem Leben gegenüber und drückt sich im aktuellen Tun aus. Es ist die Bereitschaft, die unangenehmen Gedanken, Gefühle und Ereignisse zu ertragen, die unser Weg mit sich bringt.
Immer wenn ich von jemandem, den ich zu überzeugen versuche, etwas Gutes zu tun, höre: «Ich luege mal», kommt mir mein Freund in den Sinn, der mir in einer solchen Situation einst sagte: «Wenn luege willsch, chauf dr es Färnglas, gang is Graubünde und lueg dr d'Steiböck aa!»

TAKE-AWAY *Akzeptanz ist wie das Annehmen der Post vom Postboten. Die Briefe müssen einem nicht gefallen.*

4. Defusion. Defusion bedeutet Entschmelzen: Unbewusst verknüpfen wir unser Erleben mit Worten, können es dadurch ordnen, kategorisieren und bewerten. Dabei identifizieren wir uns häufig mit unseren eigenen Gedanken, fusionieren (verschmelzen) mit ihnen. Am häufigsten kategorisieren wir nach gut und schlecht, richtig und falsch, fair und unfair, unschuldig und schuldig. Solche Bewertungen sind völlig willkürlich und entsprechen häufig nicht den Tatsachen. Mit Defusion ist das Einnehmen einer distanzierten Haltung gegenüber den eigenen Gefühlen und Gedanken gemeint. Oder anders gesagt: Glauben Sie nicht alles, was Sie denken.

5. **Gewahrsein im Jetzt.** Gewahrsein heisst in Kontakt sein mit den momentanen Ereignissen und sich dabei seiner Gedanken, Gefühle und Körperempfindungen gleichzeitig bewusst zu sein. Wenn wir Gemüse schneiden, schneiden wir Gemüse und denken ans Gemüseschneiden. Der Heiratsantrag, den wir nach dem Essen machen wollen, ist nicht wichtiger als das Schneiden des Gemüses.

6. **Selbstkonzept.** Mit «Selbst» sind unsere Überzeugungen, Gedanken und Vorstellungen gemeint. Wir bilden Konzepte über die Welt und unsere eigenen Reaktionen. Wir sagen z. B: Ich bin ein guter Vater, ich bin ein Mensch, der niemals aufgibt usw. Wir definieren uns darüber, was wir über uns denken. Diese Selbstkonzepte können nützlich sein, sie liefern eine Art Zusammenfassung unseres Ichs, eine Identität. Wenn wir jedoch stark an unserem Selbst festhalten, können sie auch zu einem Gefängnis werden.

Das C in ACT: Commitment

Für das Wort Commitment gibt es keine adäquate deutsche Übersetzung; es bedeutet so viel wie sich bekennen, sich verpflichten. In der ACT ist damit ein engagiertes Handeln gemeint. Dafür müssen wirkungsvolle Handlungsmuster entwickelt werden, das eigene Verhalten wird bewusst geplant. Wichtig ist aber auch, dass die getroffene Entscheidung nicht zum Zwang wird.

Um festzulegen, welches unser Commitment sein soll, können wir unsere Werte betrachten.

Mit **Werten** sind frei gewählte Lebensorientierungen gemeint, die dem Leben Sinn und Richtung verleihen und abbilden, wie sich eine Person ein gut gelebtes Leben vorstellt, was sie erleben und was sie erreichen möchte. Werte kann man nicht wie Ziele erreichen, sondern man muss sie immer wieder leben. Werteorientierungen beruhen in der ACT auf Handlungen. Wenn wir unsere Werte als Handlungen betrachten, wird Einfluss darauf möglich. Wir drücken sie deshalb mit Verben aus, und um ihnen eine bestimmte Qualität zu geben, beschreiben wir sie mit Eigenschaftswörtern (Adverbien). Beispiele sind etwa «die Kinder liebevoll erziehen», «die Welt neugierig bereisen».

TIPP *Wie definieren Sie sich? Wählen Sie Aussagen mit «Ich bin ...», danach auch solche mit Handlungen. Welche fühlen sich gut an? Welche sind flexibel?*

Tiefenpsychologische Verfahren

Die unbewussten Anteile unserer Psyche haben bekanntermassen Einfluss auf unser Erleben und unser Handeln. Bei der tiefenpsychologischen Sichtweise geht man davon aus, dass unbewusste, verdrängte bzw. unverarbeitete Konflikte aus der Vergangenheit vorhanden sind, die sich auch heute noch negativ auf das Erleben auswirken. Die tiefenpsychologische Therapie will diesen Anteil erkennbar machen.

Wenn die Schmerzsymptomatik im Zusammenhang steht mit tief greifenden Störungen der Affektregulation (z. B. im Rahmen von Persönlichkeitsstörungen), traumatischen Erfahrungen (z. B. Misshandlung oder Missbrauch), akuten lebensverändernden Ereignissen (z. B. Verlusterfahrungen wie Trennung, Tod oder Migration) oder einer Dekompensierung (akute psychische Reaktion, «Nervenzusammenbruch») infolge einer chronischen Überlastungssituation, sind tiefenpsychologische Behandlungen unter Umständen vorteilhaft.

INFO *Beim tiefenpsychologischen Ansatz geht man davon aus, dass der Schmerz ein Ersatz für einen verdrängten seelischen Konflikt ist oder eine Ersatzwahrnehmung bei einer existenziellen Krise des Selbstwertgefühls.*

Man kann Gefühle unterdrücken oder ganz verdrängen, sie gehen jedoch mit einer inneren Erregung und muskulärer Anspannung einher. Man spricht von psychovegetativer Erregung. Je heftiger das unterdrückte Gefühl ist, desto stärker ist die körperliche Reaktion. Diese vegetativen Vorgänge können so stark sein, dass sie entweder körperliche Schmerzen verstärken oder eigenständige, psychisch bedingte Schmerzen hervorrufen.

Sie werden mit dieser Therapieform in Kontakt kommen, wenn Sie sich mit einer psychotherapeutischen Behandlung befassen. Sie gilt auch immer noch als eine der Standardtherapien bei chronischen Schmerzen.

Wenn Sie wieder einmal meine Meinung hören wollen: Das Aufdecken der Ursache eines Verhaltensmusters in der Vergangenheit kann hilfreich sein, damit ist dieses aber noch nicht geändert. Ein konkretes, problemorientiertes Arbeiten bringt in meinen Augen rascher Erfolge. Hierbei haben sich vor allem die kognitive Verhaltenstherapie und die ACT bewährt. Und auch in diesen Therapien sind alte Verhaltensmuster ein Thema. Bei allen psychologischen Behandlungen muss die Therapeutin oder der Therapeut darauf achten, dass Erkenntnisse der Therapie auch im Alltag umgesetzt werden. Vorsicht also, dass Sie nicht zu sehr in Ihrer Vergangenheit stecken bleiben.

EMDR und posttraumatische Belastungsstörung

Posttraumatische Belastungsstörungen können nach gravierenden Unfällen, Überfällen, Vergewaltigungen oder ähnlichen schrecklichen Ereignissen auftreten. Es besteht also eine vorausgegangene Extrembelastung, die zu Gefühlen des Ausgeliefertseins mit intensiver Furcht und Hilflosigkeit geführt hat. Später kommt es oft zu einem beharrlichen Wiedererleben durch aufdringliches Erinnern mit wiederkehrenden Bildern und Gedanken, Albträume und Flashbacks. Bei leichteren Triggern, d. h. einem Geruch, einem Geräusch, einem Umgebungsdetail oder Ähnlichem, das an die Situation erinnert, kommt es zu intensiven psychischen Reaktionen wie Angst, Panik oder Aggression.

Das Gehirn ist normalerweise in der Lage, belastende Erfahrungen im bewussten Informationsverarbeitungssystem (Hippocampus und Grosshirnrinde) gut zu verarbeiten. Durch ein Trauma kann diese Verarbeitung jedoch gestört werden, sodass das Erlebte nur in Fragmenten abgespeichert wird. Im unbewussten Gedächtnis (Amygdala, siehe Seite 168), das vor allem emotional arbeitet, erfolgt jedoch eine vollständige Gedächtnis-

PSYCHOTHERAPIE

bildung. Diese unterschiedliche Verarbeitung führt dazu, dass durch beliebige, an das Trauma erinnernde Reize dieses mit all den körperlichen und sinnlichen Wahrnehmungen immer wieder aufs Neue durchlebt wird.

Wie bereits bei der Chronifizierung (siehe Seite 23) beschrieben, werden chronische Schmerzen häufig, ganz ähnlich wie ein Trauma, als Diskrepanz zwischen der Bedrohung durch den Schmerz einerseits und den zur Verfügung stehenden Bewältigungsmöglichkeiten andererseits erlebt. Das dadurch ausgelöste Gefühl von Kontrollverlust, Angst und Hilflosigkeit kann zu einer unvollständigen Gedächtnisbildung in bestimmten Hirnstrukturen führen, und dies wiederum zur Schmerzauslösung durch unbewusste Erinnerungen. Auch aus diesem Grund hat die EMDR einen gewissen Stellenwert in der Schmerzbehandlung.

EMDR *(Eye Movement Desensitization and Reprocessing)* ist eine effektive Methode zur Behandlung von Traumafolgestörungen, aber auch zur Behandlung von Störungen, die mit starken emotionalen Belastungen einhergehen.

Die Behandlung erfolgt nach dem Prinzip der dualen Aufmerksamkeit: Der Patient, die Patientin konzentriert sich auf eine belastende Erfahrung, während gleichzeitig Augenbewegungen stimuliert werden. Dadurch wird das Gehirn angeregt, die betreffende Erfahrung neu zu verarbeiten und neu zu interpretieren (kognitive Umstrukturierung). Alte einschränkende Glaubenssätze und körperliche Stressreaktionen werden neu bearbeitet, verändert und an die aktuellen Ressourcen angepasst.

INFO *Etwas Ähnliches geschieht wahrscheinlich im Traum (REM-Schlaf). Auch hier gibt es bekanntlich diese schnellen Augenbewegungen.*

ERINNERN SIE SICH AN ANNABELLE R. von Seite 152? Die Patientin hatte vor zehn Jahren einen Autounfall und musste aus dem Wagen geschweisst werden. Ihre Füsse waren schwer verletzt, und nach vielen Operationen blieben auch Schmerzen zurück; sie konnte nur an Gehstöcken gehen.

Annabelle R. hatte nach diesem Unfall grosse psychische Schwierigkeiten. In der Beurteilung der Unfallversicherung stand: «Es muss im heutigen Zeitpunkt nicht davon ausgegangen werden, dass das psychische Beschwerdebild der Versicherten einer erheblichen dauernden

DAS TRAUMA AUS VERSICHERUNGSRECHTLICHER SICHT

Ein Leistungsanspruch gegenüber der Unfallversicherung für psychische Beschwerden (posttraumatische Belastungsstörung) besteht nur, wenn ein adäquater Kausalzusammenhang (siehe Seite 240) gegeben ist, wenn also die posttraumatische Belastungsstörung mit grösster Wahrscheinlichkeit eine Folge des Unfalls ist.

Für die Einteilung in leichte, mittelschwere und schwere Unfälle ist das objektiv erfassbare Unfallereignis massgebend, nicht das subjektive Unfallerleben.

Bei **leichten Unfällen** wird der Zusammenhang mit psychischen Folgestörungen generell abgelehnt.

Bei **mittelschweren Unfällen** werden nicht nur der Unfall selbst, sondern auch weitere unfallbezogene Umstände berücksichtigt, die zu einer psychischen Störung beitragen können. Dies sind:

- besonders dramatische Begleitumstände (z. B. der Tod eines Angehörigen) oder besondere Eindrücklichkeit des Unfalls
- die Schwere oder besondere Art der erlittenen Verletzungen, insbesondere die Frage, ob sie erfahrungsgemäss psychische Störungen auslösen
- eine ungewöhnlich lange Dauer der ärztlichen Behandlung
- körperliche Dauerschmerzen
- eine ärztliche Fehlbehandlung, welche die Unfallfolgen erheblich verschlimmert
- ein schwieriger Heilungsverlauf und erhebliche Komplikationen
- Grad und Dauer der physisch bedingten Arbeitsunfähigkeit.

Als mittelschwer wurde beispielsweise ein Unfall eingeschätzt, bei dem sich das Fahrzeug des Versicherten bei einer Geschwindigkeit von ca. 90 km/h auf der Autobahn über eine Mittelleitplanke hinweg überschlug, wobei er hinausgeschleudert wurde. Als mittelschwerer Unfall im Grenzbereich zu schweren Unfällen galt folgendes Ereignis: Der Personenwagen des Versicherten geriet bei einer Geschwindigkeit von ca. 130 km/h auf der Überholspur der Autobahn ins Schleudern, überquerte die Normalspur und den Pannenstreifen, kollidierte mit der Böschung, überschlug sich, wurde auf die Überholspur zurückgeschleudert und kam auf den Rädern stehend zum Stillstand, wobei der Beifahrer aus dem Auto geschleudert wurde und der Versicherte das Fahrzeug nicht mehr selber verlassen konnte.

Das muss man sich nur mal vorstellen: Bei Unfällen dieser Art gilt also die Annahme, dass man psychisch unversehrt bleibt!

Nur bei einem **schweren Unfall** (z. B. mit einer Querschnittlähmung) wird der adäquate Kausalzusammenhang zwischen Unfall und psychischen Gesundheitsstörungen in der Regel bejaht (wenn man den Unfall denn überlebt hat).

Schädigung der psychischen Integrität entspricht. Ausserdem ist der erlittene Unfall nur fraglich von aussergewöhnlicher Schwere.» Das kann man sehen, wie man will.

TAKE-AWAY *Mit EMDR können dysfunktional gespeicherte sowie belastende Erinnerungen neu verarbeitet und im Gehirn neu integriert werden.*

ACHTUNG *EMDR sollte zusammen mit einer psychotraumatisch orientierten Therapie durchgeführt werden.*

Imagination und medizinische Hypnose

Imagination bezeichnet die Fähigkeit eines Menschen, sich etwas vorzustellen. Bei Imaginationen sind nicht nur innere Bilder und Gedanken vorhanden, sondern das Hören, Riechen, Schmecken und Fühlen ist ebenfalls abrufbar. Wenn wir unter Schmerzen leiden, bestimmen innere Bilder, wie wir diese erleben. Gefühle verändern diese Bilder. Wenn Angst und Ohnmacht den Schmerz begleiten, entstehen Bilder, die sich sehr von denen unterscheiden, die auftauchen, wenn wir den gleichen Schmerz als Leistungsgrenze z. B. im Sport wahrnehmen.

Es ist erwiesen, dass im Gehirn die gleichen Prozesse ablaufen, wenn wir uns etwas «nur» vorstellen oder es tatsächlich erleben. Die Vorgänge in der Vorstellung sind lediglich etwas schwächer ausgeprägt. Wenn ich also in meiner Vorstellung an einen Ort gehe, an dem ich mich wohlfühle, dann laufen im Gehirn ähnliche Prozesse ab, wie wenn ich all diese Eindrücke real erlebe (z. B. Safe-Place-Imagination, die bildhafte Vorstellung eines geschützten Wohlfühlortes). Wir haben folglich die Möglichkeit, unsere inneren Bilder durch Imagination zu verändern und damit das Erleben und Leiden an den konkreten Schmerzen abzuschwächen.

INFO *Wir können Imaginationen selbst durchführen oder an einer geführten Imagination teilnehmen. Diese ist meist viel effektiver, da wir die Kontrolle über den Ablauf abgeben dürfen und die Bilder nicht selbst aktiv abrufen müssen. Geführte Imaginationen können Sie auch auf CD oder bei Youtube finden.*

Die **medizinische Hypnose** geht noch etwas weiter. Sie nutzt spontane und bewusst herbeigeführte hypnotische Prozesse in therapeutischer Absicht. Viele Menschen kennen hypnotische Zustände (Trance) aus ihrem Alltag, ohne sich dessen bewusst zu sein. Die Umwelt rückt in den Hintergrund, und die innere Wirklichkeit bekommt eine Lebendigkeit, die die Aufmerksamkeit vollständig vereinnahmen kann. Die vorgestellten Bilder, Klänge und Gefühle beeinflussen in diesem Zustand die Emotionen und das vegetative Nervensystem stärker als die äussere Situation.

In der modernen medizinischen Hypnose orientiert sich die Therapeutin an Ihrer Individualität und Ihren Ressourcen. Dazu braucht sie Informationen: Was ist Ihr angestrebter Zustand? Welche Ressourcen haben Sie, um Ihr Befinden zu verbessern? Wichtig ist eine sprachliche Beschreibung des gesunden Empfindens durch Sie selbst (salutogene Sprache). Auf der Suche nach den eigenen für Ihre Gesundheit durchforsten Sie Ihre Erfahrungen nach wünschenswerten Zuständen. Die Vergegenwärtigung eines Wunsches kann vom Körper unter Umständen schon umgesetzt werden. Der Blick auf die Stärken kann auch das Selbstbild positiv verändern. Wenn ich mir wünsche bzw. vorstelle, wie gut ich entspannen kann (auch wenn es nur selten gelingt) oder wie ich energiegeladen durch den Wald spaziere, hat dies den Effekt, dass ich mir dieser Fähigkeiten bewusst werde und mich entspannter oder energiegeladener fühle.

Schliesslich richtet sich das Augenmerk auch auf die Ressourcen des Symptoms selbst. Hier gilt es herauszufinden, ob es auch am Schmerz etwas gibt, was bewahrt werden sollte (z. B. «zeigt mir meine Grenzen an», «zwingt mich, Nein zu sagen» usw.).

Erst nach dieser Vorarbeit beginnt eine formal induzierte Trance. Sie selbst haben einen Bezugsrahmen geschaffen, aus dem die Hypnotherapeutin individuell passende Suggestionen entwickeln kann. Die Hypnose arbeitet also mit und in Ihrer subjektiven Wirklichkeit.

TAKE-AWAY *Wir nehmen gemeinhin an, dass sich zuerst das Bewusstsein ändern muss, bevor sich das Verhalten ändern kann. Die Arbeit mit Hypnose geht den umgekehrten Weg: Trance verändert das Denken, indem der Mensch in der Hypnose eine Erfahrung macht, die sich dann auf das Denken auswirkt.*

In der Hypnose entwickeln Sie innere Bilder und leiten so Veränderungsprozesse ein. Dies können Vorstellungsbilder zum Schmerz sein, die dann abgewandelt werden, z. B. kann man sich den Schmerz als einen brodelnden Vulkan vergegenwärtigen, der zunehmend erkaltet.

ACHTUNG *Die Hypnosetherapie muss wie das EMDR unbedingt in eine Psychotherapie integriert sein.*

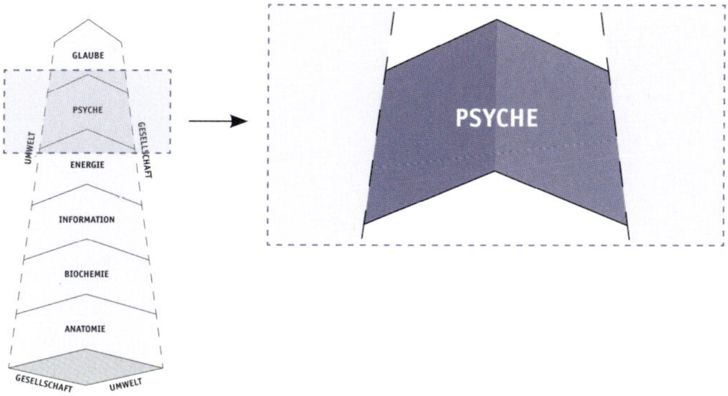

Psychoedukation
Emotionen
Neuropsychotherapie
Psychotherapie
Entspannung

Entspannungsmethoden

Entspannungsverfahren wirken gleichzeitig auf die Psyche wie auf den Körper und haben deshalb einen grossen Stellenwert in der Behandlung chronischer Schmerzen. Sie verbessern die Selbstkontrolle über die körperlichen Empfindungen und helfen so gegen das Gefühl, dem Schmerz ausgeliefert zu sein. Ausserdem lernt man, sich auf das eigene Erleben zu konzentrieren. Das hilft, störende Aussenreize auszuschalten und die eigenen Bedürfnisse besser wahrzunehmen.

Die bekanntesten Verfahren zur Entspannung sind die Progressive Muskelrelaxation und das Autogene Training. Aber auch Imaginations- und Suggestionstechniken sowie alle Meditationsverfahren eignen sich sehr gut.

Entspannungsverfahren führen zu einer körperlichen und seelischen Beruhigung. Dabei lässt sich gerade bei chronischen Schmerzen der Teufelskreis zwischen Stress und Muskelspannung durchbrechen. Regelmässig durchgeführte Entspannungsübungen können ferner die Schmerzwahrnehmung reduzieren. Sie erhöhen die Wahrnehmungsschwelle für Stressreize und helfen, diese von den eigenen Gefühlen zu entkoppeln.

Atemtechniken

Atemübungen nutzen die physiologische Wirkung der Atmung auf das vegetative Nervensystem und Schmerzen. Man geht von einer schmerzhemmenden Wirkung in der Einatmungsphase aus, indem die Sympathikusaktivität gehemmt wird, bzw. von einer Erregung von Zellkernen im Rückenmark, die schmerzhemmend wirken. Mithilfe von Techniken der Atembeobachtung werden Atemlänge, Atemtiefe und Charakter der Atmung reguliert. Ebenso wie Bauchatmung, d. h. das tiefe Atmen in den Bauch, entspannend wirkt, erhöht oberflächliches Atmen Stress. Man kann sich gut vorstellen, dass die Atmung während einer Kampfsituation oberflächlich und schnell ist, weshalb das vegetative Nervensystem umgekehrt annimmt, dass bei einer oberflächlichen Atmung Stress vorhanden sein muss, und entsprechend reagiert. Deshalb kann besonders bei akuten Stressereignissen mit Atemtechniken die Gefühlssituation entschärft werden.

TAKE-AWAY *Unser Atem reagiert als sensibles Messinstrument auf unsere Gefühle, Gedanken und unser Tun. Umgekehrt reagieren unsere Gedanken und Gefühle auch auf unser Atmen.*

Autogenes Training

Bei dieser Technik konzentriert man sich nur auf Körperempfindungen und bewegt sich nicht. Man lenkt die Aufmerksamkeit auf bestimmte Empfindungen und stellt sich eine Veränderung vor, z. B. dass Arme und Beine warm werden. Diese Vergegenwärtigung von Wärme bewirkt im Körper effektiv ein Wärmegefühl, was zu einer besseren Durchblutung und zur Entspannung der Muskulatur führt. Die Entspannung wird dann wiederum ans vegetative Nervensystem gemeldet, das den Kampfanteil herunterfährt.

Die sechs Übungen der sogenannten Grundstufe (Erleben von Schwere, Wärme, Herzregulierung, Atmungsregulierung, Bauchwärme und Stirnkühlung) führen zu einer vollständigen Entspannung des vegetativen Nervensystems und damit zu einer Stressreduktion.

Mit den Übungen der Mittelstufe kann man mit formelhafter Vorsatzbildung das eigene Verhalten beeinflussen (z. B. «Ich bin in jeder Situation ruhig und stark»), die der Oberstufe richten sich an das Unbewusste.

INFO *Das Autogene Training arbeitet mit sogenannten Autosuggestionen, wobei wir ja bereits gesehen haben, dass im Hirn praktisch dasselbe geschieht, ob man sich nun etwas nur vorstellt oder es konkret macht.*

Progressive Muskelrelaxation

Bei der Progressiven Muskelrelaxation nach Jacobson wird durch die willentliche An- und Entspannung bestimmter Muskelgruppen ein Zustand tiefer Entspannung des Körpers erreicht. Es werden nacheinander einzelne Muskelpartien erst bewusst angespannt, die Muskelspannung wird kurze Zeit gehalten und anschliessend vollständig gelöst. Die Progressive Muskelrelaxation führt (wie alle Entspannungsverfahren) zu einer Unterbrechung des Teufelskreises aus Schmerz, Anspannung und Stress, indem sie die vegetative Aktivierung dämpft. Daneben kommt es zu einer verbesserten Körperwahrnehmung, erhöhter Konzentrationsfähigkeit und Selbstwirksamkeit sowie einer besseren Wahrnehmung psychischer Anspannungs- und Aktivierungszustände. Nicht zuletzt wirkt der durch Entspannung erreichte Bewusstseinszustand schmerzablenkend und -ausblendend.

TAKE-AWAY *Das Autogene Training, die Progressive Muskelentspannung und alle anderen Entspannungstechniken sind übende Verfahren, das heisst also für Sie: Üben, üben, üben!*

Das Autogene Training und die Progressive Muskelentspannung können übrigens auch bei Angststörungen, Stress und Schlafstörungen helfen.

Meditation

Meditationen waren ursprünglich eine religiöse und spirituelle Praxis, heute sind ihre heilsamen Aspekte gewissermassen verweltlicht worden. Durch Achtsamkeit und Konzentration versucht man, einen Bewusstseinszustand zu erreichen, in dem das gegenwärtige, momentane Erleben im Vordergrund steht, frei vom gewohnten Denken, vor allem von Bewertungen und von der subjektiven Bedeutung der Vergangenheit (Erinnerungen) und der Zukunft (Pläne, Ängste usw.). Meditationstechniken sollen helfen, einen Bewusstseinszustand zu erreichen, in dem klares, waches Gewahrsein und tiefste Entspannung gleichzeitig möglich sind. Sie werden im medizinischen Bereich, v. a. bei chronischen Erkrankungen, und zur Stressreduktion immer häufiger angewendet (selbstverständlich ohne religiösen Hintergrund).

Bei einer geführten Meditation (man findet sie zuhauf auch online) führt eine Person andere meditierende Personen. Dies hat für die Teilnehmenden den Vorteil, dass der eigene Geist weniger schnell abgelenkt wird oder auf Wanderschaft geht. Für Ungeübte wird eine Meditation so erst möglich. Man kann die Kontrolle über die Durchführung der Meditation an den Therapeuten oder die Therapeutin abgeben und sich «nur» noch entspannen.

INFO *Bei chronischen Schmerzproblemen ist es sehr hilfreich, verschiedene Entspannungstechniken für akute Situationen wie für Zeiten der Ruhe zu beherrschen.*

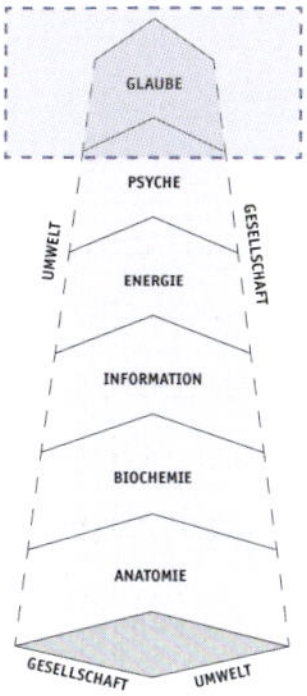

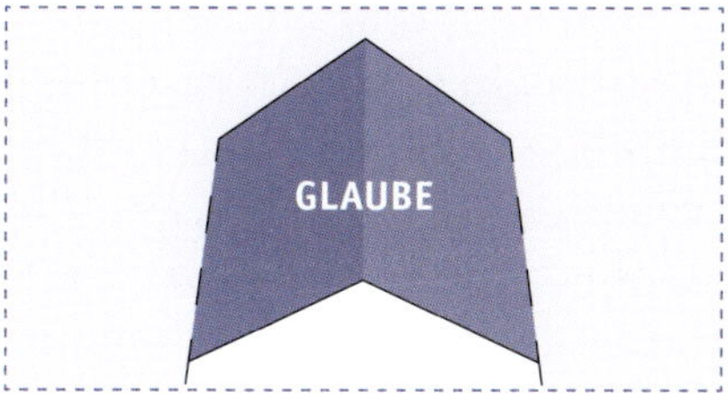

Glaube und Wirklichkeit

Glaube und Wirklichkeit

Glauben bedeutet einerseits die Vermutung einer Wahrscheinlichkeit, andererseits im religiösen Sinn ein «Für-wahr-halten» der eigenen Überzeugung.

Glauben kann einen Sachbezug haben («Ich glaube, es wird schneien»). Damit wird eine Meinung oder Vermutung ausgedrückt. Mit einem Personenbezug drückt das Wort Vertrauen aus, z. B. «Ich glaube, dass sie mich liebt».

Meine Frau liebt mich: über Gedanken, Überzeugungen und Glaubenssätze

Wir alle haben ständig irgendwelche Gedanken. Die häufigsten werden zu dominanten Gedanken, die von unserem Unbewussten bei ständiger Wiederholung schliesslich als wahr akzeptiert werden. Damit wandeln sie sich zu Überzeugungen bzw. eben Glaubenssätzen.

Jeder hat Glaubenssätze, wirklich jeder. Aus praktischer Sicht ist es sinnvoll, sie zu erkennen und in hilfreiche und nicht hilfreiche zu unterteilen. Anschliessend kann man die nicht hilfreichen durch hilfreiche zu ersetzen versuchen.

ICH DENKE NICHT NUR, bin auch nicht nur der Überzeugung, dass meine Frau mich liebt, sondern ich glaube fest daran. Das macht Sinn, weil es nun halt mal so ist. Bei dieser Situation ist Skepsis unangebracht, da es mir und meiner Frau damit sehr gut geht. Ich brauche mir über Konkurrenten keine Gedanken zu machen, emotional kann ich mir die Eifersucht sparen. Dieser Glaube gibt mir auch sehr viel Kraft. Also ein absolut nützlicher Glaubenssatz! Ihn zu ändern gibt es keinen Grund.

MEIN AYURVEDAARZT hat mir Knoblauch verboten. Knoblauch heize das sexuelle Feuer an, was mich von meinem spirituellen Weg abgebracht habe. Ich bin froh, dass ich nun endlich weiss, warum ich bisher die Erleuchtung nicht erlangt habe (und mich meine Frau immer noch liebt).

Ich habe Knoblauch, ja viel Knoblauch gegessen. Denn er ist gesund, hat antivirale und antibakterielle Eigenschaften, reguliert die Funktion des Darms, senkt Cholesterin (nicht bewiesen) und Blutdruck, ist blutverdünnend und hat eine schützende Wirkung bei Diabetes, Augeninfektionen und Hautproblemen. Und dann ist Knoblauch seit dem Mittelalter ja auch ein Talisman und schützt vor ansteckenden Krankheiten, Geistern und Dämonen. Na ja, gesunder Körper, aber keine Erleuchtung!

Durch meinen Ayurvedaarzt bin ich also zum Glaubenssatz gekommen, dass allein Knoblauch meine Erleuchtung verhindert hat. Sie verstehen, wie meine Glaubenssätze entstanden sind?

Gedanken erzeugen Emotionen, und beides zusammen beeinflusst das Verhalten. Wenn man sich immerzu Sorgen macht und in den Problemen versinkt, so wird dies zum alltäglichen Denkmuster. Man ist überzeugt, dass man mit der Welt untergeht. Das trifft zwar zu einem gewissen Grad zu, da alles endlich ist. Trotzdem ist ein solcher Glaubenssatz nicht hilfreich.

Fangen wir jedoch an, hilfreich zu denken, und üben dies lange genug, dann gelingt es uns, eine neue, hilfreichere Grundeinstellung und damit auch eine positive Realität zu schaffen.

VORSICHT *Häufig entstehen Glaubenssätze, wenn wir etwas nicht verstehen oder uns ängstigen. «Es wird schon gut gehen!»,* *ist dann ein häufig gebildeter Glaubenssatz. Solche Annahmen sind gefährlich, denn man muss meistens etwas dafür tun, dass es gut kommt.*

Beispiele negativer Glaubenssätze, die in der Schmerzmedizin eine grosse Rolle spielen, sind das Katastrophieren und die Opferhaltung (siehe Seite 25 bzw. 152). Wie die Erfahrung zeigt, sind Glaubenssätze, vor allem hinderliche, häufig sehr hartnäckig. Und sie sind meist stärker als jedes vernünftige Argument.

LETIZIA W., EINE JUNGE PATIENTIN, entwickelte hartnäckige Kopfschmerzen. Alle Abklärungen ergaben keine Ursache. Sie war überzeugt, dass sie invalid werden würde. Sie wollte deshalb ihre Arbeit aufgeben und nur noch für ihre Kinder da sein, solange sie noch einigermassen leistungsfähig war. Als ihr klar wurde, dass nicht alles eine erkennbare Ursache haben muss, entspannte sie sich zunehmend und konnte positive Veränderungen in der Therapie wahrnehmen. Das brachte ihr die Zuversicht zurück, dass es wieder gut kommen würde. Mit der Zeit verschwanden dann die Schmerzen (mit ein wenig Hilfe nicht nur meinerseits) ganz.

Die Fasern, aus denen das Glück gesponnen wird

Die Fasern, aus denen das Glück gesponnen wird: Es sind dieselben, die uns auch gegen Schmerzen schützen. Sieben Faktoren sind laut grossen Untersuchungen für das Glück des Menschen entscheidend verantwortlich:

- **Beziehungen.** Menschen mit einer oder mehreren engen Freundschaften sind glücklicher. Es spielt keine Rolle, wie gross unser Bekanntenkreis ist; wichtig ist, wie oft wir mit anderen etwas unternehmen und auch unsere persönlichen Gefühle teilen.
- **Güte und Liebenswürdigkeit.** Menschen, die regelmässig freiwillig etwas Gutes für andere tun, sind glücklicher und weniger deprimiert.
- **Sport, Bewegung.** Regelmässiger Sport schützt z. B. vor Depressionen.
- **Flow.** Je häufiger wir in den Flow kommen, desto glücklicher sind wir (mehr zum Flow siehe Seite 162).
- **Spirituelles Engagement und Lebenssinn.** Menschen, die in ihrem Leben einen Sinn sehen, sind deutlich glücklicher.

- **Stärken und Tugenden.** Die glücklichsten Menschen sind solche, die ihre eigenen Stärken (z. B. kritisches Denken) und Tugenden (z. B. Menschlichkeit) kennen.
- **Optimismus, Achtsamkeit und Dankbarkeit.** Das kennen Sie schon …

TIPP *Gehen Sie in sich: Wie sieht es mit diesen sieben Faktoren bei Ihnen aus?*

Wenn Sie die Liste betrachten, bemerken Sie, dass vieles davon in diesem Ratgeber zur Schmerzmedizin bereits behandelt wurde. Beziehungen und Arbeit (die in unseren Breitengraden zentral für Lebenssinn, Flow sowie Stärken und Tugenden sind) folgen im nächsten Kapitel.

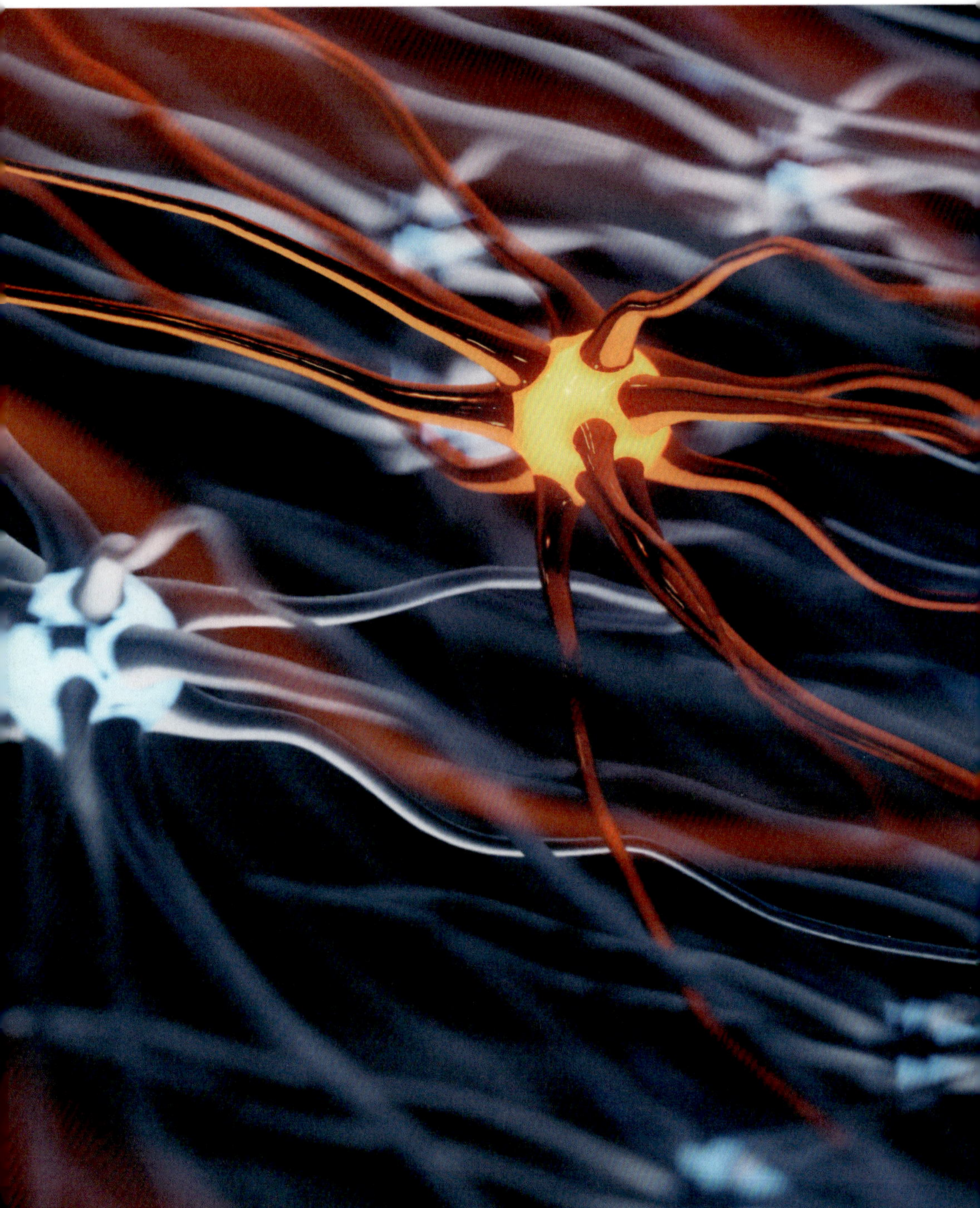

4

Soziale Faktoren in der Behandlung von chronischen Schmerzen

In der bio-psycho-sozialen Betrachtungsweise von chronischen Schmerzen kommt der soziale Aspekt in der Behandlung meist zu kurz. Für Schmerzpatientinnen und -patienten ist es aber besonders wichtig zu verstehen, welchen gesellschaftlichen Einflüssen sie bei der Arbeit und privat ausgesetzt sind. Denn es lohnt sich, die Mühe aufzubringen, hier etwas zu verändern.

Unser Denken und Fühlen ist von unserer sozialen Situation abhängig – und umgekehrt beeinflusst beides unsere soziale Situation auch!

Einleitung

Der Mensch ist ein Wesen, das nur im Zusammenhang mit den Einflüssen seiner individuellen Umwelt und seiner gesellschaftlichen Situation betrachtet werden kann. Neben klimatischen Faktoren (Kälte, Feuchtigkeit, Luftdruck), der Ernährung und gesellschaftlichen Gegebenheiten (Kultur, Lebensstil, Geschwindigkeit, Mobilität, Urbanisierung, Bevölkerungsdichte) beeinflusst vor allem das Sozialleben unser Schmerzempfinden. In Anwesenheit eines Bekannten beispielsweise empfindet man einen Schmerzreiz anders als in Anwesenheit eines Fremden. Partner verändern ebenfalls die Schmerzschwelle. Im Ernst!

TIPP *Bei den Ausführungen in diesem Kapitel können und sollen Sie sich immer mal wieder fragen: Was hat das mit mir zu tun? Spielen solche Einflüsse auch bei mir eine Rolle?*

INFO *Alles, wirklich alles hat einen Einfluss auf das Wohlbefinden und damit auf chronische Schmerzen: das Denken, die Ernährung, Beziehungen, Arbeit. Dass dem so ist, kann ich Ihnen auch wissenschaftlich erklären. Unter* ***Epigenetik*** *versteht man die Einflüsse der Umgebung auf unser Erbgut. Das Erbgut selbst wird nicht verändert, ob es aber stärker oder schwächer zum Tragen kommt oder ein Gen gar «abgeschaltet» wird, dies hängt von der Umgebung ab. Unser Bauplan liegt in den Genen; ob und wie er umgesetzt wird, bestimmt die Umwelt in starkem Masse mit.*

Ist der Mensch sozial?

Laut Aristoteles ist der Mensch ein soziales Wesen, ein *zoon politikon*. Andererseits ist er ein rationales Wesen, das sich normalerweise für Handlungen entscheidet, die ihm einen Nutzen versprechen. Wenn es ihm gut geht, ist der Mensch eher sozial, er spendet Geld für Notleidende und fühlt sich dabei noch besser. Die Gefahr ist weit weg, er kann es sich leisten. Wird sie jedoch real, schaltet er vom Lebens- in den Überlebensmodus und versucht sich zu verteidigen. Das Denken wird weniger von Vernunft als von Emotionen geprägt.

Der Mensch zieht sich einerseits in seine Privatsphäre zurück, und er sehnt sich andererseits nach Anschluss an die Gesellschaft. «Die Hölle, das sind die anderen», wie Sartre es ausdrückte. Sind wir allein, gibt es kein Falsch oder Richtig. Beginnen wir aber Erfahrungen zu machen und bekommen von den anderen gesagt, was falsch ist, beginnen wir an uns zu zweifeln.

Ist der Mensch also sozial? Nun, wir haben auf jeden Fall die Wahl.

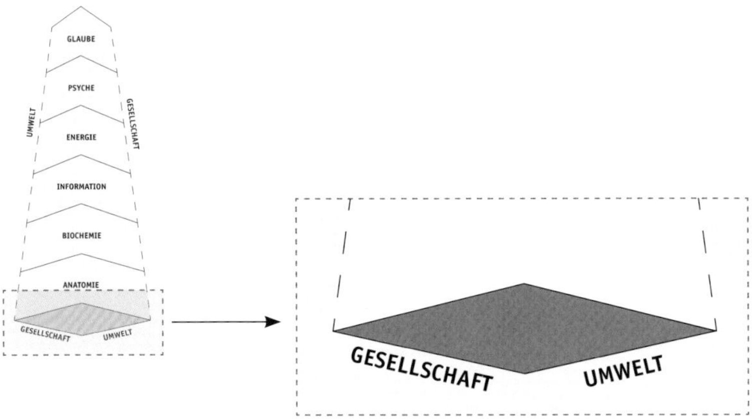

Beziehungen
Arbeit
Geld
Justiz
Umweltfaktoren

Schmerz und Beziehungen

Beziehungen gehören zu den grössten Ressourcen, aber auch zu den stärksten Stressoren. Chronische Schmerzen verändern die Beziehungen, und umgekehrt verändern die Beziehungen die Schmerzen. Ein guter Grund, diese etwas näher zu betrachten.

Beziehungen haben bei der Entstehung und der Aufrechterhaltung von chronischen Schmerzen einen enormen Einfluss. Die Wichtigkeit von sozialen Stressoren wurde schon mehrmals erwähnt. Beziehungen zählen aber nicht nur zu den zentralen Stressoren, sondern sind auch eine unserer grössten Ressourcen. Zwischenmenschliche Beziehungen sind nicht einfach, ja häufig schwierig. Einfacher sind Beziehungen zu einem Haustier oder gar zu einer Pflanze. Man weiss, dass die Lebenserwartung steigt, wenn jemand eine Pflanze in der Wohnung hat – und noch mehr mit einem Haustier. Am höchsten ist die Lebenserwartung mit einem guten Partner oder einer guten Partnerin. In Partnerschaft lebende Männer haben eine um 250% geringere Mortalität, bei Frauen ist sie dagegen nur um 50% geringer. In glücklichen Partnerschaften heilen sogar die Wunden schneller. Mit einem schlechten Partner ist die Lebenserwartung allerdings noch niedriger als ohne Partner.

Einsamkeit soll so schädlich sein wie 15 Zigaretten am Tag. Aber was wichtiger ist: Einsamkeitsmomente aktivieren die Schmerzareale im Hirn.

INFO *Statistisch gesehen sind die grössten Belastungen (bei einem Wert von 1 = keine besondere Belastung): mangelnde soziale Integration (6,5), fehlende soziale Unterstützung (6,2), Rauchen (5,3), Alkoholkonsum (3,1), mangelnde Bewegung (2,3), Übergewicht (2,1). Die Zahlen geben den relativen Schweregrad der einzelnen Belastungen an (fehlende soziale Unterstützung ist also 3-mal schlimmer als Übergewicht). Wenn man das mal ausrechnet, ist die gesundheitliche Belastung für einen übergewichtigen Mann, der mit seinen Freunden vor dem Fernseher Sport schaut und dazu Bier trinkt, etwa so gross wie die Einsamkeit eines Spitzensportlers.*

Partner, Angehörige und andere Schmerzverstärker

Soziale Ablehnung und Einsamkeit schmerzen, aber wirklich überraschend ist, dass soziales Mitgefühl die Schmerzproblematik ebenfalls verschlimmern kann. Es gibt drei Mechanismen, die die Chronifizierung von Schmerzen verstärken:

- positive Verstärkung durch Aufmerksamkeit und Mitgefühl
- negative Verstärkung von Schmerzverhalten durch Medikamenteneinnahme oder Schonung
- Mangel an Verstärkung von gesundem Verhalten

Eine **positive Verstärkung** entsteht durch Aufmerksamkeit und Mitgefühl bei akutem Schmerzverhalten, z. B. beim Hinken oder Stöhnen. Das bedeutet: Sie werden nur beachtet, wenn Sie Schmerzen haben. Die grössten positiven Verstärker sind wichtige Bezugspersonen. Bei Partnern von Schmerzpatienten können zwei Gruppen unterschieden werden: Solche, die den Schmerz verstärken durch Zuwendung und Mitgefühl, und solche, die vom Schmerz ablenken und ihn daher nicht verstärken.

Zu den **negativen Verstärkern** gehören die unregelmässige Schmerzmitteleinnahme und körperliche Schonung. Wenn man **Schmerzmittel** nur einnimmt, wenn der Schmerz stark ist (wozu immer noch von vielen, auch von Ärztinnen und Ärzten geraten wird), so beendet die Einnahme den negativen Schmerzzustand. Dies führt dazu, dass Schmerzmittel immer früher und immer häufiger genommen werden. So kann es zu einer Medikamentenabhängigkeit kommen. Beim chronischen Schmerz ist deshalb eine regelmässige Einnahme der Schmerzmittel zentral (siehe auch Seite 54). Damit kann der Medikamentenverbrauch häufig sogar gesenkt werden.

Schonung führt zu einer Dekonditionierung, diese zur Verstärkung der Schmerzen und dies wiederum zu weiterer Schonung und so weiter. Daneben werden Ängste und Depressionen gefördert. Schonung sollte also auf keinen Fall unterstützt werden.

Erfahren Patientinnen und Patienten **keine Verstärkung des gesunden Verhaltens,** d. h., bekommen sie nur bei Schmerzen Aufmerksamkeit, führt dies ebenfalls zu einer Verstärkung des Schmerzverhaltens.

INFO *Es ist hilfreich und sinnvoll, den eigenen Schmerz oder den eines Partners bzw. einer Partnerin anzuerkennen und gleichzeitig zu versuchen, ihm praktisch keine Aufmerksamkeit zu zollen und Bestrebungen nach körperlicher und geistiger Autonomie zu unterstützen. Das heisst, Aufmerksamkeit für alles, was nicht mit dem Schmerz zu tun hat.*

Schmerz und Partnerschaft

Schmerzen sind unangenehm, quälend und belastend. Sie beeinflussen das Leistungsvermögen und behindern Aktivitäten in Beruf und Freizeit. Sie lösen auch immer Gefühle aus wie Ärger bis hin zur Wut, Trauer bis hin zur Depression und Besorgnis bis hin zur Angst.

Ein typisches Szenario in der Paarbeziehung: Der Partner spürt Ihre Schmerzen nicht. Er nimmt aber Zeichen wie Gereiztheit, Traurigkeit, Verlangsamung, Erschöpfung, Konzentrationsstörungen und Rückzug wahr. Damit haben Schmerzen natürlich Auswirkungen auf die Partnerschaft, denn Ihre Stimmungen wirken ansteckend.

Zu Beginn zeigt Ihr Partner Mitgefühl wegen Ihrer Schmerzen, dann entwickelt er vielleicht eine zunehmende Ungeduld. Damit enttäuscht er

Sie. Wenn Sie dann mit Enttäuschung, Verärgerung oder Vorwürfen reagieren, werden bei Ihrem Partner eventuell ebenfalls Aggressivität oder ein Fluchtimpuls ausgelöst. Es gibt Streit, oder Ihr Partner verschwindet. Schmerzpatienten haben aufgrund solcher Reaktionen oft Angst, vom Partner verlassen zu werden.

Chronische Schmerzen können eine Partnerschaft aber auch im positiven Sinn beeinflussen. Natürlich ist es schwierig, unter diesen Bedingungen einen neuen Zugang zueinander zu finden und gegenseitiges Verständnis zu entwickeln. Sie müssen Wege finden, sich Ihrem Partner so mitzuteilen, dass dieser Sie versteht. Hinderlich sind Forderungen, Vorhaltungen oder auch Klagen. Ohne Vorwürfe kann Ihr Partner besser Verständnis für Sie und Ihre Situation entwickeln, weil er sich nicht verteidigen muss.

TIPP *Fragen Sie sich, welches Verhalten Sie bei sich und Ihrem Partner, Ihrer Partnerin feststellen.*

INFO *Selbst wenn Sie schmerzkrank sind: Geben Sie Ihrem Partner, Ihrer Partnerin Raum für Aktivitäten, auch wenn Sie sich daran nicht mehr beteiligen können. Ihr gesunder Partner hilft Ihnen idealerweise, sich vom Schmerz abzulenken, und versucht, Ihr Schmerzverhalten mehr oder weniger zu ignorieren. Gleichzeitig sollte er aber auf die Einschränkungen Rücksicht nehmen.*

Sie beide haben die Aufgabe, sich auf ein unangenehmes Thema einzulassen. Es sind Ängste, Enttäuschungen und Ärger zu überwinden. Es ist sinnvoll, hier professionelle Hilfe in Anspruch zu nehmen – mit Vorteil, bevor es zu einer schweren Krise kommt.

TAKE-AWAY *Häufig verwechseln wir das, was uns vertraut ist, mit dem, was uns guttut. Wir verbleiben lieber in der vertrauten Hölle, als dass wir uns auf den Weg machen ins unbekannte Paradies.*

Noch ein Wort zur Liebe (*Ich kann es nicht lassen*)

Liebe ist ein Gefühl, das wir alle erleben möchten. Sie ist leise, ruhig und sicher. Verliebtheit ist etwas ganz anderes, ist aufregend und laut. Verliebtsein ist purer Stress: Wir haben einen deutlich höheren Cortisol- und Adrenalinspiegel. Wären wir nicht verliebt, würden wir denken, wir hätten Angst – die «Symptome» sind in etwa die gleichen.

BEZIEHUNGEN

Verliebtheit wandelt sich mit der Dauer einer Partnerschaft idealerweise zu Liebe. Dadurch verändert sich auch die Beziehung und wird zu einer der grössten Ressourcen. Und dadurch trägt sie uns, auch wenn wir zusätzlich eine Schmerzproblematik mitzutragen haben.

Aber die Liebe hat es in unseren Zeiten schwer. Wir haben heute häufig verlernt, anderen erst einmal zuzuhören, auf sie einzugehen, sie mit ihren Emotionen und Wünschen ernst zu nehmen. Das gesellschaftliche Credo ist vielmehr, dass wir immer das machen können, was wir wollen. Eine Beziehung ist für die Verwirklichung des Egos jedoch oft hinderlich. Es ist naiv zu erwarten, dass der Partner, die Partnerin immer in allen Fragen mit uns übereinstimmt. Unser Partner wünscht sich häufig etwas anderes. Die erste Reaktion darauf ist häufig Ärger, danach Kampf oder Rückzug. Aber wenn wir kämpfen, wollen wir den Partner ändern. Und das hat noch nie funktioniert.

Wir haben die Freiheit, diesen Kampf bewusst aufzugeben und eine Partnerschaft so zu gestalten, dass beide wachsen können. Dazu braucht es beide, und manchmal auch eine professionelle Beratung, denn Liebe allein genügt meist nicht für eine gute Beziehung.

Kommunikation oder das Recht, Fehler zu machen oder die Meinung zu ändern

Wir pflegen unsere Beziehungen durch Kommunikation. Und nirgends werden wir so wenig geschult wie in diesem Bereich. Doch «beziehungsschonend» und gut zu kommunizieren kann man lernen. Dazu soll dieses Kapitel einen Beitrag leisten, denn Beziehungen sind, wie wir nun schon wissen, enorm wichtig, aber auch immer wieder mal schwierig.

Bei jeder Kommunikation gibt es einen verbalen und einen nonverbalen Anteil. Der nonverbale Anteil durch Stimme (Klang/Melodie), Blickkontakt, Mimik und Gestik macht satte 80 % der Kommunikation aus. Diesen Anteil also nicht vernachlässigen!

Wir können versuchen, den Dialog stimmig zu gestalten, indem wir uns auf den Kommunikationspartner einlassen, das heisst Vertrauen in ihn und konstruktive Absichten ihm gegenüber haben, den Partner wertschätzen, ihm Wohlwollen entgegenbringen, Emotionen zulassen und auch ansprechen, Augen- und Körperkontakt pflegen, mit Interesse zuhören und nachfragen, statt einfach nur zu schweigen und den anderen reden zu lassen.

Auch Klarheit über die soziale Rolle ist wichtig. Man sollte nicht die Rolle, die man hat, aufgeben, um einen Vorteil daraus zu ziehen (z. B. wenn Eltern sich schwach geben, um Unterstützung von den Kindern zu bekommen, oder wenn ein Chef mit einer Mitarbeiterin flirtet, um bewundert zu werden usw.). Ein solches Verhalten bewirkt beim Gegenüber eine Verunsicherung.

TIPP *Wie kommunizieren Sie? Beobachten Sie sich eine Weile lang. Gelingen Ihre Dialoge? Schauen Sie sich die unten beschriebenen Kommunikationsstile an – welcher ist Ihrer?*

Kommunikationsformen

Aus praktischen Gründen unterscheide ich eine destruktive und eine konstruktive Kommunikation:

- aggressiv
- passiv } → destruktiv
- passiv-aggressiv
- förderlich → konstruktiv

Bei der **aggressiven** Kommunikation missachtet eine Person die Rechte des Gegenübers, indem sie beispielsweise dominiert, beleidigt, demütigt oder droht. Aggressivität kann ein Selbstschutzmechanismus sein, um nicht verletzt zu werden, oder ein Ausdruck der Frustration – so oder so, sie kommt nie gut an. Aggressivität schadet der Person, die «darin steckt», selbst am meisten. Besser: Die eigenen Gefühle wahrnehmen, aber nicht ungefiltert in eine Handlung oder in die Kommunikation einfliessen lassen.

Bei der **passiven** Kommunikation ignoriert man die eigenen Rechte, Bedürfnisse und Wünsche zugunsten derjenigen anderer. Man geht Konflikten aus dem Weg, diese bleiben ungelöst. Passivität hat häufig mit Angst zu tun: Angst, die Zuneigung einer Person oder gar die Freundschaft zu verlieren oder auch die Gefühle anderer zu verletzen. Diese Dinge können tatsächlich passieren und sind aus dem Leben nicht wegzudenken, man kann jedoch immer darauf achten, andere nicht absichtlich zu verletzen. Wie man Konflikte möglichst konstruktiv angeht, kann man ebenfalls lernen.

Mit **passiv-aggressiver** Kommunikation ist ein indirekt aggressives Handeln gemeint, zum Beispiel «aus Versehen» etwas vergessen, hinter dem Rücken einer anderen Person über diese reden, Gerüchte streuen oder lästern. Auch diese Art der Kommunikation ist schädlich und löst kein Problem.

Die Kommunikation konstruktiv gestalten

Förderliche Kommunikation bedeutet, für die eigenen Rechte (siehe Kasten) einzustehen und die eigene Meinung in einer ehrlichen und angemessenen Art kundzutun, ohne Respekt für das Gegenüber vermissen zu lassen und ohne gegen seine Rechte zu verstossen.

MEINE RECHTE IM DIALOG MIT ANDEREN

Hier ist eine Liste Ihrer grundsätzlichen persönlichen Rechte, die Sie in einem Gespräch haben. Teilen Sie diese eventuell auch Ihrem Gegenüber mit. Dazu gehören:

- das Recht, sich gut zu fühlen
- das Recht, sich so zu verhalten, dass man seine eigene Würde und den Selbstrespekt behält
- das Recht, mit Respekt behandelt zu werden
- das Recht, nach Informationen zu fragen
- das Recht, sich Zeit zum Nachdenken zu nehmen
- das Recht, seine Gefühle auszudrücken
- das Recht, eine Meinung zu ändern
- das Recht, Fehler zu machen
- das Recht, weniger zu tun, als menschenmöglich ist

Wie können Sie konstruktiv kommunizieren? Wenn Sie sich an folgende Regeln halten, sind Sie auf einem guten Weg:

1. **Feststellung:** Es werden Fakten ausgedrückt, ohne emotionale Färbung, zum Beispiel ein einfaches Statement zu dem, was man möchte: «Ich finde keinen erholsamen Schlaf, wenn jemand anderes im gleichen Zimmer schläft. Ich möchte deshalb in einem eigenen Zimmer schlafen.»
2. **«Ich will»-Sätze:** Solche Sätze braucht man, um für sich und den anderen klarzumachen, was man eigentlich will. Sie beginnen mit «Ich will ...», «Ich würde lieber ...», «Ich möchte gern ...». Beispiel: «Ich möch-

te wissen, was ich getan habe, dass du so wütend auf mich bist, aber ich will nicht, dass du mich beleidigst.»

3. **«Ich fühle»-Sätze:** Damit können Gefühle zum Ausdruck gebracht werden, ohne das Gegenüber anzugreifen. «Ich fühle mich im Stich gelassen, wenn du spät kommst und ich nicht weiss, wo du warst» ist besser als «Du machst mich wütend, wenn du zu spät kommst». Es sind Ihre Gedanken, die Sie wütend machen – nicht die Taten der anderen.
4. **Einfühlende Anerkennung:** Anerkennung zeigen für die andere Person und gleichzeitig die eigenen Gefühle und Bedürfnisse beschreiben. Beispiel: «Ich weiss, dass du dich sehr auf meinen Besuch gefreut hast, aber leider fühle ich mich nicht wohl und würde lieber zu Hause bleiben.»
5. **Änderungen vorschlagen:**
   - sachlich beschreiben, was einem am Verhalten des anderen stört
   - beschreiben, wie das Verhalten der anderen Person das eigene Leben beeinflusst
   - die eigenen Gefühle zum Ausdruck bringen
   - beschreiben, was man von der anderen Person möchte

Das könnte sich zum Beispiel so anhören: «Du arbeitest jeden Abend bis spät in die Nacht. Wir haben jetzt zwar mehr Geld, aber wir machen fast nichts mehr gemeinsam. Ich fühle mich irgendwie einsam und allein gelassen, vor allem mit den Kindern. Ich wäre froh, wenn du wieder weniger arbeiten und mehr mit den Kindern und mit mir unternehmen würdest.»

6. **Zuhören:** Wenn man zuhört, hilft man damit der anderen Person, sich zu beruhigen. Die andere Person nicht unterbrechen, und wenn diese fertig ist, das Wichtigste nochmals wiederholen, um sicherzustellen, dass man alles richtig verstanden hat. «Habe ich dich richtig verstanden, dass es dir Mühe macht, mich zu unterstützen, weil …»

Und wenn es mit dem Einfühlen nicht klappt oder man zu emotional ist? Probieren Sie folgende Strategien aus, um wieder kommunikationsfähiger zu werden:

- Atemübungen
- Distanz gewinnen, z. B. zur Toilette gehen, mit der Ankündigung, zurückzukehren, um sich zu erklären

- Versuchen zu verstehen, was einen so emotional macht
- Lernen zu erkennen, wann man emotional wird, und dies möglichst früh stoppen
- Emotionen nicht unterdrücken, sondern direkt mit der betroffenen Person ansprechen

TIPP *Und wenn Ihr Gegenüber trotzdem nicht mitspielt? Versuchen Sie, ihn oder sie darauf anzusprechen. Wenn das nicht klappt, verschieben Sie das Gespräch. Jeder hat das Recht, auf ein Thema oder ein Gespräch zurückzukommen. Ich nenne dies einen Rückkommensantrag.*

Migration oder die Angst vor dem Fremden

«Wir haben Arbeitskräfte gerufen, und es kamen Menschen» – so sagte Max Frisch 1965 treffend. Dazu kamen auch noch ungerufene Menschen. Und zusammen mit den hier stämmigen haben sie Kinder gezeugt, sind eine bunte, aktive Gesellschaft geworden. Viele, die in einer kulturellen Doppelbürgerschaft leben, haben von beiden Kulturen etwas und stehen doch dazwischen. Eine schwierige Situation.

Heimat gibt ein Gefühl der Zugehörigkeit und der Geborgenheit. Die Phasen der Migration sind intensiver Trennungsschmerz, dann Trauer mit Nostalgie und Kummer und danach Integration oder auch nicht. Migration per se ist kein Gesundheitsrisiko. Jedoch weisen ältere Migrantinnen und Migranten, die schon länger in der Schweiz leben, gegenüber Schweizerinnen und Schweizern einen deutlich schlechteren Gesundheitszustand auf. Sie sind wegen körperlicher und psychischer Problematiken auch häufiger in ärztlicher Behandlung. Bei Frauen ist im Vergleich zu Männern mit zunehmendem Alter die Situation noch schlechter.

Je länger die Aufenthaltszeit von Migrantinnen und Migranten, desto schlechter der Gesundheitszustand, denn sie sind grösseren Gesundheitsrisiken ausgesetzt wie:

- körperlich belastenderen Arbeiten (mit häufigeren Schmerzen durch Abnützungen und Unfälle), ungenügenden Sprachkompetenzen und Diskriminierungen (als stärkerer Chronifizierungsfaktor für Schmerzen). Auch verlieren bei unsicherer Wirtschaftslage oder strukturellen

Massnahmen Migrantinnen und Migranten schneller den Arbeitsplatz und haben geringere Chancen, eine neue Stelle zu finden; dies v. a. bei tieferem Ausbildungsniveau.

- Reintegrationsprozesse sind viel schwieriger, da häufig wegen fehlender Ausbildung keine Umschulungsmöglichkeiten vorhanden und auch innerbetriebliche Massnahmen nicht möglich sind (z. B. Büroarbeit für einen Bauarbeiter in einer Baufirma). Auch dies ist ein Risikofaktor für eine Schmerzchronifizierung.
- Bei traditionell orientierten Vätern mit niedrigerem sozioökonomischem Status führt Erwerbslosigkeit oft zu einem Verlust des Selbstwertgefühls. Finanzielle Not oder Verschuldung sind ebenfalls überdurchschnittlich häufig. Migrantinnen und Migranten leben auch öfter in engen Wohnverhältnissen und verkehrsbelasteter Umgebung (und das Fass wird schneller voll).
- Migrationsfamilien sind öfter Mehrfachbelastungen ausgesetzt durch den Beruf, die Familie und die Integration. Auch Konflikte mit der jüngeren Generation sind häufiger, da diese die Sprache gelernt und sich integriert hat. Dies kann zu kulturellen Konflikten mit den Eltern führen.
- Die sprachlichen Verständigungsprobleme spielen in der medizinischen Versorgung eine nicht unwesentliche Rolle. Sie führen zu Hilflosigkeit auf beiden Seiten, die nur mit mehr Raum und Zeit abgebaut werden kann. Und gerade Zeit fehlt heute in der medizinischen Arbeit. Migrantinnen und Migranten sind aus diesem Grund medizinisch häufiger schlechter versorgt, was ebenfalls eine Chronifizierung fördert.

DER 54-JÄHRIGE ARIAN N. kam vor acht Jahren mit seiner Familie aus einem Kriegsgebiet nach monatelanger Flucht in die Schweiz, wobei seine beiden Kinder unterwegs verloren gingen. Er wurde als Flüchtling anerkannt und begann auch bald mit einer körperlich schweren Arbeit in einem Gastronomiebetrieb. Seine Frau konnte den Verlust der Kinder nicht überwinden und unternahm mehrere ernsthafte Suizidversuche. Aufgrund seiner Kriegsverletzungen, der körperlichen Belastung bei der Arbeit, aber auch wegen seines Stresses durch die Situation vor allem mit seiner Frau wurden die Schmerzen im Rücken und in beiden Füssen so stark, dass er bei der Arbeit immer häufiger ausfiel. Er verlor seine Arbeitsstelle und fand keine leichte

Arbeit mehr, obwohl er in seiner Heimat ein Studium abgeschlossen und hier gut Deutsch gelernt hatte. Schliesslich musste er vom Sozialamt unterstützt werden.

INFO *Heimweh ist in der Medizin als Schmerzform nicht bekannt. Aber wie Sie ja unterdessen bestens wissen, hat alles einen Einfluss auf Schmerzen. Ob sie körperlich oder seelisch sind, das unterscheidet unser Hirn nicht.*

Die Sache mit dem Krankheitsgewinn

Bei jeder Erkrankung, auch beim Schmerz, gibt es nicht nur Verlierer, sondern auch Gewinner. Man spricht explizit von Krankheitsgewinn.

Der **primäre Krankheitsgewinn** besteht in einem inneren (unmittelbaren) Nutzen aus der Erkrankung. Die kranke Person kann etwa bestimmte Situationen oder Konflikte vermeiden. Oft geschieht dies unbewusst, zum Beispiel durch eine Erkrankung vor einer schweren Prüfung.

Der **sekundäre Krankheitsgewinn** ist ein äusserer Vorteil durch die Krankheit. Kranke erhalten weiter ihren Lohn, ohne dafür arbeiten zu müssen. Sie bekommen auch mehr Aufmerksamkeit, Anteilnahme und Beachtung seitens der Mitmenschen.

Der **tertiäre Krankheitsgewinn** ist ein Vorteil für die Umgebung des Patienten, der Patientin. Bei Angehörigen ist es beispielsweise das Gefühl, gebraucht zu werden. Erwerbstätige in Gesundheitsberufen ziehen zusätzlich einen finanziellen Nutzen aus der Erkrankung (manchmal zum Wohl des Kranken, manchmal auch nicht – siehe unten).

Bei längerer Dauer einer Erkrankung verschwinden primärer und sekundärer Nutzen zunehmend beziehungsweise wandeln sich zu Verlusten: Der Arbeitsplatz wird gekündigt, die Versicherung zahlt nicht mehr, die Partnerschaft hat sich aufgelöst, und chronisch Kranke werden zunehmend gemieden.

TIPP *Fragen Sie sich: Wo stehe ich in diesem Prozess? Konnte oder kann ich ihn stoppen?*

Sie finden immer jemanden, der Ihnen Besserung verspricht
Je mehr Sie durch Ihre Krankheit bereits verloren haben, desto schwieriger wird es, den Kampf aufzugeben. Sie möchten unbedingt beweisen, dass die Schmerzen echt sind. Sie möchten, dass Ihre Schmerzen anerkannt und Ihre Behinderung berücksichtigt wird. Und so möchten Sie immer weitere Untersuchungen und Therapien, um zu beweisen, was nicht zu beweisen ist. Wenn dies für Sie nicht zutrifft, umso besser!

Prinzipiell ist das Ziel jeder medizinischen Untersuchung eine therapeutische Konsequenz bzw. eine Behandlung. Wenn Sie eine medikamentöse, interventionelle oder operative Therapie von Anfang an ablehnen, hat es demnach auch keinen Sinn, Untersuchungen zu machen. Sie schaden sogar, denn macht man bei Ihnen immer wieder neue Abklärungen auf der Suche nach noch einer Therapie, wird Ihre Enttäuschung über den ausbleibenden Erfolg nur in die Zukunft verschoben. Je einschneidender die durchgeführte Massnahme (z. B. Operation), desto grösser ist auch die Enttäuschung, wenn sie nicht das gewünschte Resultat bringt.

INFO *Medizinisch-technische Massnahmen schaden häufig in Situationen, in denen der Schmerz nicht mehr beseitigt werden kann, und tragen zur weiteren Chronifizierung bei. Und Vorsicht: Sie finden immer jemanden, der Ihnen Heilung verspricht und es besser weiss als alle anderen, die Sie bisher behandelt haben. Aber derjenige wird die Enttäuschung nicht erleben, wenn es nicht klappt, sondern Sie. Er wird an Ihrer Behandlung sogar verdienen, egal, ob sie etwas bringt oder nicht (tertiärer Krankheitsgewinn).*

TAKE-AWAY *Es ist sehr schwierig, zur Einsicht zu gelangen, dass es nichts Wirkungsvolles mehr zur Beseitigung des Schmerzes gibt. Ist diese Erkenntnis jedoch einmal vorhanden, erlaubt sie Ihnen, wegzukommen vom Bestreben, den Schmerz zu vernichten, und dazu überzugehen, Ihre Lebensqualität zu verbessern.*

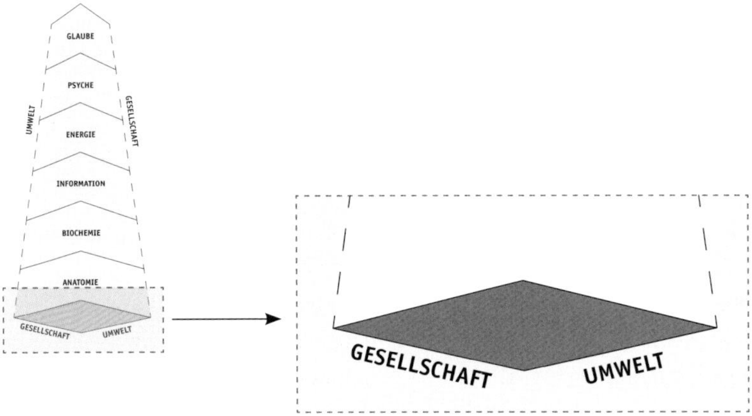

Beziehungen
Arbeit
Geld
Justiz
Umweltfaktoren

Arbeit und Schmerz

Arbeit ist ein zentraler Bestandteil unseres Lebens und bestimmt in hohem Masse unsere Identität, gibt Struktur und bietet Anerkennung, Wertschätzung und Austausch mit anderen. Ob im Rahmen einer Erwerbstätigkeit oder eines Freiwilligenengagements, Arbeit hat einen positiven Einfluss auf fast alle Gesundheitsfaktoren; Arbeitslosigkeit, vor allem Langzeitarbeitslosigkeit, einen negativen. Aus diesen Gründen ist Arbeit in der schmerzmedizinischen Behandlung von grosser Bedeutung.

Menschen möchten Arbeitsplätze, die ihren Bedürfnissen, Fähigkeiten und Kompetenzen entsprechen. Auf der anderen Seite wählen Arbeitgeber ihre Angestellten nach betrieblichen Anforderungen aus. Dies kann zu einer Diskrepanz zwischen Anforderungen des Arbeitsplatzes und den Fähigkeiten der arbeitenden Person führen (ungenügende Passung), was dem Wohlbefinden und der Gesundheit abträglich ist bzw. Stress auslöst (mehr dazu gleich auf der nächsten Seite).

ARBEIT UND GESUNDHEIT

Zur Bedeutung der Arbeit schrieb die Weltgesundheitsorganisation (WHO) in der Ottawa-Charta zur Gesundheitsförderung von 1986: «Die Art und Weise, wie eine Gesellschaft die Arbeit, die Arbeitsbedingungen und die Freizeit organisiert, sollte eine Quelle der Gesundheit und nicht der Krankheit sein. Gesundheitsförderung schafft sichere, anregende, befriedigende und angenehme Arbeits- und Lebensbedingungen.» ■

Mit dem Wechsel von der Industrie- zur Informationsgesellschaft haben sich die Arbeitsplätze von der Landwirtschaft und der Industrie in den Dienstleistungsbereich verlagert, wo die Anforderungen anderer Natur sind. Körperliche Belastungen (z. B. das Heben schwerer Gegenstände, repetitive, monotone Bewegungsabläufe, Lärm, Hitze) sind in den letzten Jahren in den Hintergrund, psychische Belastungen in den Vordergrund getreten. Ökonomisierung (effizientes und kostengünstiges Handeln wird zu einem übergeordneten Entscheidungsprinzip) und Flexibilisierung (Wochenend-, Schicht- und Nachtarbeit; befristete Arbeitsverträge, Arbeit auf Abruf) nehmen zu, neue Managementkonzepte fördern Rationalisierung und Arbeitsverdichtung. In der Folge steigt die Arbeitsmenge, es kommt zu erhöhtem Zeit- und Termindruck, zu hoher Verantwortung bei eingeschränktem Handlungsspielraum, zum Verschwimmen der Grenze zwischen Arbeit und Privatsphäre sowie zu hohen Arbeitslosigkeitsquoten (und damit zu Angst vor Arbeitslosigkeit).

Passung oder der gute Arbeitsplatz

Wichtig für einen guten Arbeitsplatz ist die persönliche Passung zwischen Ihrer Persönlichkeitsstruktur, Ihren zwischenmenschlichen und emotionalen Fähigkeiten und Ihren fachlichen Kompetenzen einerseits und den Anforderungen durch den Arbeitsplatz, die Kollegen und Vorgesetzten auf der anderen Seite. Ausschlaggebend sind zudem Vertrauen, Ehrlichkeit, Toleranz und Fairness.

Idealerweise finden Menschen an ihrem Arbeitsplatz Bedingungen vor, die produktive und effiziente Arbeitsprozesse ermöglichen. Sie sind so gestaltet, dass die Arbeitenden ausführbare und erträgliche Arbeiten erledigen können. Arbeitsinhalt, Arbeitsmenge, Arbeitsumgebung und Entlohnung erfüllen soziale Standards. Arbeitnehmerinnen und Arbeitnehmer haben einen angemessenen Handlungsspielraum, können Fähigkeiten erwerben und ihre Persönlichkeit entfalten.

Wie gesagt: idealerweise. Denn wenn die Häufigkeit, Intensität oder Dauer der Belastungen eine Person über- oder unterfordern, kann es zu negativen psychischen und körperlichen Folgen kommen.

Negative körperliche und psychische Einflussfaktoren

Dazu gehören Gefahrenstoffe (z. B. Chemikalien), mangelhafte Werkzeuge, fehlende Erholungspausen, einseitige Körperhaltungen (z. B. durch eine sitzende Tätigkeit vor einem Computer), Lärm und eintönige Aufgaben. Zu negativen Folgen für die Gesundheit tragen soziale Konflikte und Mobbing, aber auch ein unangemessener Lohn, ausbleibende Wertschätzung, mangelnde Möglichkeiten für einen beruflichen Aufstieg und fehlende Arbeitsplatzsicherheit bei.

Der psychischen Gesundheit abträglich sind insbesondere Tätigkeiten, die einen hohen quantitativen Umfang haben und gleichzeitig wenig Entscheidungsspielraum bezüglich der Art und des Ablaufs der Tätigkeit bieten. Stress lösen auch Rollenkonflikte aus, z. B. das Hin- und Hergerissensein zwischen den Anforderungen der beruflichen Karriere und den Ansprüchen der Familie. Hier sollte man insbesondere darauf achten, dass die Arbeit nicht in die Freizeit und in die Familie mitgenommen wird. Zeitdruck und unklare Erwartungen seitens der Vorgesetzten sind ebenfalls belastend. Besonders stark negativ wirksam ist soziale Isolation am Arbeitsplatz. Bestehen daneben noch chronische Schmerzen, können diese bekanntlich durch Stress verstärkt werden.

Positive Einflussfaktoren

Dazu gehören Handlungs- und Entscheidungsspielraum, Anforderungsvielfalt, Kontrollierbarkeit und Durchschaubarkeit der Arbeitsprozesse, Rückmeldungen zu den Arbeitsergebnissen, Teilhabe an betrieblichen Entscheidungsprozessen, hohe, aber angemessene Qualifikationsanforderungen und Aufgaben, die einen eindeutigen Anfang und ein sinnvolles Ende aufweisen, sowie soziale Unterstützung.

LAURA K. HATTE SEIT ZWEI JAHREN starke Schmerzen im linken Fuss und kam nach zwei Operationen, die die Beschwerden nur verschlimmert hatten, zu mir. Mit einer neuraltherapeutischen Behandlung, Physiotherapie und einem Schmerzmedikament konnte Laura K. wieder normal gehen. Sie hatte wegen der Schmerzen ihre Arbeit kurz vor der regulären Pensionierung aufgegeben. Nach einigen längeren Gesprächen entschloss sie sich, eine Freiwilligenarbeit anzunehmen. Die Beschwerden wurden dadurch wieder etwas stärker, aber die Arbeit gab ihr so viel, dass die Schmerzen in den Hintergrund rückten. Eine Behandlung war immer wieder mal nötig, dazu Spezialschuhe. Die Arbeit konnte sie jedoch behalten.

TAKE-AWAY *Erwerbsarbeit, aber auch eine freiwillige Tätigkeit kann positive Auswirkungen auf den Gesundheitszustand haben.*

INFO *Nach acht Stunden Arbeit am Tag sinkt die Produktivität pro geleistete Arbeitsstunde, und die Zahl der Fehler nimmt zu. Wer wöchentlich über 48 Stunden arbeitet, für den steigt das Gesundheitsrisiko mit jeder zusätzlichen Arbeitsstunde an.*

Multitasking – gibts das?

Ein Energiefresser, der sich heute in unserem Arbeitsalltag breitmacht, wenn wir nicht dagegenhalten, ist der ständige Wechsel zwischen verschiedenen Tätigkeiten. Denn Multitasking gibt es nicht (auch nicht bei Frauen). Was wir machen, ist serielles Monotasking: Wir «switchen» unablässig zwischen verschiedenen Aktivitäten hin und her, und dieser permanente Wechsel braucht unglaublich viel Energie und Aufmerksamkeit. Ein neuer Reiz hat für unser Hirn immer Priorität, d. h. er bekommt die Aufmerksamkeit. Wenn wir eine Arbeit beginnen, erreichen wir erst nach einigen Minuten unsere volle Leistungsfähigkeit. Wechseln wir ständig zwischen verschiedenen Aufgaben hin und her, schauen wir beispielsweise immer gleich aufs Handy, wenn eine Nachricht eingeht, kommen wir nie auf diese volle Leistung, und das macht uns letztlich ineffizient.

INFO *Sie erinnern sich, dass es nur zwei Möglichkeiten gibt, medizinisch zu arbeiten: den Körper so zu stärken, dass er seine alte Belastungsfähigkeit wieder erreicht, oder die Umgebung der* *reduzierten Belastungsfähigkeit anzupassen. Eine gute Passung des Arbeitsplatzes, d. h. ein Gleichgewicht von reduzierter Leistungsfähigkeit und Anforderungen durch die Arbeit, ist gerade bei chronischen Schmerzen sehr wichtig. Dies kann nur in Absprache mit einem verständnisvollen Arbeitgeber erreicht werden.*

Unsichtbare Schläge und Mobbing

Unsichtbare Schläge – psychische Gewalt wie Kränkungen und Erniedrigung – hat wohl jeder schon einmal erlebt. Manche steckt man leichter weg, andere schmerzen das ganze Leben lang. (Erinnern Sie sich: Das Hirn unterscheidet nicht zwischen körperlichem und seelischem Schmerz!) Erfährt man psychische Gewalt über längere Zeit, ist die Gefahr für eine gesundheitliche Schädigung gross. Eine solche Situation ist Mobbing.

Mobbing heisst, dass jemand am Arbeitsplatz von Kolleginnen und Kollegen, Vorgesetzten oder Untergebenen schikaniert, belästigt, beleidigt, ausgegrenzt oder mit kränkenden Arbeitsaufgaben bedacht wird. Um als Mobbing zu gelten, müssen die Ereignisse wiederholt vorkommen (mindestens einmal pro Woche) und sich über einen längeren Zeitraum erstrecken (mindestens ein halbes Jahr). Bezogen auf die erwerbstätige Bevölkerung sind rund 2,7 % von Mobbing betroffen. Bei meinen Patientinnen und Patienten sind es deutlich mehr.

Für Mobbing typisch sind folgende «Strategien»:

- organisatorische Massnahmen, die die Arbeitsaufgaben betreffen, z. B. die Zuweisung von erniedrigenden Arbeiten
- der Entzug von Entscheidungskompetenzen
- soziale Isolierung, indem man nicht mehr mit der betroffenen Person spricht, sie meidet oder ausgrenzt und ihr Informationen vorenthält
- Angriffe auf die Person und ihre Privatsphäre, indem man Witze über die Person und ihr Privatleben macht oder diese ins Lächerliche zieht
- verbale Aggression wie Anschreien, Kritisieren und Demütigen vor anderen
- Androhung oder Ausübung körperlicher Gewalt
- Verbreiten von Gerüchten

TAKE-AWAY *Mobbing ist äusserst subtil und perfid. Es ist eine Häufung von kleinen Vorkommnissen, die für sich genommen vielleicht banal sind, aber in der Summe eine schädigende Wirkung haben. Reagiert man auf einen einzelnen Vorfall, wird man oft als empfindlich eingestuft. Deshalb ist die Konfrontation sehr schwierig, und es ist fast unmöglich, sich allein aus der Mobbingsituation zu befreien.*

BUCHTIPP
Irmtraud Bräunlich Keller: **Mobbing am Arbeitsplatz – wie wehre ich mich?** Beobachter-Edition, Zürich 2017.
www.beobachter.ch/buchshop

43,9 % der von Mobbing Betroffenen werden krank. Die Symptome reichen von Schlafstörungen über Kopfschmerzen bis zu Angst und Depressionen, Magen-Darm- und Herz-Kreislauf-Erkrankungen. Am häufigsten sind depressive Störungen. Bezüglich der Suizidrate liegen keine genauen Untersuchungen vor, aber man kann davon ausgehen, dass 10 bis 20 % der Suizide mit Mobbing im Zusammenhang stehen.

Therapie für Mobbingopfer

Therapieziele für Opfer von Mobbing sind Distanz herstellen lernen, Transparenz schaffen, Analyse der Organisation des Betriebs, der Teamstrukturen, sinnstiftende Perspektive erarbeiten. Ferner geht es darum, eigene Verhaltensmuster, die sich verbessern lassen, zu erkennen und zu verändern.

Fragen zur Perspektive sind z. B.:
- Wie viel Zeit bleibt mir noch in meinem Leben?
- Was ist mir wichtig für meine weitere Zukunft?
- Was will ich noch in meinem Leben?

TIPP *Fragen Sie sich: Ist die Arbeit bei mir eher eine Ressource oder eine Belastung? Wie unterstützend erlebe ich meine Kollegen und die Chefin? Gehe ich gerne zur Arbeit?*

Wenn die Antwort auf die letzte Frage «Nein» lautet, sollten Sie etwas dagegen tun! Sie können versuchen, etwas zu ändern (holen Sie sich hierfür professionelle Unterstützung), oder Sie können sich bewusst dafür entscheiden, so weiterzumachen. In beiden Fällen übernehmen Sie die Verantwortung und tragen die Konsequenzen.

Bedenken Sie auch, dass keine Arbeit zu haben noch viel schlimmer sein kann als die Situation in Ihrem jetzigen Job.

Hier eine Bemerkung am Rande: In meiner Erfahrung haben Sie rechtlich keine Möglichkeiten, gegen eine Mobbingsituation vorzugehen. Leider hören Sie auch bei den Mobbingfachstellen nicht viel mehr, sodass ich Ihnen nur raten kann, psychologische Hilfe zu holen. Das funktioniert!

Burn-out

Arbeitsstress folgt unter anderem aus einem Ungleichgewicht zwischen erbrachter Leistung und wahrgenommener Belohnung. Letztere besteht in Aufstiegschancen, Arbeitsplatzsicherheit, Wertschätzung und Anerkennung sowie Lohn. Arbeitsstress entsteht auch, wenn hohe Anforderungen gelten, Zeitdruck herrscht und gleichzeitig wenig Spielraum für Kontrolle und eigene Entscheidungen zur Verfügung steht.

Man versteht unter Burn-out einen Zustand psychischer Erschöpfung aufgrund lang andauernder Überforderung und anhaltender negativer Gefühle. Es handelt sich im Wesentlichen um eine Entwicklung, die mit den gesellschaftlichen und persönlichen Ansprüchen zusammenhängt und sich aus einer mangelnden Balance zwischen Belastungsfaktoren, fehlenden Ressourcen und den individuellen Stressbewältigungsmöglichkeiten ergibt.

Es gibt persönliche Risikofaktoren für ein Burn-out: Dazu zählen ein strenges Pflichtbewusstsein, Ehrgeiz und Perfektionismus, die Tendenz zu überhöhten Ansprüchen an sich selbst sowie die Bereitschaft, sich aufzuopfern und zu verausgaben. Burn-out kann aber auch das Resultat wiederholter emotionaler Belastungen im Zusammenhang mit einem intensiven Einsatz für andere Menschen sein.

INFO *Burn-out ist zwar in aller Munde, doch eine offizielle medizinische Diagnose ist es derzeit nicht; folglich kann man für die Behandlung im Prinzip auch keine Krankenkassenleistungen beziehen. Da die Anzeichen jedoch meist denen einer Erschöpfungsdepression entsprechen, kann der Krankheitswert damit begründet werden.*

Eine Frage der Zeit

Ein wesentlicher Faktor bei der Entstehung eines Burn-outs ist der Umgang mit der Zeit. Das heute enorm beschleunigte Tempo ist per se schon ungesund. Auch die Einteilung der Zeit ist von Bedeutung. Neben der Arbeit gilt es, den Ansprüchen der Familie gerecht zu werden, Freizeitaktivitäten ausüben zu können sowie der Erholung Rechnung zu tragen.

Heutzutage sind Flexibilität, Erfolg und Effizienz gefordert. Oft werden innere Bedürfnisse den äusseren Ansprüchen geopfert. Dies kann in gewissen Phasen durchaus sinnvoll sein, zum Beispiel um Karriere machen zu können. Wenn man dann aber eine Familie gründet oder ein Familienmitglied pflegebedürftig wird und man an beruflichen Anforderungen bzw. den hohen Leistungsanforderungen unverändert festhält, kann das mit der Zeit zu viel werden.

TIPP *Möglichkeiten, sich vor einem Burn-out zu schützen, sind: die Arbeitsmenge regulieren, delegieren lernen, von Multitasking zu seriellem Tasking übergehen (siehe Seite 221), konsequente Trennung von Arbeit und Freizeit, für Ausgleich sorgen und Energie tanken, Hilfe von aussen holen, die eigenen Einstellungen überprüfen.*

Holen Sie sich rechtzeitig Unterstützung, um solche Veränderungen umzusetzen.

Symptome und Behandlung

Burn-out-Symptome lassen sich einteilen in:

- emotionale Symptome (psychische Erschöpfung, Niedergeschlagenheit, Reizbarkeit usw.)
- korperliche Symptome (Müdigkeit, Schlafstörungen, Schmerzen usw.)
- kognitive Symptome (Konzentrations- und Gedächtnisstörungen)
- motivationale Symptome (Lustlosigkeit, Resignation, Distanzierung usw.)
- Verhaltensveränderungen (Leistungsminderung, Suchtmittelkonsum, sozialer Rückzug usw.)

Therapeutisch wird bei einem Burn-out eine neue «Zeitsouveränität» angestrebt, ein Zurückfinden zum eigenen Rhythmus. Dazu ist eine Veränderung zwingend notwendig; es geht darum, ein neues, lebbares Gleichgewicht zu finden. Dies bedeutet häufig eine Reduktion der übertriebenen Ansprüche, was schmerzhaft sein kann. Die Chance dabei ist eine Befreiung von Einengungen und Beschränkungen und eine mögliche Neuorientierung.

TAKE-AWAY *Burn-out kann einerseits als Folge eines Missverhältnisses zwischen Arbeitsanforderungen und Ressourcen und andererseits als «Gratifikationskrise» verstanden werden, wenn die persönlichen Bedürfnisse nach Anerkennung, sozialer Einbindung, Einflussnahme und dem damit verbundenen Anliegen von Arbeitssicherheit und Entwicklungsmöglichkeiten nicht befriedigt werden. Auf diese Weise verwandelt sich im Laufe der Zeit Energie in Erschöpfung und Hingabe in Zynismus.*

Warum es sich lohnen kann, mit dem Rauchen zu beginnen: vom Zeitmanagement

Der Mensch ist das einzige Lebewesen, das neben seiner instinktiven (natürlichen) auch alternative Handlungsmöglichkeiten wählen kann. Er kann sich ein eigenes Konzept für sein Tätigsein erarbeiten.

Die menschliche Tätigkeit lässt sich unterscheiden in Freizeit (Erholung), bezahlte Arbeit, Eigenarbeit (Haushalt, Reparatur, Bildung, Kultur, Mobilität), obligatorische Sozialzeit (Militär, Sozialeinsätze), informelle Sozialzeit (ehrenamtliche Tätigkeit, Nachbarschaftshilfe, Verwandtenbesuche), Ich-Zeit (Zeit für Körper, Seele und Geist, Sport, Kultur und Religion) und Reproduktionszeit (Entwicklung, Betreuung, Erziehung und Pflege der zukünftigen Generation). Diese Tätigkeiten muss jeder für sich selber individuell gewichten.

Es gelang bisher nicht, eindeutige und nachhaltige positive Effekte von Ferien auf arbeitsbedingte Belastungen und deren Folgen wie Burn-out nachzuweisen. Es ist also besser, sich auf die alltägliche Erholung zu konzentrieren. Die Wirkung von Pausen und der freien Zeit nach Feierabend ist viel bedeutsamer als Ferien. Ein gutes Pausenmanagement ist deshalb wichtig, um Belastungen zu reduzieren und die Produktivität aufrechtzuerhalten. Am meisten zur Erholung, d. h. Entspannung und Abgrenzung, tragen übrigens körperliche Aktivitäten bei, während soziale und sogenannte entspannende Aktivitäten (ein warmes Bad nehmen, ein Buch lesen usw.) das Befinden nur teilweise verbessern.

Raucherinnen und Raucher machen jede Stunde eine Pause, gehen nach draussen (weil sie am Arbeitsplatz nicht mehr rauchen dürfen), treffen dort oft andere Menschen (Sozialkontakte) und machen erst noch ihre Atemübungen. Das hört sich geradezu gesund an, wäre da nicht der Zigarettenrauch. Nichtraucher machen nie im Leben so konsequent Pause.

TIPP *Haben Sie sich schon mal überlegt, wie das bei Ihnen ist? Machen Sie einen Tages- bzw. Wochenplan und protokollieren Sie Ihre Erholungszeiten. Wie sieht die Bilanz aus?*

TAKE-AWAY *Die Bedeutung von Pausen und freier Zeit im Alltag kann nicht genug betont werden. Noch einmal: Es geht um Ihren eigenen Zeitrhythmus. Dieser kann und wird sich mit dem Älterwerden ändern. Und auch das nochmals: Ein schlechtes Zeitmanagement während des Alltags lässt sich durch Ferien nicht kompensieren.*

Der Beipackzettel: Nebenwirkungen der Arbeitslosigkeit

Die Bedeutung der Arbeit für die Gesundheit wird allgemein unterschätzt. Wichtige psychosoziale Funktionen der Arbeit sind Aktivierung, Förderung der Entwicklung von Fähigkeiten und Kompetenzen, Zeitstrukturierung, Möglichkeit zur Kooperation, soziale Anerkennung, Stärkung des Selbstwertgefühls und Entwicklung einer persönlichen Identität. (*Auch das eine Wiederholung, aber nur, weil es so wichtig ist.*) Erwerbslose Menschen haben bei länger andauernder Arbeitslosigkeit zunehmend schlechtere psychische und körperliche Gesundheitswerte – nicht nur wegen der schlechteren finanziellen Situation. Denn die Sicherung des Einkommens ist nur eine Funktion der Erwerbsarbeit.

Die meisten Menschen, die mit ihrer Arbeit einen grossen Teil ihres sozialen Umfelds und vielleicht wegen Schulden auch noch die Wohnung verlieren, werden psychisch krank. Und es kann jede und jeden treffen. In der Schweiz besteht eine funktionierende Sozial- und Gesundheitsinfrastruktur, die die härtesten Folgen von wirtschaftlichen Krisen abfedert.

Trotzdem: Arbeit ist unglaublich wichtig. Untersuchungen zeigen, dass jeder fünfte Suizid weltweit im Zusammenhang mit Arbeitslosigkeit steht.

Arbeit ist auch heute noch sinnstiftend und identitätsbildend. Es hat aber Veränderungen gegeben. Die Arbeitsplatzsicherheit ist geringer geworden, und es werden immer mehr flexible Einsätze gefordert. Durch diese Flexibilisierung wechseln aber auch Arbeitnehmerinnen und Arbeitnehmer ihre Anstellung immer öfter, die Verpflichtung und Loyalität gegenüber dem Arbeitgeber nehmen ab. Berufliche Veränderungen sind nicht mehr automatisch mit einem beruflichen Aufstieg verbunden, sondern sind Ausdruck der Arbeitsplatzunsicherheit. Trotz dieser gesellschaftlichen Veränderungen werden häufige und vor allem lange Arbeitsunterbrüche nach wie vor verurteilt.

Bei Arbeitslosigkeit nehmen die sozialen Interaktionen wegen des Verlusts des beruflichen Umfelds und der schlechten Finanzen ab. Gefühle der Zugehörigkeit, aber auch Wertschätzung gehen verloren. Es findet eine Entwertung der bisher erlangten Qualifizierung und eine gesellschaftliche Stigmatisierung statt, die zu sozialer Isolation, familiären Spannungen und Konflikten, zu einem Verlust der Handlungsautonomie sowie der Beeinträchtigung des Selbstwertgefühls führt. Dauert die Arbeitslosigkeit länger als ein Jahr, gelingt die Reintegration ins Arbeitsleben nur noch bei etwa der Hälfte der Betroffenen, die andere Hälfte wird ausgesteuert und landet beim Sozialamt. Gesellschaftlich besteht der Druck, nicht auf Kosten der Allgemeinheit, d. h. des Sozialamts, zu leben, was häufig zu noch mehr Spannungen führt.

In der Schweiz besteht im internationalen Vergleich eine tiefe Arbeitslosenrate von 2,3 % (Durchschnitt 2019). Die Langzeitarbeitslosen, die keine Leistungen der Arbeitslosenversicherung mehr erhalten, sind in dieser Statistik jedoch nicht erfasst. Auffallend häufig von Langzeitarbeitslosigkeit (länger als ein Jahr) betroffen sind ältere Arbeitslose. Bei den über 50-Jährigen sind es fast 30 %. Es nimmt aber mit zunehmendem Alter nicht das Risiko der Arbeitslosigkeit per se zu, sondern es steigt das Risiko der Langzeitarbeitslosigkeit bei den bereits Arbeitslosen.

TAKE-AWAY *Eine länger dauernde Arbeitslosigkeit führt u. a. zur gesellschaftlichen Isolation und macht psychisch und körperlich krank.*

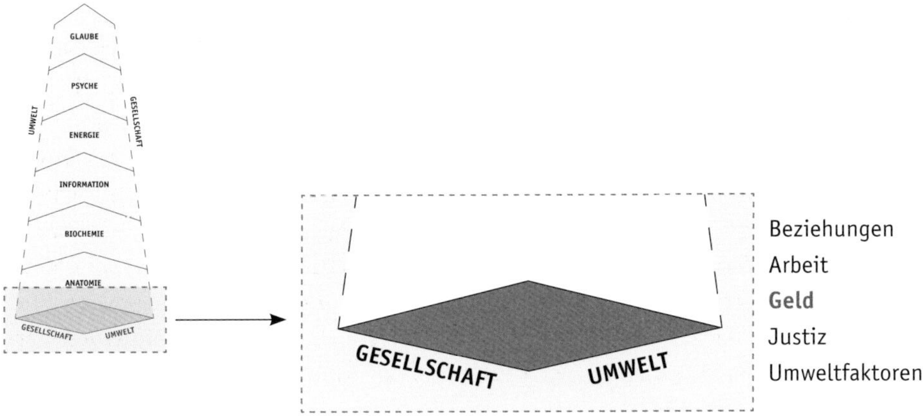

Ohne Arbeit bist du nichts! Geld und Schmerz

«Das einzige Recht der Sklaven ist das Recht auf Arbeit» (Zitat aus Asterix bei den Römern). So ist es heute nicht mehr. Arbeitnehmer haben Rechte, aber auch Pflichten. Und Arbeitgeber haben Pflichten, aber auch Rechte. Damit eine Gesellschaft funktioniert, ist es sinnvoll, das Zusammenleben zu regeln. Doch während praktisch alle die Regeln für den Strassenverkehr kennen, trifft dies auf diejenigen der Arbeitswelt in Zusammenhang mit Schmerzen bzw. Krankheiten nicht zu. In den folgenden Kapiteln werden deshalb die wichtigsten skizziert.

Die meisten Menschen in der Schweiz verdienen ihren Lebensunterhalt mit einer Erwerbstätigkeit. Doch bei chronischen Schmerzen können Arbeits- und Erwerbsfähigkeit beeinträchtigt sein oder gar ganz verloren gehen. Dann springen eine Weile lang Sozialversicherungen ein – und am

Ende unter Umständen das Sozialamt. Ein langer, mühevoller Weg, den keiner gehen möchte. Sollten Sie einmal mit Arbeitsunfähigkeit konfrontiert sein, ist es wichtig, einige Fakten zu kennen.

SOZIALVERSICHERUNGSRECHT: EINE KOMPLEXE MATERIE

Im vorliegenden Kapitel finden Sie Inhalte zu einigen Aspekten der Sozialversicherungen wie Krankenpflegeversicherung (Krankenkasse), Unfallversicherung, Invalidenversicherung, Arbeitslosenversicherung etc. Auch zur Krankentaggeldversicherung – sie ist keine Sozialversicherung, sondern unterliegt dem Versicherungsvertragsgesetz (VVG) – gibt es Informationen. Weil manche Inhalte im Rahmen dieses Ratgebers nur gestreift werden können, sind für weiterführende Informationen folgende **Beobachter-Ratgeber** empfohlen (zu beziehen bzw. downzuloaden unter www.beobachter.ch/buchshop):

- Irmtraud Bräunlich Keller: Arbeitsrecht. Was gilt im Berufsalltag? Vom Vertragsabschluss bis zur Kündigung (2017)
- Irmtraud Bräunlich Keller: Job weg. Wie weiter bei Kündigung und Arbeitslosigkeit? (2018)
- Susanne Friedauer, Kaspar Gehring: IV – Was steht mir zu? Das müssen Sie über Renten, Rechte und Versicherungen wissen (2017)
- Anita Hubert: Ergänzungsleistungen. Wenn die AHV oder IV nicht reicht (2019)
- Gitta Limacher: Krankheit und Unfall – wie weiter im Job? Das gilt, wenn Sie nicht arbeiten können (2018)
- Notfallratgeber: Job gekündigt! Kann ich mich wehren? (2020)
- Corinne Strebel Schlatter: Wenn das Geld nicht reicht. So funktionieren die Sozialversicherungen und die Sozialhilfe (2018)

Für Unterstützung in konkreten Fragen wenden Sie sich ans **Beobachter-Beratungszentrum** (siehe Anhang).

Arztzeugnisse, Arbeits- und Erwerbsunfähigkeit

Die Arbeitsunfähigkeit wird im Normalfall von Ihrer behandelnden Ärztin festgehalten, die Ihnen ein Arztzeugnis ausstellt. Leiden Sie unter Schmerzen, die nicht eindeutig einer Erkrankung oder einem Unfall zugeordnet werden können, wird die Versicherung (Taggeld- oder Unfallversicherung)

Ihre Arbeitsunfähigkeit möglicherweise nach einer gewissen Zeit, meist einigen Wochen, anzweifeln – vor allem bei psychischen Erkrankungen. Denn Sie haben die Pflicht, wenn immer möglich an Ihren Arbeitsplatz zurückzukehren und Ihre Arbeit vertragskonform zu erledigen; der Arbeitgeber seinerseits hat die Pflicht, wenn immer möglich Ihren Arbeitsplatz Ihren besonderen Bedürfnissen anzupassen.

Der Vertrauensarzt der Versicherung (mehr dazu Seite 233) kann dem Arbeitsunfähigkeitszeugnis Ihrer behandelnden Ärztin widersprechen. Sie gilt in dieser Situation als befangen, da sie in Ihrem Interesse handelt und von Ihnen bezahlt wird. Dazu gibt es auch einen eindeutigen Bundesgerichtsentscheid.

Es kann sogar passieren, wie das folgende Beispiel zeigt, dass die Arbeitsunfähigkeit rückwirkend aufgehoben wird.

EMMA B. KAM IM OKTOBER erstmals in meine Sprechstunde. Sie litt seit März nach einer leichten Verletzung der Hand unter Schmerzen und war bis zu diesem Zeitpunkt vom behandelnden Arzt zu 100 % arbeitsunfähig geschrieben worden. Nach zwei Behandlungen kam der Brief der Versicherung. Der Vertrauensarzt halte an seiner Beurteilung vom 13. November fest, dass die Patientin ab Juli wieder arbeitsfähig gewesen sei. Die Versicherung stellte ihre Leistungen ab diesem Datum rückwirkend ein.

INFO *Bei längerer Arbeitsunfähigkeit garantiert Ihnen das Arztzeugnis Ihrer behandelnden Ärztin nicht in jedem Fall die Leistung der Unfall- oder Taggeldversicherung.*

Arztzeugnisse haben einen sehr hohen Beweiswert, auch vor Gericht. Die Beweiskraft verringert sich allerdings oder entfällt sogar, wenn das Zeugnis nur aufgrund von Angaben des Patienten, der Patientin ausgestellt wird. Bei chronischen Schmerzen ist das sehr häufig der Fall, da sie ja praktisch nie objektiviert werden können.

Das ärztliche Zeugnis kann aus folgenden Gründen angezweifelt werden:

- wenn sich aus dem Verhalten des Angestellten ergibt, dass er gar nicht arbeitsunfähig ist,
- bei einer Krankschreibung nach erfolgter Kündigung,

- bei wiederholten (z. B. häufigen und kurzen) Absenzen,
- wenn der Arzt, die Ärztin für Gefälligkeitszeugnisse bekannt ist,
- wenn das Zeugnis ausschliesslich auf Patientenangaben beruht,
- wenn das Zeugnis erst viel später nach Auftreten der Symptome ausgestellt wurde.

Detailliertes Arztzeugnis

Bei der Ausstellung eines Arbeitsunfähigkeitszeugnisses muss die Ärztin Ihre Leistungsfähigkeit bzw. Belastbarkeit berücksichtigen sowie die auszuführende Arbeit und Ihren Arbeitsplatz. Bei einem **einfachen Arztzeugnis** wird nur die prozentuale Arbeitsunfähigkeit angegeben und festgehalten, wie lange Sie voraussichtlich bei der Arbeit fehlen werden.

Das **detaillierte Arztzeugnis** ist sinnvoll, wenn die Arbeitsunfähigkeit länger dauert. Es gibt Auskunft darüber, welche Tätigkeiten Sie noch ausüben können und bei welchen Sie ganz oder teilweise eingeschränkt sind. Ein solches Zeugnis ist vor allem dann sinnvoll, wenn jemand nicht imstande ist, bestimmte Arbeiten oder Bewegungsabläufe auszuführen. Um es ausstellen zu können, benötigt die Ärztin vom Arbeitgeber eine genaue Arbeitsplatzbeschreibung und Auskunft darüber, welche Arbeiten Sie konkret machen. Dafür kann Ihnen Ihre Ärztin ein Formular mitgeben. Die Kosten für das detaillierte Zeugnis betragen Fr.65.– und sind vom Arbeitgeber zu übernehmen.

«Kommen Sie erst wieder arbeiten, wenn Sie zu 100 % arbeitsfähig sind»

Was vielleicht nett gemeint ist, birgt ein paar Stolpersteine. Besteht die Arbeitsunfähigkeit nur für ein Teilpensum, sagen wir 50 %, dann setzt sich Ihr Salär aus 50 % Lohn plus einem Taggeld zusammen, das in der Regel 80 % des Lohnes ausmacht, in diesem Beispiel also 80 % von 50 %. Wenn Ihr Arbeitgeber Sie nun anweist, erst dann zur Arbeit zurückzukehren, wenn Sie wieder voll arbeitsfähig sind, heisst das nicht, dass Ihre Ärztin die Arbeitsunfähigkeit auf 100 % ändern darf. Und Sie bekommen den vollständigen Lohn nur, wenn Ihr Arbeitgeber das Taggeld auf das übliche Salär aufstockt. Er seinerseits bekommt 80 % von 50 % von der Taggeldversicherung und muss Ihnen 50 % selbst bezahlen. Tut er dies nicht, spricht man von **Annahmeverzug des Arbeitgebers.** Seien Sie aber vorsichtig, denn der Arbeitgeber schuldet Ihnen den Lohn nur, wenn Sie

Ihre Arbeitskraft ausdrücklich angeboten haben, als er Sie nach Hause geschickt hat. Um Unklarheiten zu vermeiden, sollten Sie das schriftlich und eingeschrieben tun.

Arbeitsplatzbezogene Arbeitsunfähigkeit

Die arbeitsplatzbezogene Arbeitsunfähigkeit kommt hauptsächlich bei psychischen oder psychosomatischen Erkrankungen vor, so auch im Zusammenhang mit Mobbing. Der betroffenen Person ist es häufig nicht mehr möglich, an den bisherigen Arbeitsplatz zurückzukehren, in einem anderen Umfeld ist sie aber durchaus arbeitsfähig. Auch ein Zweitjob mit anderen Arbeitsbedingungen muss von der arbeitsplatzbezogenen Arbeitsunfähigkeit nicht betroffen sein: Wenn Sie 50 % auf dem Bau und 50 % im Büro arbeiten, können Sie zwar mit dem gebrochenen Zeh nicht auf die Baustelle, im Büro ist ein Weiterarbeiten aber sehr wohl möglich.

Zumutbare Ersatzarbeit

Bietet Ihnen der Arbeitgeber eine Ersatzarbeit an, muss diese zumutbar sein. Sie darf Ihrer Gesundheit nicht schaden, und sie darf nicht erniedrigend sein. Die Ersatzarbeit sollte mehr oder weniger gleichwertig mit Ihrer angestammten Tätigkeit sein. Eine Kaderfrau darf man zum Beispiel nicht zum Putzdienst verknurren (mehr dazu auf Seite 247).

Wenn der Vertrauensarzt ins Spiel kommt

Der Arbeitgeber und auch die leistungspflichtige Versicherung können Sie jederzeit zu einem Vertrauensarzt schicken. Bei längerer Arbeitsunfähigkeit ist es sinnvoll, einen Vertrauensarzt beizuziehen, wenn Ihre Ärztin nicht ganz sicher ist, ob die Versicherung die von ihr ausgestellte Arbeitsunfähigkeit auch akzeptiert. Bekommen Sie ein Aufgebot vom Vertrauensarzt, müssen Sie dem nachkommen, sonst erlischt Ihr Anspruch auf Lohn. Man spricht in diesem Zusammenhang von der **Mitwirkungspflicht** des arbeitsunfähigen Angestellten. Sollte der Vertrauensarzt zu einer anderen Beurteilung kommen als Ihre behandelnde Ärztin, so ist es sinnvoll, dass die beiden das Gespräch miteinander suchen.

INFO *Gegenüber der Unfallversicherung und der IV ist die behandelnde Ärztin auch ohne entsprechende Vollmacht des Patienten, der Patientin verpflichtet, die nötigen Arztberichte einzu-*

reichen. Falls Sie von einer Versicherung eine Vollmacht zur Auskunft über den Gesundheitszustand bekommen, müssen Sie diese unterschreiben (Mitwirkungspflicht). Tun Sie das nicht, bekommen Sie kein Geld, da die zuständige Versicherung die Anspruchsberechtigung gar nicht prüfen kann.

Anpassung des Arbeitsplatzes

Wenn immer möglich sollten Sie mit Ihrem Arbeitgeber oder direkten Vorgesetzten besprechen, ob Ihr Arbeitsplatz Ihrer momentanen Problematik angepasst werden kann. Bei Rückenschmerzen sind allenfalls ein Stehpult und ein ergonomischer Bürostuhl hilfreich. Überlegen Sie auch, ob Sie diese Anschaffungen selbst tragen können, denn bei länger dauernden Krankheiten ist es wichtig, den aktuellen Arbeitsplatz zu erhalten. Kündigt man Ihnen wegen Ihrer Arbeitsunfähigkeit, ist es erfahrungsgemäss schwierig, später wieder eine neue Stelle zu finden. Denn bei Ihrer neuen Anstellung müssen Sie Ihr gesundheitliches Problem offenlegen, wenn es einen Einfluss auf die Ausübung der neuen Tätigkeit hat. Tun Sie das nicht, riskieren Sie eine fristlose Kündigung und können sogar schadenersatzpflichtig werden.

Ihr Ex-Arbeitgeber muss Ihre Krankheit auch im Arbeitszeugnis angeben, wenn diese Ihre Arbeitsleistung oder Ihr Verhalten stark beeinflusst hat oder der Grund für die Kündigung war.

TIPP *Wie sieht es aus der Perspektive des Arbeitgebers aus, wenn Sie länger nicht zur Arbeit kommen oder Ihre Aufgaben nicht mehr richtig erledigen können? Die Arbeit muss trotzdem von jemandem gemacht werden. Wie lange soll er Sie behalten? Er muss schauen, dass der Betrieb weiterläuft. Kann er nicht mehr mit Ihnen rechnen, wird er Sie zwangsläufig ersetzen müssen und Ihnen letztlich mit grosser Wahrscheinlichkeit kündigen. Dies darf er nach einer bestimmten Wartefrist, und leider tut er das sehr häufig auch.*

Sie müssen also immer darauf gefasst sein, dass Ihnen nach einer gewissen Zeit gekündigt wird, vor allem wenn nicht klar ist, wann Sie an den Arbeitsplatz zurückkehren können. Es lohnt sich, mit Ihrem Arzt zu besprechen, ob er konkrete Angaben über Ihre Rückkehr machen kann. So lässt sich eine Kündigung eventuell verhindern.

Erwerbsunfähigkeit

Von der **Arbeitsunfähigkeit** – die durch die Beeinträchtigung der körperlichen, geistigen oder psychischen Gesundheit bedingte volle oder teilweise Unfähigkeit, im bisherigen Beruf oder Aufgabenbereich zumutbare Arbeit zu leisten – ist klar die **Erwerbsunfähigkeit** zu unterscheiden. Letztere entspricht dem ganzen oder teilweisen Verlust der Erwerbsmöglichkeiten auf dem in Betracht kommenden ausgeglichenen Arbeitsmarkt (siehe Kasten) infolge eines Gesundheitsschadens (also Krankheit oder Unfall), und zwar erst nach Abschluss der zumutbaren Behandlung und Eingliederung. Die Erwerbsunfähigkeit wird ausschliesslich von der IV festgelegt.

DEFINITIONEN IN SACHEN ARBEITSMARKT

Der **ausgeglichene Arbeitsmarkt** ist ein abstrakter Begriff und geht von einem theoretischen Gleichgewicht von Angebot und Nachfrage aus. Die konkrete Lage auf dem Arbeitsmarkt spielt dabei keine Rolle. So wird weder das tatsächlich vorhandene Stellenangebot berücksichtigt noch die Tatsache, dass Teilinvalide geringere Chancen haben, eine geeignete Stelle zu finden.

Beim **ersten Arbeitsmarkt** handelt es sich um den regulären Arbeitsmarkt, in dem keine Unterstützungsmassnahmen durch soziale Institutionen oder den Arbeitgeber erfolgen.

Der **zweite Arbeitsmarkt** («geschützte Werkstätten» in sozialen Institutionen) bietet Menschen mit Behinderung durch unterstützende Strukturen mehr Sicherheit und Stabilität. Es handelt sich nicht um einen Markt mit Angebot und Nachfrage, sondern um eine Beschäftigung im Rahmen der Sozialarbeit. ■

Bei der Bestimmung der Erwerbsunfähigkeit werden folgende Aspekte mitberücksichtigt:

- der Gesundheitsschaden,
- der Verlust der Erwerbsmöglichkeiten auf dem ausgeglichenen Arbeitsmarkt,
- der kausale Zusammenhang und
- die Zumutbarkeit.

Diese Beurteilung ist Aufgabe der Versicherungen bzw. der Justiz. Die behandelnden Ärzte und Ärztinnen dürfen die Erwerbsfähigkeit nicht beurteilen und haben kaum Einfluss auf diesen Prozess. Da die Entscheidungen bezüglich Reintegrationsmassnahmen – insbesondere Umschulungen und Rentenbeurteilungen – erfahrungsgemäss zeitintensiv sind, ist Ihr Arzt gezwungen, in dieser Zeit weiterhin die Arbeitsunfähigkeit festzulegen. Es ist jedoch möglich, dass der Grad der Erwerbsunfähigkeit, den die Versicherungen bzw. die Justiz später für diesen Zeitraum definieren, nicht der Arbeitsunfähigkeit entspricht, die Ihr Arzt festgelegt hat. Dann kann es zu Rückforderungen von bereits bezahlten Taggeldern kommen.

Nach der langen Verfahrensdauer hat der soziale Abstieg schon meist stattgefunden, und die Reintegration in die Arbeitswelt gelingt – wenn überhaupt – selten noch vollständig. Selbst mit einem noch so schön dargestellten Lebenslauf hat man bei einer Langzeitarbeitsunfähigkeit bzw. langen Stellenlosigkeit praktisch keine Chancen im ersten Arbeitsmarkt.

INFO *Die Dauer des Rentenverfahrens hat einen wesentlichen Einfluss auf die Chronifizierung von Schmerzzuständen. Gerade hier wären die Versicherungen wie auch die Justiz in der Pflicht, solche Verfahren möglichst rasch abzuschliessen. Medizinisch kann man häufig schon nach drei bis sechs Monaten abschätzen, wie der therapeutische Endzustand aussehen wird. Bis zum Abschluss des Rentenverfahrens vergehen aber meist Jahre. In dieser langen Zeit des Wartens besteht eine Pattsituation. Sie warten zusammen mit Ihrem Arzt auf den Entscheid der Behörden. Gleichzeitig soll Ihre Behandlung die Reintegration fördern. Dass dies nur sehr selten funktionieren kann, ist offensichtlich.*

Kündigung bei Krankheit und Unfall

Grundsätzlich gilt im schweizerischen Arbeitsrecht die Kündigungsfreiheit. Kündigungen können jederzeit ausgesprochen werden, ohne Vorankündigung oder Verwarnung. Es braucht weder einen triftigen Grund, noch müssen Sie angehört werden.

INFO *Vorsicht! Wenn Sie selbst kündigen, kann das Nachteile mit sich bringen: Die Kündigung lässt sich weder zurücknehmen, noch kann sie als missbräuchlich angefochten werden.*

GELD ZUM LEBEN: ERWERBSEINKOMMEN, TAGGELDER, RENTEN

Einkommen und finanzielle Sicherheit sind in der Schweiz sehr stark an Arbeit gekoppelt. Ein Einkommen ist prinzipiell aus folgenden Quellen möglich:

- Erwerbstätigkeit
- AHV-Rente und
- Pensionskassenrente (zweite Säule)
- Taggeldversicherung (Krankheit oder Unfall)
- Arbeitslosenversicherung
- Invalidenrente
- Sozialamt

In der Schweiz gibt es elf Sozialversicherungen, die zwischen 1914 und 2006 nacheinander eingeführt wurden:

- die Alters- und Hinterbliebenenversicherung (**AHV**, die erste Säule) und die Invalidenversicherung **(IV)**,
- eine obligatorische Unfallversicherung **(UV)** für Arbeitnehmer und Arbeitnehmerinnen, die unter gewissen Bedingungen auch Nichtberufsunfälle absichert,
- die Krankenpflegeversicherung **(KV)**, die für die gesamte Bevölkerung der Schweiz obligatorisch ist und auch einen Unfallschutz beinhaltet für Menschen, die nicht über den Arbeitgeber unfallversichert sind,
- die obligatorische Arbeitslosenversicherung **(ALV)** für Berufstätige,
- die obligatorische berufliche Vorsorge **(BV)** als zweite Säule der Altersvorsorge,
- die Ergänzungsleistungen **(EL)** zur AHV und IV,
- die Erwerbsersatzordnung (**EO**, Einkommensersatz) für Dienstleistende, die auch eine Mutterschaftsentschädigung **(ME)** für berufstätige Mütter in der Zeit nach der Entbindung einschliesst,
- die Familienzulagen **(Kindergeld)**,
- die Militärversicherung **(MV)**, die die Kranken- und Rentenversicherungen für die Zeit des Armeedienstes, im Zivilschutz und im Zivildienst übernimmt. Die MV ist auch für die Versicherung der Angestellten des Bundes zuständig.

Ausserdem fällt der Kündigungsschutz bei Arbeitsunfähigkeit weg, und Sie riskieren bei Arbeitslosigkeit erst noch Einstelltage der Arbeitslosenversicherung (Tage, für die Sie kein Arbeitslosengeld erhalten; mehr dazu Seite 252).

«Am Ende des Zahltages ist immer noch ganz viel Monat übrig!»

Eine Kündigung ist auch bei einer Arbeitsunfähigkeit wegen Krankheit oder Unfall möglich. Während einer gewissen Zeit sind Sie noch davor geschützt (ausser in der Probezeit): im ersten Anstellungsjahr während 30 Tagen, im zweiten bis fünften Jahr während 90 Tagen und ab dem sechsten Jahr während 180 Tagen seit Beginn der Arbeitsunfähigkeit. Bekommen Sie die Kündigung während dieser Sperrfrist, ist sie automatisch ungültig. Sie muss nach Ablauf der Sperrfrist wiederholt werden. Wurde Ihnen gekündigt und werden Sie erst in der Kündigungsfrist arbeitsunfähig, wird die Kündigungsfrist unterbrochen. Erst nach Ablauf der erwähnten Sperrfristen läuft der Rest der nicht «verbrauchten» Kündigungsfrist weiter.

TAKE-AWAY *Wenn man Ihnen bei Krankheit oder Unfall kündigt, ist dies keine missbräuchliche Kündigung, und es ist aussichtslos, sie vor Gericht anzufechten.*

Auch wenn Sie krank sind, dürfen Sie selber kündigen. Die Kündigung gilt als rechtsgültig ausgesprochen. Und wenn Sie krank werden, nachdem Sie gekündigt haben, verlängert sich das Anstellungsverhältnis trotz der Arbeitsunfähigkeit nicht.

Möchte Ihr Arbeitgeber, dass Sie Ihr Pensum reduzieren, muss er eine sogenannte Änderungskündigung aussprechen. Er kündigt Ihren alten Vertrag und setzt einen neuen mit reduziertem Pensum auf. Auch bei dieser Ausgangslage sind die Kündigungsfristen und die Regeln des Kündigungsschutzes einzuhalten.

Wenn die Kündigungsfrist abgelaufen ist und Sie immer noch arbeitsunfähig sind, lesen Sie das Kapitel «Taggelder und Wartefristen» auf Seite 252.

Krankentaggeld-, Kranken- und Unfallversicherung

Die Krankenpflegeversicherung (umgangssprachlich «Krankenkasse») ist obligatorisch und übernimmt die Behandlungskosten bei Krankheit und Unfall. Bei einer Anstellung ab acht Stunden pro Woche sind Sie über den

Arbeitgeber auch obligatorisch gegen Unfall in der Freizeit versichert. Bei einem Pensum von weniger als acht Stunden pro Woche muss die Unfallversicherung für die Freizeit über die Krankenkasse abgeschlossen werden. Die Unfallversicherung übernimmt neben den Behandlungskosten auch Taggelder bei einem Arbeitsausfall wegen eines Unfalls. Die Krankentaggeldversicherung ist im Gegensatz zur Betriebsunfallversicherung gesetzlich nicht vorgeschrieben, jedoch haben die meisten Arbeitgeber für ihre Arbeitnehmerinnen und Arbeitnehmer eine solche abgeschlossen.

Behandlungskosten

Betriebsunfälle bezahlt die Unfallversicherung des Arbeitgebers. Unfälle in der Freizeit bezahlt die Unfallversicherung bei der obligatorischen Krankenpflegeversicherung oder – bei genügend hohem Arbeitsvolumen – die Nichtbetriebsunfallversicherung des Arbeitgebers. Übernimmt die Unfallversicherung die Kosten nicht oder nicht mehr, muss die Krankenkasse einspringen.

Liegt eine **Krankheit** vor, übernimmt die Krankenkasse die gesetzlich vorgeschriebenen Heilbehandlungen – abzüglich Franchise und Selbstbehalt.

Als Unfall gilt rechtlich die plötzliche, unbeabsichtigte Schädigung durch einen ungewöhnlichen äusseren Faktor. Die Unfallversicherung erbringt ihre Leistungen auch bei folgenden Verletzungen: Knochenbrüchen, Verrenkungen von Gelenken, Meniskusrissen, Muskelzerrungen, Sehnenrissen, Bandläsionen, Trommelfellverletzungen (abschliessende Auflistung). Liegt eine dieser Körperschädigungen vor, muss der Unfallversicherer zahlen, es sei denn, es gelinge ihm zu beweisen, dass die Verletzung vorwiegend auf Abnützung oder eine Erkrankung zurückzuführen ist. Die Unfallversicherung ist ausserdem zuständig für Berufskrankheiten.

Unfallfolgen

Die Unfallfolgen müssen separat von einer allfälligen Krankheit betrachtet werden, weil die Unfallversicherung nur den Anteil übernimmt, der durch den Unfall verursacht wurde. Nehmen wir als Beispiel einen Sturz auf den Rücken: Wenn keine frischen Verletzungen im Röntgenbild nachweisbar sind, wird die Unfallversicherung die Kosten während der üblichen Heilungszeit übernehmen, das heisst einige Wochen. Wenn danach immer noch Schmerzen vorhanden sind, liegt dies in ihren Augen nicht mehr am

NATÜRLICHER UND ADÄQUATER KAUSALZUSAMMENHANG

Was hat es mit dem Kausalzusammenhang auf sich? Der **natürliche Kausalzusammenhang** zwischen dem Unfallereignis und dem Gesundheitsschaden ist erfüllt, wenn dieser ohne den Unfall nicht eingetreten wäre. Die Unfallversicherung muss klären, ob der Unfall für die gesundheitliche Einschränkung vorwiegend die Ursache ist oder nicht. So dürfte z. B. ein Sturz über ein gespanntes Kabel für eine gebrochene Hand vorwiegend ursächlich sein.

Ein **adäquater Kausalzusammenhang** ist gegeben, wenn eine Ursache nach dem gewöhnlichen Lauf der Dinge und nach der allgemeinen Lebenserfahrung geeignet ist, den tatsächlich eingetretenen Gesundheitsschaden zu bewirken.

Die Unfallversicherung macht bei psychischen Unfallfolgen eine grobe Unterscheidung danach, wie schwer der Unfall war. Je schwerer der Unfall, umso eher wird auch für psychische Folgen ein adäquater Kausalzusammenhang angenommen (siehe die Beispiele im Kasten auf Seite 189). ■

Unfall, sondern an den degenerativen Veränderungen oder anderen Faktoren. Die Unfallversicherung wird den sogenannten adäquaten Kausalzusammenhang (siehe Kasten oben) bestreiten, auch wenn Sie vorher nie Rückenschmerzen gehabt haben.

INFO *Die vom Unfallversicherer einmal anerkannte Leistungspflicht entfällt erst, wenn dieser nachweist, dass der Gesundheitszustand erreicht ist, wie er unmittelbar vor dem Unfall bestanden hat (Status quo ante) oder wie er sich nach dem schicksalsmässigen Verlauf eines krankhaften Vorzustandes auch ohne Unfall früher oder später eingestellt hätte (Status quo sine).*

Die Heilbehandlungen durch Ärzte und medizinische Hilfspersonen sowie in der allgemeinen Abteilung des Spitals (bzw. in der Abteilung, für den der Arbeitgeber die Versicherung abgeschlossen hat) werden von der Unfallversicherung ohne Selbstbehalt und Franchise übernommen.

Sobald eine Invalidität anerkannt ist, werden die ärztlichen Behandlungen normalerweise von der Unfallversicherung nicht mehr bezahlt. Bisweilen übernimmt sie die Kosten weiterhin, zum Beispiel, wenn Behandlungen nötig sind, um die verbliebene Arbeitsfähigkeit zu erhalten oder um eine wesentliche Gesundheitsverschlechterung zu verhindern.

Zahlt die Unfallversicherung nicht mehr, weil die Behandlung ihrer Ansicht nach nichts nützt, dann heisst das nicht, dass die Krankenkasse auf jeden Fall übernimmt. Die Krankenkassen verlangen, dass eine Behandlung wirksam, zweckmässig und wirtschaftlich ist. Häufig wird dies für Physiotherapie beispielsweise nicht bejaht; die ärztlichen Behandlungen werden im Normalfall weiter übernommen.

Taggelder

Wenn Sie angestellt sind und aus gesundheitlichen Gründen nicht arbeiten können, muss Ihnen der Arbeitgeber grundsätzlich den Lohn während einer gewissen Dauer weiterbezahlen, bzw. Sie erhalten Taggelder, sofern der Arbeitgeber entsprechend versichert ist. Ob Sie den vollen Lohn erhalten oder eine Reduktion erfolgt, ist im Arbeitsvertrag geregelt. Je nachdem, ob es aufgrund einer Krankheit oder eines Unfalls zur Arbeitsunfähigkeit gekommen ist und wie lange diese dauert, bekommt die Firma einen Ersatz aus der Krankentaggeldversicherung (sofern vorhanden) oder der Unfallversicherung.

Krankentaggeldversicherung

- Wenn Sie über den Arbeitgeber einer **Krankentaggeldversicherung** angeschlossen sind, erhalten Sie (meist nach einer Wartezeit) ein Taggeld. In dieser Wartezeit erhalten Sie eine Lohnfortzahlung gemäss der arbeitsvertraglichen Abmachung mit dem Arbeitgeber. Die Krankentaggeldversicherung ist nicht obligatorisch. Sind Sie angestellt, hat Ihr Arbeitgeber jedoch meist eine, und Sie sind dort versichert. In der Regel bekommen Sie dann 80 % Ihres Lohnes für maximal 720 oder 730 Tage. Die meisten Taggeldversicherungen setzen im Übrigen eine Mindestarbeitsunfähigkeit von 25 % voraus.
- Hat Ihr Arbeitgeber keine Taggeldversicherung, muss er Ihnen nur für relativ kurze Zeit den Lohn weiterzahlen: Im ersten Anstellungsjahr während drei Wochen, danach je nach anwendbarer kantonaler Skala.

Haben Sie die maximalen Taggelder bezogen, gibt es in der Regel kein Geld mehr, auch nicht vom Arbeitgeber. Nicht selten ist dann auch das Arbeitsverhältnis aufgelöst. Die Krux liegt darin, dass die IV bis dahin oft noch nicht über einen Rentenanspruch entschieden hat. In dieser Zeit zwischen dem Ende des Krankentaggeldes und dem allfälligen Beginn einer IV-Rente haben Sie kein Einkommen. Wenn Sie zu mindestens 20 % in einer der Behinderung angepassten Tätigkeit arbeitsfähig sind, können Sie sich bei der Arbeitslosenkasse melden und haben unter Umständen Anspruch auf Arbeitslosentaggelder (siehe Seite 254).

Taggelder der Unfallversicherung. Während der Arbeitsunfähigkeit nach einem Unfall zahlt die Unfallversicherung Taggelder. Diese betragen 80 % des versicherten Lohnes bei einem maximal versicherten Lohn von Fr. 148 200.–[3]. Sie werden so lange ausgerichtet, wie Sie sich in der Heilungsphase befinden, also bis ein Endzustand erreicht und keine erhebliche Besserung mehr zu erwarten ist. Unfalltaggelder sind demnach zeitlich nicht befristet. Beachten Sie jedoch, dass ungerechtfertigt ausgezahlte Taggelder durchaus zurückgefordert werden können.

KURT L. ERLITT BEI EINEM MOTORRADUNFALL eine Knieverletzung und musste mehrmals operiert werden. Nach vier Jahren bekam er von der Unfallversicherung die Forderung, Fr. 150 000.– zurückzuzahlen. Er sei schon zwei Jahre nach dem Unfall wieder arbeitsfähig gewesen, weshalb er die restlichen Taggelder zu Unrecht bezogen habe.

TAKE-AWAY *Bei **Unfall** bekommt man 80 % des Lohnausfalls erstattet, solange die Arbeitsunfähigkeit im Zusammenhang mit dem Unfall besteht. Es gibt einen maximal versicherten Lohn (siehe oben). Man muss sich nicht an den Behandlungskosten beteiligen.*

*Bei **Krankheit** gibt es nur dann eine längere Lohnfortzahlung, wenn der Arbeitgeber eine Krankentaggeldversicherung abgeschlossen hat. Wenn nicht, muss er den Lohn nur während einer recht kurzen Dauer weiterbezahlen. Daneben trägt man einen Teil der Kosten der Behandlungen selbst, nämlich den Selbstbehalt und die Jahresfranchise der Krankenkasse.*

Wenn es nicht klar ist, ob es sich um eine Krankheit oder einen Unfall handelt, so werden die Behandlungen zunächst von der Krankenkasse übernommen (Vorleistungspflicht). Sie bezahlen folglich 10 % Selbstbehalt (höchstens Fr. 700.– pro Jahr) und die Franchise selber. Wird das Ihrer Arbeitsunfähigkeit zugrunde liegende Ereig-

3 Alle Zahlen in diesem Kapitel beziehen sich auf das Jahr 2020.

nis am Schluss als Unfall anerkannt, bekommt die Krankenkasse das Geld, das sie vorgeleistet hat, von der Unfallversicherung zurück. Sie als Betroffene können Ihre Ausgaben ebenfalls der Unfallversicherung angeben.

INFO *Bei unklaren Beschwerdebildern bezahlt die Unfallversicherung oft keine Taggelder mehr, mit der Begründung, dass kein adäquater Kausalzusammenhang bestehe (siehe Kasten Seite 240). Prüfen Sie daher bei unklaren Beschwerdebildern nach einem Unfall und bei einer Kündigung der Anstellung den Übertritt in die Einzeltaggeldversicherung (Offerte einholen). Eventuell lassen sich so finanzielle Überraschungen vermeiden.*

Case-Management, Gutachten und Schadensminderungspflicht

Dauert eine Arbeitsunfähigkeit länger, kann ein **Case-Management** sehr viele Vorteile bringen. Bei einem Case-Management werden Sie bei Ihren gesundheitlichen Problemen von einer Fachperson begleitet, die auch die Koordination der verschiedenen Ärzte und Versicherungen übernimmt, sodass Sie sich auf die Gesundung konzentrieren können. Auch setzen sich Case-Manager für den Erhalt der Arbeitsstelle und für Eingliederungsmassnahmen ein. Ein Case-Management wird von der Unfallversicherung übernommen, in bestimmten Situationen auch von der Krankenkasse.

Gutachten

Bei einer längeren Arbeitsunfähigkeit verlangt die leistungspflichtige Taggeldversicherung häufig eine Beurteilung durch ihren Vertrauensarzt oder ein **Gutachten.** Spätestens bei der Beurteilung der Erwerbsunfähigkeit, d. h. zur Festlegung einer IV-Rente, werden Sie gutachterlich beurteilt. Dabei werden Sie von einem oder mehreren Ärzten bezüglich der medizinischen Situation beurteilt, aber auch bezüglich der Arbeitsfähigkeit. Wird vom Versicherungsarzt oder einem Gutachter eine Arbeitsfähigkeit festgehalten, kann Ihr behandelnder Arzt Ihnen keine weiteren Arbeitsunfähigkeitszeugnisse mehr ausstellen, bzw. die Versicherung wird diese nicht mehr anerkennen.

Die Begutachtung ist eine leistungsregulierende, versicherungsmedizinische Massnahme. Damit ein Arzt ein Gutachten machen darf, braucht er eine spezielle Ausbildung. Daher haben die Einschätzung des Regionalärztlichen Dienstes der IV (RAD) und auch die MEDAS-Beurteilung (siehe Seite 258) grundsätzlich eine erhöhte Beweiskraft. Wenn Sie mit den Gutachten nicht einverstanden sind, sind Sie gezwungen, auf eigene Kosten teure Privatgutachten einzuholen und darauf zu hoffen, dass Sie damit die Versicherung, die IV-Stelle bzw. die Gerichte überzeugen können, dass die bisherigen Beurteilungen falsch waren. Aus langjähriger persönlicher Erfahrung kann ich Ihnen versichern, dass dies praktisch nie möglich ist.

SOPHIE V. ERLITT EINE HANDVERLETZUNG. Es entwickelte sich ein CRPS, d. h. eine stark schmerzhafte, entzündliche Erkrankung (siehe auch Seite 291), und es blieb ein chronischer Schmerzzustand bestehen. In der Beurteilung des Gutachters hiess es: «Eine zentrale Sensibilisierung ist nach heutiger Auffassung für derartige Zustände verantwortlich. Diese Bezeichnung hat allerdings noch keine versicherungsmedizinische Relevanz erreicht …» Die Diagnosen und die körperlichen Veränderungen, die für die chronischen Schmerzen verantwortlich sind, wurden also anerkannt, aber nicht berücksichtigt, weil die Gesetzgebung noch nicht so weit ist. Ein schwacher Trost.

INFO *Ist bei einer längeren Arbeitsunfähigkeit unklar, wie es weitergeht, kann eine vertrauensärztliche Untersuchung Klarheit schaffen und auch späteren negativen finanziellen Folgen vorbeugen.*

Medizinische Gutachten können sich unterschiedlich auf die schmerzmedizinische Arbeit auswirken. Ein Gutachten kann zum Behandlungserfolg beitragen, wenn es objektiv ist und eine klare Situation schafft. Wenn Sie die Begutachtung akzeptieren, können Sie und Ihr Arzt auf dieser Basis weiterarbeiten. Wenn Sie hingegen das Gutachten nicht anerkennen, geht das Warten weiter, was der Schmerztherapie abträglich ist.

Schadensminderungspflicht

Für ein Gutachten werden alle Berichte der Ärzte und Ärztinnen, die Sie bisher behandelt haben, eingeholt. Sie werden von einem oder mehreren

Ärzten untersucht, und diese legen dann Ihre Arbeitsfähigkeit und die Massnahmen der **Schadensminderungspflicht** fest.

Die Schadensminderungspflicht bezweckt eine Vermeidung unnötiger Kosten. Die geschädigte Person ist verpflichtet, die Folgen der Gesundheitsbeeinträchtigung so weit als möglich und zumutbar zu mindern – egal, ob sie selbst oder ein anderer für die Verletzung verantwortlich ist. Die Mitwirkungspflicht umfasst die aktive Hilfe bei der Abklärung der Leistungsansprüche, etwa das Erteilen von Auskunft oder das Dulden von ärztlichen oder anderen Untersuchungen und die Teilnahme an Schadensminderungsmassnahmen, die von der Versicherung angeordnet werden.

Medizinische Massnahmen: Der Patient, die Patientin muss sich bei einer nicht ganz geringfügigen Verletzung in ärztliche Behandlung begeben und die ärztlichen Verordnungen befolgen. Zumutbar sind Operationen und andere Eingriffe in den Körper, wenn es sich um einen erfahrungsgemäss unbedenklichen, nicht mit Lebensgefahr verbundenen Eingriff handelt, der mit Sicherheit oder grosser Wahrscheinlichkeit völlige Heilung oder eine wesentliche Besserung des Leidens und damit verbunden eine wesentliche Erhöhung der Arbeitserwerbsfähigkeit erwarten lässt. Eine Unzumutbarkeit liegt nur dann vor, wenn die an sich ungefährliche Massnahme zu einer sichtbaren Entstellung führen würde oder mit übermässigen Schmerzen verbunden wäre. *(Was konkret nicht berücksichtigt wird, da man immer noch irrtümlicherweise annimmt, dass jeder Schmerz beherrschbar ist. Leute, die solche Sachen schreiben, sollten mal eine Zeit lang bei mir in der Praxis mitarbeiten.)* Bei einer Operation wird ein Todesfallrisiko von 4 % als zumutbar angesehen!

DIE 40-JÄHRIGE SERAINA P. erlitt eine Schnittverletzung an der Hand mit einer Nervenverletzung. Es entwickelte sich ein sogenanntes CRPS (siehe Seite 291). Die Finger wurden steif, die ganze Hand blieb sehr schmerzhaft und berührungsempfindlich. Seraina P. konnte sie praktisch nicht mehr benutzen. Vier Jahre nach dem Unfall erfolgte die Begutachtung. Die Gutachter schrieben der Patientin vor, sie müsse nochmals ein Antiepileptikum und ein Antidepressivum nehmen. Die Einnahme müsse mit unangekündigten Bestimmungen des Medikamentenspiegels im Blut kontrolliert werden. Die Medikamente wirkten nicht; Seraina P. hatte nur Nebenwirkungen. Weitere zwei Jahre später hatte die Versicherung sich immer noch nicht gemeldet. Die Patientin nahm die Medikamente aber immer noch ein, aus Angst, die Versicherung könnte ihr mangelnde Kooperation vorwerfen.

Die Versicherung kann sogar eine Operation verlangen, wenn der Vertrauensarzt eine solche als notwendig erachtet.

OLIVIA G., EINE 23-JÄHRIGE PFLEGEFACHFRAU, entwickelte nach einer Knieverletzung ein CRPS (siehe Seite 291). Das Knie blieb steif und schmerzhaft. Ihr wurde eine Umschulung zuerkannt, die sie wegen zunehmender Schmerzen unterbrechen musste. Drei Monate später wurde Olivia G. schwanger. Die Versicherung schrieb ihr, dass sie als zukünftige Mutter ja nicht mehr arbeiten werde und deshalb keinen Anspruch mehr auf Taggelder habe. Wir intervenierten mit dem Argument, dass eine Schwangerschaft heutzutage sicherlich nicht mehr die spätere automatische Erwerbsaufgabe bedeute und es für diese Entscheidung keinerlei Rechtsgrundlage gebe. Die Versicherung nahm ihren Entscheid zurück. Ein Jahr später verlangte sie, dass das Knie operiert und damit die Beweglichkeit wiederhergestellt werden müsse. Eine Operation bei diesem Krankheitsbild birgt ein sehr hohes Risiko, dass es zu einer Verschlechterung der Schmerzen kommt. Die Versicherung beharrte trotzdem darauf, also organisierten wir sie. Zwei Wochen vor dem Termin erkrankte Olivia G.s Baby an einer schweren Hirnhautentzündung und lag im Kinderspital im Koma. Sie teilte der Versicherung mit, dass sie in dieser Situation bei ihrem Kind sein und die Operation verschieben wolle. Die Versicherung antwortete, dass sie nicht kooperativ sei, weshalb alle Leistungen (auch die Umschulung) per sofort gestoppt würden. Olivia G. resignierte und meldete sich beim Sozialamt.

TAKE-AWAY *Die Versicherung bzw. der Versicherungsarzt kann im Rahmen der Schadensminderungspflicht von Ihnen auch verlangen, dass Sie sich gewissen Behandlungen unterziehen; dass Sie beispielsweise Antidepressiva schlucken bei einer Depression oder bestimmte Medikamente nehmen bei Schmerzen.*

Berufliche Eingliederung: Die geschädigte Person ist verpflichtet, die ihr verbleibende Arbeitskraft zur Abwendung oder Minderung des Erwerbsschadens einzusetzen. Die Invalidenversicherung wird beherrscht vom Grundsatz «Eingliederung vor Rente». Bei längerer Dauer der gesundheitlichen Beeinträchtigung wird die **zumutbare Tätigkeit** in einem anderen Beruf oder Aufgabenbereich festgelegt. Die Zumutbarkeit in der bisherigen Tätigkeit hängt von deren Anforderungsprofil und vom Ausmass der Gesundheitsbeeinträchtigung ab. Kann die ursprüngliche Tätigkeit nicht mehr ausgeübt werden, wird ein mögliches Arbeitsprofil erstellt, d. h. eine Beschreibung dessen, was Sie mit Ihrer Problematik noch zu tun in der Lage sind (sogenanntes funktionelles Leistungsvermögen).

Eine Arbeit, die den durch die Behinderung reduzierten Möglichkeiten angepasst ist, ist grundsätzlich zumutbar. Wie das interpretiert werden kann, zeigt folgendes Beispiel.

SIMÃO L., EIN 54-JÄHRIGER PORTUGIESISCHER BAUARBEITER, der seit 26 Jahren in der Schweiz lebte, erlitt bei einem Sturz in eine Baugrube einen beidseitigen Fersenbeinbruch. Er wurde mehrmals operiert und seine Beschwerden liessen deutlich nach, er konnte aber nur noch kurze Strecken am Stück gehen. Die Unfallversicherung legte nach drei Jahren sein Arbeitsprofil fest: sitzende Tätigkeit zu 100 % möglich. Simão L. hatte lediglich eine abgeschlossene Primarschulbildung und keine abgeschlossene Lehre, seine Deutschkenntnisse waren für den Alltag gerade ausreichend. Das war nicht das Problem der Versicherung (IV-fremde Faktoren, siehe Seite 273). Er meldete sich beim RAV, wurde nach den obligatorischen Taggeldleistungen ausgesteuert, da er selbstverständlich keine Arbeit fand, und musste sich dann beim Sozialamt melden.

Schmerzmedizinisch wäre es von grosser Wichtigkeit, dass Patientinnen und Patienten mit chronischen Schmerzen in einen Arbeitsalltag reintegriert würden. Leider ist heute der Leistungsdruck am Arbeitsplatz so hoch, dass auch Menschen ohne gesundheitliche Probleme diesem kaum standhalten können.

Und was ist nun die Zumutbarkeit?

Die Zumutbarkeit eines **Berufswechsels** lässt sich nicht losgelöst von den persönlichen Umständen beurteilen. Es müssen das Alter, die Art und die Dauer der bisherigen Berufstätigkeit, die mit einer beruflichen Neueingliederung verbundenen Veränderungen der sozialen Stellung, die persönlichen und familiären Verhältnisse berücksichtigt werden. Personen, die in einer gehobenen Stellung gearbeitet haben, ist die Beschäftigung in einer untergeordneten Stellung nicht zumutbar. Prinzipiell sind Geschädigte verpflichtet, einen Berufswechsel im Rahmen des Zumutbaren mit oder ohne Umschulung vorzunehmen. Sie können verpflichtet werden, den Wohnsitz zu wechseln, wenn keine triftigen Gründe dagegensprechen.

INFO *Grundsätzlich gilt, dass jede Massnahme, die der Eingliederung einer versicherten Person dient, zumutbar ist. Unzumutbar können Massnahmen nur aus gesundheitlichen Gründen sein. Die IV kann eingliederungswirksame Massnahmen nach Belieben anordnen. Die versicherte Person darf nur solche Massnahmen ablehnen, die ihre Gesundheit in unzumutbarer Weise beeinträchtigen.*

Leidensangepasste Tätigkeit

Nach rund sechs Monaten kann die Taggeldversicherung im Rahmen der Schadensminderungspflicht verlangen, dass Sie sich nach einer neuen Arbeit umsehen, um den finanziellen Schaden für die Versicherung möglichst gering zu halten. Sie kann also einen Berufswechsel fordern.

Dafür gelten folgende Voraussetzungen:

- dass Sie nicht nur vorübergehend arbeitsunfähig sind
- dass es Ihnen aus medizinischer Sicht wirklich möglich ist, in einer anderen Arbeit oder einem anderen Beruf zu arbeiten
- dass es Stellen für die Arbeit, die Sie machen sollen, auf dem aktuellen Arbeitsmarkt tatsächlich und in genügender Anzahl gibt
- dass Ihr Alter bei der Arbeitssuche kein zu grosses Hindernis darstellt (Sie also z. B. nicht kurz vor der Pensionierung stehen)
- dass die angestrebte Arbeitsstelle Ihren Fähigkeiten entspricht und keinen unzumutbaren sozialen Abstieg bedeutet
- dass keine persönlichen oder familiären Gründe gegen den Berufswechsel sprechen
- dass Sie für den neuen Job nicht den Wohnort wechseln müssen

In der Regel erhält man eine Frist von drei bis fünf Monaten, um sich eine neue Arbeit zu suchen. Ist der Lohn am neuen Ort tiefer, muss die Versicherung den Betrag während der üblicherweise versicherten 720 bis 730 Tage auf Ihren bisherigen Lohn bzw. je nach Vereinbarung auf 80 % davon ergänzen. Falls Sie trotz aller Bemühungen keine Stelle finden, darf der Versicherer das Taggeld nicht einstellen, sondern muss es während der gesamten vereinbarten Leistungsdauer bezahlen.

Rente und Integritätsentschädigung der Unfallversicherung

Eine Rente wird erst geprüft bei:

- Vorliegen einer chronischen körperlichen Begleiterkrankung und mehrjährigem Verlauf bei unveränderter oder zunehmender Symptomatik;
- bei einem ausgewiesenen sozialen Rückzug in allen Belangen des Lebens;
- bei einem verfestigten, therapeutisch nicht mehr angehbaren innerseelischen Verlauf einer an sich missglückten, psychisch aber entlastenden Konfliktbewältigung. *(Das lassen wir der Vollständigkeit halber mal so stehen)*;
- bei unbefriedigenden Behandlungsergebnissen trotz konsequent durchgeführter ambulanter und/oder stationärer Bemühungen (auch mit unterschiedlichem therapeutischem Ansatz) und gescheiterten Rehabilitationsmassnahmen bei vorhandener Motivation und Eigenanstrengungen der versicherten Person.

Der Übergang zu einer Rente erfolgt, wenn ein Endzustand erreicht ist, also wenn die medizinische Behandlung abgeschlossen ist oder die Ärzte keine erhebliche Besserung durch medizinische Massnahmen mehr für möglich halten.

Invalidenrenten der Unfallversicherung werden ausgerichtet, wenn nach einem Unfall eine Invalidität von mindestens 10 % besteht. Beim Invaliditätsgrad von 100 % beträgt sie 80 % des versicherten Verdienstes. Bei einer Teilinvalidität wird die Rente prozentgenau berechnet. Dafür massgebend ist der innerhalb eines Jahres vor dem Unfall bezogene Lohn. Die Rente wird lebenslang ausgerichtet; dies weil die meisten Rentenbezügerinnen und -bezüger wegen der Invalidität ihre Altersvorsorge bei der Pensionskasse nicht ausbauen können. Die Rente kann beim Erreichen des ordentlichen Pensionsalters aber um maximal 40 % gekürzt werden (siehe auch den Kasten auf Seite 262).

Die **Hilflosenentschädigung** der Unfallversicherung basiert auf demselben System wie diejenige der IV (siehe dort).

Eine **Integritätsentschädigung** bekommen Sie für die Einbusse in der Lebensqualität, die Sie lebenslang begleiten wird. Sie wird nach Abschluss der Heilbehandlung festgesetzt und ist in Tabellen festgelegt, der Maximalbetrag zum Beispiel bei Erblindung ist Fr. 148 200.–. Die Entschädigung darf den Höchstbetrag Ihres versicherten Jahresverdienstes jedoch nicht übersteigen.

MANU D. KONNTE DIE RECHTE HAND wegen einer Nervenverletzung an derselben nach mehreren Operationen praktisch nicht mehr gebrauchen. Die Unfallversicherung legte eine 100 %ige Arbeitsfähigkeit als «Einhänder» in einer Bürotätigkeit fest. Als Integritätsentschädigung für die gebrauchsunfähige Hand erhielt Manu D. knapp Fr. 10 000.–.

Hilfsmittel werden nur übernommen, um körperliche Schädigungen und Funktionsausfälle auszugleichen. Die Liste umfasst Prothesen, Stützapparate, orthopädische Schuhe, Hörapparate, Brillen, Sprechhilfegeräte und Fahrstühle.

Mit **Kürzungen von Leistungen der Unfallversicherung** muss man rechnen, wenn man einen Unfall absichtlich verursacht hat (z. B. ein Suizidversuch), wenn man grobfahrlässig gehandelt hat (z. B. Ski fahren ausserhalb der markierten Piste) oder wenn ein Vergehen vorliegt (z. B. Fahren in angetrunkenem Zustand).

INFO *Jede Person darf sich selbst verletzen bzw. sich das Leben nehmen. Selbstverletzung bzw. Suizid ist nicht strafbar. Das bedeutet jedoch nicht, dass Dritte, insbesondere Versicherungen, die*

VERFÜGUNG UND FRISTEN

Von der Unfallversicherung erhalten Sie anders als von der IV keinen Vorbescheid, sondern gleich die Verfügung. Dagegen kann innert 30 Tagen Einsprache erhoben werden. Die Unfallversicherung wird diese prüfen und dann einen Einspracheentscheid erlassen. Dagegen kann innert 30 Tagen beim zuständigen Versicherungsgericht des Kantons eine Beschwerde eingereicht werden. Ist man mit diesem Urteil nicht einverstanden, kann eine Beschwerde ans Bundesgericht weitergezogen werden. ■

finanziellen Folgen einer Selbstschädigung tragen müssen. Die vorsätzliche Selbstschädigung berechtigt die Versicherung, ihre Leistungen zu verweigern. Bei Unfällen besteht dieses Recht auch bei grobfahrlässiger Handlung oder in Zusammenhang mit aussergewöhnlich gefährlichen Tätigkeiten oder beim Eingehen von Wagnissen wie z. B. Bergsteigen oder Motocross fahren.

Neben dem klassischen Unfall gibt es auch **unfallähnliche Körperschädigungen,** bei denen nicht alle Kriterien für einen Unfall erfüllt sein müssen. Diese Schäden – sie sind auf Seite 239 abschliessend aufgeführt – werden prinzipiell ebenfalls von der Unfallversicherung übernommen. Sind diese jedoch vorwiegend auf Abnützungen oder auf eine Erkrankung zurückzuführen und kann die Unfallversicherung dies nachweisen, wird sie nicht bezahlen.

INFO *Bleibt nach einem Unfall eine Invalidität zurück, erhalten Sie in aller Regel von drei Versicherungen eine Invalidenrente: von der IV, von der Unfallversicherung und von der Pensionskasse.*

Alle zusammen dürfen aber 90% des versicherten Einkommens nicht überschreiten.

Regionale Arbeitsvermittlung (RAV) und Arbeitslosenkassen

16% der Schmerzpatientinnen und -patienten verlieren wegen ihrer Erkrankung die Arbeitsstelle. Spätestens am ersten Tag der Arbeitslosigkeit sollte man sich persönlich beim RAV vorstellen, am besten aber schon nach Erhalt der Kündigung.

Das **RAV** ist keine Stellenvermittlung, die aktiv eine Arbeit für Sie sucht. RAV-Mitarbeitende unterstützen Sie aber bei der Erarbeitung einer Strategie für die Stellensuche, vermitteln verschiedene Kurse und Beschäftigungsprogramme und helfen mit den nötigen Formularen. Sie haben aber nicht nur eine Beratungs-, sondern auch eine Kontrollfunktion. Sie überprüfen die Zahl und die Qualität der Bewerbungen und können bei ungenügenden Bemühungen Sanktionen verhängen.

Die **Arbeitslosenkassen** prüfen, ob Sie Anspruch auf Leistungen der Arbeitslosenversicherung (Arbeitslosengelder) haben, und nehmen die Auszahlungen vor. Ausserdem entscheiden sie über Einstelltage (Tage, für die Sie kein Geld erhalten) bei selbstverschuldeter Arbeitslosigkeit (etwa wenn Sie selbst gekündigt haben), bei Verzicht auf Lohnforderungen gegenüber dem alten Arbeitgeber und bei unrechtmässigem Bezug von Taggeldern sowie Verletzung der Meldepflicht gegenüber der Kasse.

Die zumutbare Arbeitsstelle

Nach einer Kündigung wird erwartet, dass Sie sofort mit der Stellensuche beginnen. Als Faustregel gilt, dass man zehn bis zwölf Bewerbungen pro Monat schreiben soll. Sie müssen grundsätzlich jede zumutbare Stelle annehmen; es besteht kein Recht, auf die ideale Stelle zu warten oder individuelle Karrierewünsche zu realisieren. Je weniger Stellen in Ihrem Beruf vorhanden sind und je länger die Arbeitslosigkeit dauert, umso eher müssen Sie auch berufsfremde Arbeit akzeptieren. Wenn das RAV Ihnen eine Stelle zuweist, müssen Sie sich darum bewerben, auch wenn sie nicht Ihren Vorstellungen entspricht.

Für die Bewerbungen müssen Sie einen Nachweis erbringen, den Sie spätestens am fünften Tag des folgenden Monates abgeben. Verpassen Sie die Abgabefrist ohne entschuldbaren Grund, können Einstelltage verhängt werden.

INFO *Längere Pausen schmälern die Chancen auf eine neue Stelle. Man sollte daher nicht auf den Traumjob warten, sondern auch eine Zwischenlösung in Betracht ziehen.*

Taggelder und Wartefristen

Sie haben Anspruch auf Arbeitslosentaggelder, wenn Sie in den letzten zwei Jahren, der sogenannten **Rahmenfrist für die Beitragszeit,** mindestens zwölf Monate gearbeitet und Beiträge bezahlt haben. Bei der Berechnung dieser Rahmenfrist darf man die Zeit dazu zählen, in der man angestellt war und statt Lohn Krankentaggeld bekommen hat. Nach Auflösung des Arbeitsverhältnisses gelten die Krankentaggelder hingegen nicht mehr als Beitragszeit. Krankentaggelder werden auch nach Ablauf der Kündigungsfrist weitergezahlt, wenn Sie immer noch krank sind (max.

720 oder 730 Tage, je nach den allgemeinen Geschäftsbedingungen). Erreichen Sie die zwölf Monate nicht, und sei es nur wegen eines einzigen Tages, haben Sie keinen Anspruch auf Leistungen der Arbeitslosenversicherung.

Befreit von der Beitragspflicht sind Sie, wenn Sie insgesamt mehr als zwölf Monate nicht in einem Arbeitsverhältnis standen und deshalb die Beitragszeit nicht erfüllen konnten, etwa wegen Krankheit oder Unfall, Ausbildung, Umschulung oder Weiterbildung. Dasselbe gilt bei Mutterschaft, Betreuung pflegebedürftiger Personen im gleichen Haushalt, bei einem Aufenthalt in einer schweizerischen Haftanstalt oder einem Auslandsaufenthalt ausserhalb der EU/EFTA von über einem Jahr. Ebenfalls von der Beitragspflicht befreit sind Sie, wenn Sie nach einer Ehescheidung oder Trennung, Invalidität oder dem Tod des Ehegatten, beim Wegfall einer IV-Rente oder der mindestens ein Jahr dauernden Betreuung einer pflegebedürftigen Person im gleichen Haushalt eine Arbeit finden müssen und das Ereignis nicht länger als ein Jahr zurückliegt. Sie müssen in diesen Situationen also keine Beiträge bezahlen, aber die Zeit zählt trotzdem zur Berechnung der Rahmenfrist.

INFO *Wenn Sie länger als ein Jahr arbeitsunfähig und nicht in einem Arbeitsverhältnis waren, haben Sie keinen Anspruch auf reguläres Arbeitslosengeld. Sie erfüllen die zwölf Monate Beitragszeit nicht mehr und erhalten nur noch 90 Taggelder mit tieferen Pauschalansätzen.*

Sie können maximal 400 Taggelder beziehen; ab dem 55. Altersjahr oder beim Bezug einer IV-Rente auch mehr. Die konkrete Zahl berechnet sich nach der Länge Ihrer Beitragszeit, Ihrem Alter und weiteren Faktoren.

Es werden fünf Taggelder pro Woche ausgerichtet, Sie erhalten also nicht jeden Monat gleich viel Geld. Die Höhe des versicherten Lohnes entspricht in der Regel dem Durchschnittslohn der letzten sechs Monate; wenn es für Sie vorteilhafter ist, dem Durchschnitt der letzten zwölf Monate, jedoch höchstens Fr. 12 350.–. Nicht versichert sind Löhne unter Fr. 500.–, Nebenverdienste und Überstunden.

Sie erhalten 80 % des versicherten Lohnes, wenn Sie unterhaltspflichtige Kinder haben, eine Teilinvalidenrente beziehen oder wenn Sie weniger als Fr. 3797.– monatlich verdient haben; 70 % in allen anderen Fällen.

Am Anfang besteht eine allgemeine **Wartefrist.** Keine Wartezeit haben Personen mit einem versicherten Verdienst unter Fr. 36 001.–/Jahr und Personen, die für Kinder unter 25 Jahren aufkommen müssen und deren versicherter Verdienst unter Fr. 60 001.– liegt. Alle anderen haben fünf oder mehr Wartetage, je nach Einkommen.

Pro 60 Tage kontrollierter Arbeitslosigkeit haben Sie Anspruch auf eine Woche Ferien, d. h. fünf aufeinanderfolgende kontrollfreie Tage. Unbezahlte Ferien – Zeit, in der Sie keine Arbeitslosenentschädigung bekommen –, sind grundsätzlich möglich und haben keinen Einfluss auf die Bezugsdauer.

Haben Sie das Maximum der Ihnen zustehenden Taggelder bezogen, werden Sie ausgesteuert. Sie können aber beim RAV angemeldet bleiben und weiterhin von der Stellenvermittlung profitieren. Haben Sie in Ihrer ersten Rahmenfrist einen Zwischenverdienst erzielt, erfüllen Sie möglicherweise die Voraussetzung für die Eröffnung einer neuen Rahmenfrist.

Arbeitslosentaggelder bei IV-Anmeldung und Arbeitsunfähigkeit

Eine Spezialregelung besteht, wenn Sie sich bereits bei der IV angemeldet haben.

Wenn Sie Ihre Stelle verlieren und noch nicht klar ist, ob Sie Anspruch auf eine Invalidenrente haben oder nicht, Sie aber in einer der Behinderung angepassten Tätigkeit mindestens 20 % arbeitsfähig sind, muss die Arbeitslosenkasse die volle Taggeldleistung ausrichten. Erfüllen Sie diese Voraussetzungen, gelten Sie gegenüber der Arbeitslosenversicherung bis zum Entscheid der IV als voll vermittlungsfähig und haben, als Vorleistung auf die mögliche Rente, Anspruch auf Taggelder. Und zwar auf ein ganzes, nicht bloss auf die 20 %, für die Sie noch Arbeit suchen müssten. Ohne die IV-Anmeldung würden Sie nur für das Pensum Geld erhalten, für das Sie eine Arbeit suchen können.

Das Geld der Arbeitslosenversicherung ist in dieser Situation eine Vorleistung. Sie müssen aber der Arbeitslosenkasse nichts zurückzahlen, wenn die spätere Rente tiefer ist oder der IV-Antrag sogar abgelehnt wird.

INFO *Die Arbeitslosenversicherung darf Sie nicht wegweisen mit der Begründung, eine Stelle, wie Sie sie bräuchten, sei sowieso nicht zu finden. Sie gelten als vermittlungsfähig und haben*

Anspruch auf Taggeld, wenn Ihnen auf dem ausgeglichenen Arbeitsmarkt eine Stelle vermittelt werden könnte, und zwar auch dann, wenn es diese in der Realität gar nicht gibt. Zum Bezug von Taggeldern reicht es also aus, wenn Ihnen theoretisch eine Stelle vermittelt werden könnte.

Krankheit und Invalidität bei Arbeitslosigkeit

Sind Sie beim RAV (siehe oben) gemeldet, sind Sie auch weiterhin bei der AHV und IV versichert; daneben bei der beruflichen Vorsorge Auffangeinrichtung BVG auch für die Risiken Tod und Invalidität. Die Versicherungsleistungen der Auffangeinrichtung BVG sind jedoch minimal. Ferner sind Sie bei der Suva gegen Unfall versichert. Bei ganzer oder teilweiser Arbeitsunfähigkeit wegen Krankheit während der Arbeitslosigkeit werden Arbeitslosentaggelder nur während maximal 44 Tagen ausgezahlt, und nicht mehr als 30 am Stück.

Menschen mit Behinderung sind vermittlungsfähig, wenn unter Berücksichtigung der Behinderung eine zumutbare Arbeit vermittelt werden könnte. Entscheidend sind die Arbeitsbereitschaft und -fähigkeit und nicht die Chancen auf dem Arbeitsmarkt. Das bedeutet, dass wenn Sie z. B. eine 50 %ige IV-Rente beziehen, Sie zu 50 % vermittlungsfähig sind.

Vermittlungsfähigkeit und Arbeitsprofil

Vermittlungsfähigkeit bedeutet, bereit und in der Lage zu sein, eine Stelle anzutreten. Sie enthält folgende Elemente:

- die Vermittlungsbereitschaft (subjektives Element)
- die Arbeitsfähigkeit (objektives Element)
- die Arbeitsberechtigung (objektives Element) (z. B. Arbeitsbewilligung für Ausländer)
- die Bereitschaft zur Teilnahme an Eingliederungsmassnahmen

Wenn Sie sich nicht ernsthaft um eine neue Stelle bemühen, wiederholt zumutbare Arbeit ablehnen oder sich weigern, an Eingliederungsmassnahmen teilzunehmen, ungeeignete Bewerbungen verschicken oder desinteressiert und ungepflegt an Vorstellungsgesprächen erscheinen, gilt Ihre Motivation als mangelhaft und Sie sind nur beschränkt vermittlungsfähig. In solchen Situationen müssen Sie mit Taggeldkürzungen rechnen.

Lehnen Sie mehrmals eine zumutbare Stelle ab, können die Taggelder gar ganz eingestellt werden.

BESTEHEN ZWEIFEL an Ihrer Vermittlungsfähigkeit, wird das RAV einen Zahlungsstopp aussprechen. Das Schreiben, das Sie bekommen, sieht dann so aus:

«Aufgrund der Aktenlage gibt es Zweifel, ob Sie Anspruch auf Leistungen der Arbeitslosenversicherung haben. Daher wurde Ihr Dossier vom RAV oder von der Arbeitslosenkasse an die kantonale Amtsstelle überwiesen, die weitere Abklärungen vornehmen und danach über Ihren Anspruch entscheiden wird.

Sie erhalten während der gesamten Dauer der Überprüfung Ihrer Anspruchsberechtigung keine Taggelder der Arbeitslosenversicherung («Zulassungsstopp»).

Sollte die Überprüfung ergeben, dass Sie weiterhin Anspruch auf Leistungen der Arbeitslosenversicherung haben, erhalten Sie die zurückbehaltenen Taggelder nachträglich ausbezahlt.

Bei finanziellen Engpässen wenden Sie sich an den Sozialdienst Ihrer Wohngemeinde.»

Bei der Suche nach einer neuen Anstellung müssen Sie einen bis zu 20 % niedrigeren Lohn in Kauf nehmen; ein Arbeitsweg von bis zu zwei Stunden je für Hin- und Rückweg pro Tag gilt als akzeptabel. Je länger Sie arbeitslos sind und je schwieriger die Wirtschaftslage ist, desto eher kann man von Ihnen verlangen, dass Sie eine berufsfremde Arbeit annehmen oder einen beruflichen Abstieg akzeptieren.

INFO *Als Zwischenverdienst gilt eine Arbeit, die Sie bei Arbeitslosigkeit ausführen, bei der der Lohn aber tiefer liegt als das Taggeld. Sie erhalten statt Taggelder zusätzlich Kompensationszahlungen, sodass Sie im Endeffekt einen höheren Lohn haben als nur mit dem Taggeld alleine.*

Wenn Sie eine Arbeit aus gesundheitlichen Gründen ablehnen, müssen Sie ein detailliertes Arztzeugnis (siehe Seite 232) einreichen, in dem Ihr Arzt Ihr Arbeitsprofil konkret festlegt.

Weitere Unterstützungsmassnahmen durch das RAV

Das RAV unterstützt **Kurse,** wenn die Vermittlung unmöglich oder stark erschwert ist. Die Kurse müssen die Chancen auf eine neue Stelle wesentlich verbessern.

Beschäftigungsprogramme helfen, berufliche Erfahrung zu sammeln, um Ihre Qualifikationen zu erhöhen. Sie werden von Institutionen durchgeführt, die nicht auf Gewinn ausgerichtet sind.

Daneben richtet das RAV auch **Einarbeitungszuschüsse** an Arbeitgeber aus, um diese zu motivieren, Personen anzustellen, die eine längere Einarbeitungszeit benötigen. Die Zuschüsse werden ausgerichtet, wenn schlechtere Bedingungen bestehen wegen fortgeschrittenem Alter, ungenügender beruflicher Voraussetzungen oder gesundheitlichen Beeinträchtigungen und wenn schon 150 Taggelder bezogen wurden.

Invalidenversicherung (IV)

Das Ziel der IV ist es, bei einer Invalidität die Existenzgrundlage zu sichern. Dies in erster Linie durch Eingliederungsmassnahmen – und erst wenn eine Eingliederung nicht oder nur teilweise möglich ist, durch eine Rente. Invalid ist jemand, wenn er bzw. sie aufgrund eines Gesundheitsschadens dauerhaft erwerbsunfähig ist. Wer gesundheitlich beeinträchtigt ist, aber trotzdem erwerbstätig sein und den Lebensunterhalt verdienen kann, ist nicht invalid. Man kann auch teilinvalid sein; für die IV relevant ist eine Erwerbseinbusse ab 40 %.

TAKE-AWAY *Arbeitsunfähig sein bedeutet ein Zurückblicken. Die Arbeitsunfähigkeit umschreibt die Einbusse in der bisherigen Tätigkeit. Für die Arbeitsunfähigkeit ist nur die Einschränkung in der bisherigen Tätigkeit massgebend.*

Erwerbsunfähig sein bedeutet ein Vorwärtsblicken. Hier wird überprüft, wie sehr eine Person auf dem gesamten Arbeitsmarkt eingeschränkt ist.

Das Gesetz definiert Invalidität wie folgt: (Art. 8 Abs. 1 ATSG): «Invalidität ist die voraussichtlich bleibende oder längere Zeit dauernde ganze oder teilweise Erwerbsunfähigkeit.» Konkret: Voraussetzung für eine Rente ist, dass die Erwerbsunfähigkeit länger als zwölf Monate andauert (sogenanntes Wartejahr). Es gibt auch von Anfang an befristete Renten, und Renten werden regelmässig überprüft und gegebenenfalls angepasst bzw. gestrichen.

DER ABLAUF BEI DER IV

- **Früherfassung:** Wer während mehr als 30 Tagen arbeitsunfähig ist oder immer wieder arbeitsunfähig wird, kann und sollte sich bei der IV-Stelle melden. Worum es bei der Früherfassung geht, lesen Sie gleich unten.
- **Anmeldung für Eingliederung/Rente:** Sie sollte spätestens sechs Monate nach Beginn der Arbeitsunfähigkeit eingereicht sein. Die IV zahlt erst nach sechs Monaten, gerechnet ab der Anmeldung.
- **Abklärungen:** Die IV klärt nach der Anmeldung den Versicherungsstatus ab, dann die medizinische Seite. Bei der Anmeldung müssen Sie alle Ärzte angeben, die Sie behandelt haben. Die IV holt bei ihnen Berichte ein.
  Es folgt eine Beurteilung des RAD (Regionalärztlicher Dienst).
  Praktisch immer wird auch ein Gutachten durchgeführt, je nach Krankheit mit ein, zwei oder mehreren Gutachtern. Bei polydisziplinären Gutachten (konkret: wenn mindestens drei medizinische Fachrichtungen involviert sind) wird die zuständige Stelle mit einem Zufallsgenerator unter den zur Verfügung stehenden MEDAS-Stellen (Medizinische Abklärungsstellen der IV) bestimmt.
- **Vorbescheid:** Wenn die IV entscheidet, bekommen Sie einen Vorbescheid. Gegen diesen können Sie innert 30 Tagen Einwände vorbringen und einen eigenen begründeten Antrag stellen.
- **Entscheid und Rechtsweg:** Gegen die Verfügung, die dann folgt, können Sie beim kantonalen Versicherungsgericht eine Beschwerde einreichen. Auch hier müssen Sie einen Antrag stellen und diesen begründen. Dieser wird dann vor Gericht entschieden.
  Wenn Sie mit dem Gerichtsentscheid nicht einverstanden sind, können Sie eine Beschwerde beim Bundesgericht einreichen. Das Bundesgericht prüft jedoch nur noch rechtliche Fragen; es beschäftigt sich also nicht mit den Einzelheiten Ihres Falls, sondern übernimmt den Sachverhalt so, wie ihn das kantonale Versicherungsgericht festgelegt hat.

Früherfassung und Frühinterventionen

Wer während mehr als 30 Tagen arbeitsunfähig ist oder immer wieder arbeitsunfähig wird, kann sich bei der IV-Stelle melden. Dies können nicht nur Sie selbst, sondern auch verschiedene andere Personen oder Stellen tun: der Arbeitgeber, manche Versicherungen, Ihre Ärztin, Familienangehörige, die im selben Haushalt leben usw. Für eine solche Meldung ist Ihre Zustimmung nicht notwendig, Sie müssen aber darüber informiert werden.

Beachten Sie: Die Früherfassung ist nicht mit einer Anmeldung bei der IV zu verwechseln. Auch beginnen die Wartefristen (Wartejahr, sechs Monate seit Antragsstellung) erst ab der eigentlichen IV-Anmeldung zu laufen. Ziel der Früherfassung ist vielmehr, dass die IV möglichst früh ins Spiel kommt und Massnahmen treffen kann, um die Invalidisierung zu verhindern. Kommt die IV zum Schluss, dass keine Anmeldung notwendig ist, und teilen Sie und Ihr Arzt diese Ansicht nicht, melden Sie sich umgehend trotzdem an. Nur so können Sie sich später wehren.

INFO *Wichtig für Sie: Eine Anmeldung zur Früherfassung bedeutet* ***nicht*** *zwingend, dass Ihre Erkrankung schwerwiegend ist und keine Arbeit mehr möglich ist! Es geht vielmehr darum, Massnahmen einzuleiten, damit Sie in der Arbeitswelt bleiben können. Denn die allerwenigsten Patientinnen und Patienten haben Anspruch auf eine berufliche Massnahme, fast niemand auf eine Rente. Doch oft fängt mit der Früherfassung auch der Kampf um IV-Leistungen an und verhindert damit eine Genesung und die Erhaltung des Arbeitsplatzes. Häufig glauben Patienten und Patientinnen dem behandelnden Arzt auch nicht, dass man keine Chance auf eine IV-Rente hat. Es lohnt sich hier im Hinblick auf die Genesung, Wunsch und Realität auseinanderzuhalten.*

VORSICHT FRISTEN

Es gibt zwei **Wartefristen** bei der IV. Sie zahlt eine Rente oder Eingliederungsmassnahmen frühestens nach einem Jahr Arbeitsunfähigkeit (Wartejahr). Zweitens zahlt sie frühestens sechs Monate nach der IV-Anmeldung. Um alle Ansprüche zu wahren und gegebenenfalls später rückwirkend ab dem frühstmöglichen Termin Rentenleistungen zu erhalten, sollte man sich deshalb spätestens sechs Monate nach Beginn der Arbeitsunfähigkeit anmelden. Der Antrag bzw. das Formular erhalten Sie von der Versicherung, einer AHV-Zweigstelle oder im Internet unter www.ahv-iv.ch. ■

Bei der Früherfassung können auch Frühinterventionen bewilligt werden. Sie umfassen die Anpassung des Arbeitsplatzes, Ausbildungskurse, Arbeitsvermittlung, Berufsberatung, sozialberufliche Rehabilitation (Coach oder Case-Manager) und Beschäftigungsmassnahmen. Pro Person stehen maximal Fr. 20 000.– für Frühinterventionsmassnahmen zur Verfügung.

INFO *Während der Phase der Frühintervention werden keine Taggelder ausgerichtet.*

Eingliederungsmassnahmen

Nach der Anmeldung bei der IV prüft diese, ob ein Anspruch auf Eingliederungsmassnahmen besteht. Diese Massnahmen haben den Zweck, die Erwerbsfähigkeit wiederherzustellen, zu verbessern oder zu erhalten. In erster Linie sollen Sie wieder in den Arbeitsmarkt integriert werden. Ist eine Rückkehr an den angestammten Arbeitsplatz aus gesundheitlichen Gründen nicht mehr möglich, eine Ausübung in einem anderen Tätigkeitsgebiet aber realistisch, kann die IV mit **beruflichen Eingliederungsmassnahmen** wie Beratung, Arbeitsvermittlung und je nach Situation auch Umschulungen unterstützen.

Vor einer beruflichen Eingliederung sind eventuell **Integrationsmassnahmen** notwendig. Mit Belastbarkeitstraining, Aufbautraining oder WISA-Massnahmen (Wirtschaftsnahe Integration mit Support am Arbeitsplatz) wird die verbleibende Erwerbsfähigkeit aktiv gefördert. Diese Massnahmen richten sich in erster Linie an Personen mit psychischen Erkrankungen. Voraussetzung ist, dass man in der Lage ist, eine Präsenzzeit von mindestens zwei Stunden täglich an mindestens vier Tagen pro Woche zu leisten.

Wenn nach den Eingliederungsmassnahmen noch nicht sicher ist, ob jemand die volle Leistungsfähigkeit erbringen kann, können Arbeitsversuche im ersten Arbeitsmarkt durchgeführt werden. Der Arbeitgeber zahlt dabei keinen Lohn, und es besteht kein Arbeitsverhältnis. Sie erhalten von der IV ein Taggeld. Im Idealfall kommt es anschliessend zu einem Arbeitsvertrag. Erst wenn die Eingliederungsmassnahmen nicht zum gewünschten Ziel führen, wird die Rentenprüfung vorgenommen.

Hilfsmittel

Hilfsmittel werden von der IV finanziert, wenn damit eine Eingliederung, sei es beruflich oder sozial, wieder möglich wird. Dies können Gehhilfen, Sehhilfen, Rollstühle, Treppenlifte oder vieles anderes sein. Weiterführende Informationen und Beratung finden Sie unter www.sahb.ch.

Rente

Eine IV-Rente wird in Erwägung gezogen, wenn jemand seine Erwerbstätigkeit nicht durch zumutbare Eingliederungsmassnahmen wiederherstellen, erhalten oder verbessern kann. Es muss eine Arbeitsunfähigkeit von durchschnittlich 40% ohne wesentlichen Unterbruch während eines Jahres bestanden haben. Die IV zahlt eine Invalidenrente frühestens sechs Monate nach der Anmeldung (siehe Kasten Wartefristen, Seite 259).

Bei chronischen Schmerzen erfolgt ein **strukturiertes Beweisverfahren,** um zu bestimmen, ob Sie eine Rente bekommen. Das Verfahren ist enorm kompliziert und von aussen kaum durchschaubar. Es wird geprüft:

- wie schwerwiegend die gesundheitlichen Einschränkungen sind;
- wie der Behandlungserfolg ist und ob Sie auch alle erfolgversprechenden Behandlungen gemacht haben;
- ob Sie alles getan haben, um sich wieder in den Arbeitsprozess zu integrieren;
- welche weiteren gesundheitlichen Probleme Sie haben;
- wie gross Ihre persönlichen Ressourcen sind;
- ob soziale Probleme vorhanden sind (IV-fremde Faktoren);
- ob Ihr Verhalten und Ihre Aussagen in sich konsistent sind in dem Sinne, dass sich die Einschränkung auf alle Lebensbereiche, d. h. Arbeit und Freizeit, auswirken;
- ob Ihr Leidensdruck hoch ist (das heisst z. B., ob Sie Behandlungen machen, an Eingliederungsmassnahmen teilgenommen, sich Mühe gegeben haben und trotzdem gescheitert sind).

Nach wie vor ist es praktisch unmöglich, bei einer chronischen Schmerzproblematik eine IV-Rente zu erhalten. Bei der 6. IV-Revision versuchte man, 17 000 Rentenbezügerinnen und -bezüger wieder einzugliedern. Dies gelang jedoch nur sehr selten. Anstelle einer erfolgreichen Eingliederung kam es meistens zur ersatzlosen Rentenaufhebung, und die Menschen mussten sich beim Sozialamt melden.

TIPP *Wenn bei Ihnen ein solches strukturiertes Beweisverfahren durchgeführt und eine Rente abgelehnt wurde, kann es sich unter Umständen lohnen, sich an eine Fachstelle oder eine spezialisierte Anwältin zu wenden (Links im Anhang).*

INFO *Ungefähr jeder sechste Mann ist invalid, wenn er das Rentenalter erreicht, bei den Frauen sind es etwas weniger.*

Die Integration kranker oder invalider Menschen in den ersten Arbeitsmarkt ist schwierig, wenn nicht illusorisch, solange die Arbeitgeber nicht

RENTEN AUS VERSCHIEDENEN QUELLEN

Bei Krankheit	Bei Unfall
IV-Rente	IV-Rente
+	+
Rente der Pensionskasse	Rente der Unfallversicherung
	+
	Rente der Pensionskasse

Überentschädigung: Wenn alle Leistungen zusammen höher als 90 % des Einkommens sind, kann die Unfallversicherung oder die Pensionskasse ihre Rente kürzen, denn man soll mit der Rente nicht bessergestellt sein, als wenn man gesund geblieben wäre.

Nach der Pensionierung: Wird das Pensionsalter erreicht, wird die IV-Rente zu einer AHV-Rente. Diese muss mindestens gleich hoch sein wie die bisherige IV-Rente. Die Unfallversicherung richtet ihre Invalidenrente lebenslang aus. Diese kann aber künftig bis zu maximal 40 % gekürzt werden, wenn sich der Unfall nach dem 45. Lebensjahr ereignet hat. Dies, weil Personen über 45, die vor dem Unfall erwerbstätig waren, ihre Altersvorsorge schon länger aufbauen konnten. Aufgrund einer Übergangsbestimmung tritt diese Kürzungsregelung erst ab dem Jahr 2025 für Personen in Kraft, die neu das AHV-Rentenalter erreichen. Für die Jahre 2025 bis 2028 gilt ein reduzierter Kürzungssatz. Erst Verunfallte, die ab 2029 ordentlich pensioniert werden, bekommen die volle Kürzung zu spüren.

Die berufliche Vorsorge, d. h. die Pensionskasse, muss die Invalidenrente aus dem obligatorischen Teil ebenfalls lebenslang bezahlen. Die Leistungen aus dem überobligatorischen Teil sind im Reglement festgehalten.

gezwungen werden, entsprechende Arbeitsplätze zur Verfügung zu stellen. Es braucht hier insbesondere angepasste Arbeitsplätze, die auf die medizinischen Besonderheiten der Patientinnen und Patienten Rücksicht nehmen. Leider sind solche bisher nicht in Diskussion. Wie ebenfalls wiederholt dargelegt, brauchen Menschen mit chronischen Schmerzen eine lebenslange Betreuung; dies würde auch ein Langzeitengagement der IV bedeuten.

INFO *Menschen, die bei der IV «ausgemustert» und zurückgewiesen werden, bleibt in der Regel nur noch der Gang aufs Sozialamt. Ein Umstand, den die 6. IV-Revision noch befördert hat.*

Für die **Berechnung der Invalidität** und folglich der Rente spielt das sogenannte Valideneinkommen eine Rolle. Das ist das Einkommen, das die versicherte Person ohne die gesundheitsbedingte Einschränkung heute erzielen könnte. Demgegenüber stellt das **Invalideneinkommen** dasjenige Einkommen dar, das die invalide Person unter Berücksichtigung aller gesundheitlichen Einschränkungen nach abgeschlossener medizinischer und beruflicher Eingliederung auf dem in Betracht kommenden ausgeglichen Arbeitsmarkt zumutbarerweise erzielen kann. Aus der Differenz der beiden Einkommen errechnet sich dann der Invaliditätsgrad.

WENN SIE NUR 50 % ARBEITEN KÖNNEN, damit aber ein relativ gutes Einkommen erzielen, ist Ihr Invaliditätsgrad eventuell nur 30 % und Sie bekommen keine Rente.

Der **Invaliditätsgrad** steuert die Rentenleistungen der jeweiligen Sozialversicherung (IV, Unfallversicherung und Pensionskasse), wobei er nicht bei allen Versicherungen auf die gleiche Weise bestimmt wird. Die IV gewährt ab 40 % eine Viertelsrente, ab 50 % eine halbe, ab 60 % eine Dreiviertels- und ab 70 % eine volle Rente[4].

Den ganzen Rentenbetrag erhält man nur, wenn man am 1. Januar nach Vollendung des 20. Altersjahrs lückenlos die AHV- und IV-Beiträge bezahlt hat. Bestehen Beitragslücken, gibt es Abzüge.

4 Das könnte sich in Kürze ändern; in der Regierung wird eine neue Vorlage diskutiert (zwischen 40 und 69% ein abgestuftes System, ab 70% eine volle Rente).

Zur Berechnung der Rentenhöhe werden zwei Kriterien berücksichtigt, die Beitragsdauer und die Beitragshöhe.

Beitragsdauer: Wer seit dem 1. Januar nach Vollendung des 20. Altersjahrs lückenlos Beiträge bezahlt hat, erhält eine volle Rente. Pro fehlendes Beitragsjahr wird die Rente um 1/44 gekürzt.

Beitragshöhe: Von Ihrem durchschnittlichen Einkommen über die Jahre hinweg hängt es ab, ob Sie von der Ihnen zugesprochenen Rentenstufe den maximal möglichen Betrag erhalten oder gegebenenfalls einen tieferen. Eine volle Rente ist also nicht dasselbe wie eine maximale Rente. Die maximale volle Rente erhalten Sie nur, wenn Sie über das gesamte Erwerbsleben hinweg einen Durchschnittslohn von Fr. 85 320.– erzielt haben und keine Beitragslücken bestehen.

Die **IV-Rente** berechnet sich also nach den gleichen Grundsätzen wie die AHV-Rente. Die minimale volle IV-Rente beträgt Fr. 1185.– pro Monat, die maximale volle Rente Fr. 2370.–, die minimale Viertelsrente Fr. 297.–.

INFO *Lassen Sie sich nicht von diesen tiefen Zahlen schockieren. Die IV-Rente ist nur ein Teil der Vorsorge für den Invaliditätsfall. Bei bisher Berufstätigen kommen meist Leistungen der Pensionskasse hinzu. Fehlt eine Rente der PK oder reicht das Geld dennoch nicht zum Leben, können Sie Ergänzungsleistungen beantragen. Scheuen Sie sich nicht vor diesem Schritt. AHV- und IV-Rentner, deren anrechenbaren Einnahmen nicht ausreichen, um die anerkannten Kosten zu decken, haben einen Rechtsanspruch darauf (mehr dazu auf Seite 266). Ergänzungsleistungen sind auch keine Sozialhilfe.*

Erhalten Sie eine Teilrente, können Sie trotzdem weiterarbeiten. In der Rentenverfügung ist festgelegt, mit welchem Einkommen die IV trotz Invalidität rechnet. Könnten Sie heute ein höheres Einkommen erzielen, sind Sie gegenüber der IV meldepflichtig. Beachten Sie diese Meldepflicht, da allenfalls zu viel bezogene Rentenleistungen sonst zurückgefordert werden können.

INFO *Beachten Sie, dass IV-Renten periodisch überprüft werden und Ihnen bei einer Meldepflichtverletzung selbst dann eine Rückforderung drohen könnte, wenn Sie trotz verbesserter Erwerbsfähigkeit kein oder kein höheres Einkommen erzielt haben.*

Und noch zwei Hinweise: Erstens spielt es für die IV keine Rolle, ob die gesundheitliche Einschränkung aus einem Unfall oder einer Krankheit entstanden ist, ob sie körperlicher oder psychischer Natur ist. Alles, was sich negativ auf die Arbeitsfähigkeit auswirkt, muss berücksichtigt werden. Dies verhält sich bei der Unfallversicherung anders. Sie berücksichtigt bei der Festsetzung des Invalideneinkommens nur diejenigen gesundheitlichen Einschränkungen, die auf den Unfall zurückgehen.

Und zweitens kommt die IV nicht für invaliditätsfremde Gründe auf. Damit ist gemeint, dass eine Einbusse im Erwerb, die auf andere als gesundheitliche Umstände zurückzuführen sind (z. B. Alter, mangelnde Ausbildung, Verständigungsschwierigkeiten, Aufenthaltsstatus) nicht berücksichtigt werden.

Hilflosenentschädigung

Wenn Sie auf die Unterstützung Dritter angewiesen sind, richtet die IV Hilflosenentschädigungen aus. Es werden sechs Lebensbereiche geprüft:

- sich ankleiden, auskleiden
- aufstehen, sich hinlegen, sich setzen
- essen
- Körperpflege
- Verrichtung der Notdurft
- Fortbewegung im oder ausser Haus, Kontaktaufnahme

Sind Sie in zwei Lebensbereichen auf Hilfe angewiesen, gilt dies als leichte Hilflosigkeit, und Sie erhalten Fr. 474.– pro Monat. Hilfsbedürftigkeit in vier Lebensbereichen entspricht einer mittleren Hilflosigkeit (Fr. 1185.– pro Monat), und wenn alle sechs Lebensbereiche betroffen sind (schwere Hilflosigkeit), erhalten Sie Fr. 1896.–[5] pro Monat.

Anrecht auf Hilflosenentschädigung hat man nach einer einjährigen Wartefrist. Sie können das Formular herunterladen unter: www.ahv-iv.ch → Merkblätter und Formulare → Formulare → Leistungen der IV. Es muss von Ihrem Arzt ergänzt werden.

5 Alle Beträge Stand Januar 2020.

Ergänzungsleistungen (EL)

Reichen die Renten nicht, können Personen mit Wohnsitz in der Schweiz Ergänzungsleistungen beantragen. Auf diese hat nur Anspruch, wer eine Rente der IV oder AHV hat, eine Hilflosenentschädigung der AHV oder der IV bezieht oder während mindestens sechs Monaten Taggelder der IV bekommt. Derzeit müssen Ergänzungsleistungen anders als Sozialhilfe später nicht zurückgezahlt werden.[6]

Mit Ergänzungsleistungen wird – wie der Name schon sagt – ein ungenügendes Einkommen ergänzt. Wie hoch sie ausfallen, hängt von der Lebens- und Wohnsituation ab. Bei der Berechnung der Ergänzungsleistungen werden Einnahmen und Ausgaben gegenübergestellt.

Auf der **Einnahmenseite** werden Renten, Erwerbseinkommen, Alimente, das hypothetische Einkommen (siehe unten), der Vermögensertrag sowie ein Vermögensverzehr berücksichtigt. Dabei besteht ein gewisser Vermögensfreibetrag: Fr. 37 500.– (ab 2021: Fr. 30 000.–) bei Alleinstehenden und Fr. 60 000.– bei Ehepaaren, wenn sie zu Hause wohnen (ab 2021 Fr. 50 000.–). Für Wohneigentümerinnen und -eigentümer gibt es zusätzliche Freibeträge: Fr. 112 500.–, wenn beide daheim leben, und Fr. 300 000.–, wenn einer im Heim lebt. Von dem Vermögen, das diese Beträge überschreitet, werden bei AHV-Bezügern 1/10 pro Jahr angerechnet (Vermögensverzehr), bei IV-Rentnern 1/15, bei Heimbewohnern je nach Kanton 1/5.

Mit dem hypothetischen Einkommen verhält es sich so: Erhalten Sie beispielsweise nur eine Viertelsrente der IV, wird die Behörde Ihnen sagen, dass Sie eigentlich auch noch arbeiten könnten. Sie wird Ihnen ein hypothetisches Einkommen anrechnen, unabhängig davon, ob Sie es tatsächlich verdienen oder nicht. Wenn dies bei Ihnen der Fall ist, lassen Sie sich rechtlich beraten.

Auf der **Ausgabenseite** werden eine Pauschale für den allgemeinen Lebensbedarf (für Alleinstehende Fr. 19 450.– pro Jahr), Durchschnittsprämien für die obligatorische Krankenversicherung, AHV-Beiträge sowie Bruttomietzinsen bis zu einer Obergrenze von Fr. 13 200.– für Alleinste-

6 Dies ändert ab 2021, wenn mit der EL-Reform eine Rückerstattungspflicht eingeführt wird. Übersteigt der Nachlass eines EL-Bezügers Fr. 40 000.–, so ist der EL-Bezug rückerstattungspflichtig. Bei Ehepaaren erfolgt die Rückerstattungspflicht beim Zweitverstorbenen.

hende (ab 2021: Fr. 16 440.–) und Fr. 15 000.– für Verheiratete (ab 2021: Fr. 19 440.–; zusätzliche Beträge für Kinder) berücksichtigt. Verschiedene krankheits- und behinderungsbedingte Kosten werden zusätzlich vergütet. Ein entsprechender Vergütungsanspruch muss innert 15 Monaten nach Rechnungsstellung geltend gemacht werden. Übrigens: Auch wenn Sie grundsätzlich keine Ergänzungsleistungen bekommen, haben Sie bei hohen krankheits- und behinderungsbedingten Auslagen unter Umständen Anspruch auf eine Vergütung. Es lohnt sich, sich zu informieren.

Pensionskasse (berufliche Vorsorge)

Ab einem Verdienst von Fr. 21 330.– pro Jahr (Stand 2020) ist man obligatorisch in der zweiten Säule versichert. Nicht obligatorisch versichert sind Selbständigerwerbende sowie Angestellte mit einem befristeten Arbeitsvertrag von höchstens drei Monaten Dauer und solche, die gemäss IV zu mindestens 70 % erwerbsunfähig sind. Arbeitnehmende, die den oben genannten Betrag zusammengerechnet aus Jobs bei verschiedenen Arbeitgebern erzielen, können sich freiwillig versichern lassen.

Die Pensionskasse ist vor allem wichtig, wenn jemand wegen Krankheit invalid wird. Dann gibt es keine Rente der Unfallversicherung, sondern nur eine IV-Rente und die Rente der Pensionskasse. Sonstige Leistungen sind im Obligatorium der beruflichen Vorsorge nicht vorgesehen. Denkbar ist aber, dass es aus der überobligatorischen Berufsvorsorge zusätzliche Leistungen gibt, beispielsweise eine Kapitalabfindung oder Zuschüsse für finanzielle Schwierigkeiten. Fragen Sie bei Ihrer Pensionskasse nach.

Wenn die IV den Vorbescheid über den Rentenanspruch erlässt (siehe Seite 250), schickt sie eine Kopie davon auch der Pensionskasse zu. Diese kann dann ihrerseits Einspruch gegen den Vorbescheid erheben.

BEATRICE O. MUSSTE sich wegen einer schweren Wirbelsäulenproblematik mehrmals operieren lassen. Es blieben starke Schmerzen. Die Behandlungen brachten immer wieder eine Linderung, sie machte einen Berufswechsel und bildete sich selber weiter. Damit schaffte sie es, 50 % zu arbeiten. Aufgrund der 12-jährigen Dauer der Problematik und der vielen gescheiterten Bemühungen, 100 % zu arbeiten, sprach die IV eine 50 %-Rente. Damit wäre eine stabile Situation erreicht gewesen. Die Pensionskasse reichte jedoch Einsprache ein, und nach drei weiteren Jahren ist immer noch nichts entschieden. Unterdessen musste sich Beatrice O. hoch verschulden, um sich über Wasser halten zu können, da die Rente erst ausbezahlt wird, wenn das Verfahren abgeschlossen ist.

TIPP *Wenn Versicherungsleistungen nicht rechtzeitig verfügbar sind, melden Sie sich bei der Sozialhilfe. Sie erbringt Vorleistungen, die nachbezahlten Rentenleistungen werden damit verrechnet.*

Sozialhilfe

Sind die Ansprüche mit den Taggeldversicherungen bzw. der IV endlich geklärt, bleiben Patientinnen und Patienten nach der langen Dauer häufig in einer finanziellen Misere stecken. Dann kommt das Sozialamt zum Zug.

Artikel 12 der Bundesverfassung besagt: «Wer in Not gerät und nicht in der Lage ist, für sich zu sorgen, hat Anspruch auf Hilfe und Betreuung und auf die Mittel, die für ein menschenwürdiges Dasein unerlässlich sind.» Anspruch auf Sozialhilfe ist in der Schweiz also ein verfassungsmässiges Recht.

Die Sozialhilfe kommt erst zum Tragen, wenn alle anderen Stricke gerissen sind, man sich selber nicht mehr helfen kann und sonst niemand Unterstützung bietet. Mit anderen Worten: Man bekommt Geld nur, wenn man kein Vermögen (mehr) hat, seinen Lebensunterhalt nicht selbst finanzieren kann und auch keinen Anspruch auf Leistungen von staatlichen oder privaten Institutionen geltend machen kann.

Bevor man Sozialhilfe beziehen kann, muss man das vorhandene Vermögen für den Lebensunterhalt aufbrauchen. Man muss auch Schulden gegenüber Dritten eintreiben und über Einkommen, Vermögen und Familienverhältnisse vollständig und korrekt Auskunft geben. Man muss auch alles tun, um die Bedürftigkeit zu vermindern, d. h. eine zumutbare Arbeit annehmen, wenn sie dem Alter, dem Gesundheitszustand und den persönlichen Verhältnissen angemessen ist. Daneben muss man an lohnwirksamen Beschäftigungsprogrammen teilnehmen sowie an beruflichen und sozialen Integrationsmassnahmen.

ARMUT UND REICHTUM IN DER SCHWEIZ

2017 wurden 9,5 % der Schweizer Bevölkerung mit staatlichen Leistungen unterstützt. Von diesen Personen bezogen 45,7 % eine **Ergänzungsleistung** zur AHV/IV. 35 % erhielten **Sozialhilfe** im engeren Sinn, das entspricht 3,3 % der gesamten Bevölkerung. 19,3 % bezogen zudem sogenannte **staatliche Beihilfen.** (Reichen die Ergänzungsleistungen zur AHV/IV nicht zur Deckung des allgemeinen Lebensbedarfs aus, können die Kantone zusätzliche Leistungen gewähren, z. B. Zuschüsse für Personen, bei denen die Heimkosten nicht mit den Ergänzungsleistungen gedeckt werden können, oder die Vergütung bestimmter ungedeckter Krankheits-, Behinderungs- und Zahnbehandlungskosten.)

Man rechnet mit ungefähr 250 000 Menschen in der Schweiz, die trotz Erwerbstätigkeit nur das Nötigste bezahlen können *(working poor)*. Dies sind häufig Personen ohne Berufsausbildung, Alleinlebende und Alleinerziehende.

Je tiefer der sozioökonomische Status einer Gemeinde, desto niedriger die Lebenserwartung der Einwohnerinnen und Einwohner. Einfluss auf die Gesundheit haben Bildungsstand, Einkommen, soziale Integration, Lebens- und Arbeitsbedingungen, Gesundheitsverhalten und kulturelle Gewohnheiten. Kurz: Arme leben kürzer als Reiche und sind häufiger krank!

Kürzlich habe ich gelesen, dass das durchschnittliche Vermögen jedes Schweizers ca. Fr. 200 000.– beträgt! Durchschnittlich warm haben Sie, wenn Sie mit dem Kopf im Backofen und mit dem Hintern im Kühlschrank stecken. Solche Statistiken sind unglaublich irreführend, denn 1 % der Bevölkerung besitzen rund 42 % des gesamten Vermögens in der Schweiz, 90 % besitzen lediglich 25 % des Vermögens. ■

Die Sozialhilfe deckt den Grundbedarf für den Lebensunterhalt, die Wohnkosten und die Kosten für die medizinische Grundversorgung. Wenn Sie in einer teuren Wohnung leben, kann von Ihnen verlangt werden, dass Sie in eine billigere umziehen. Zusatzversicherungen bei der Krankenkasse müssen Sie aufgeben. Schulden übernimmt das Sozialamt nicht.

Der Grundbedarf für eine alleinstehende Person wird mit Fr. 997.– angegeben, bei einer Familie mit zwei Kindern mit Fr. 2134.–. Damit müssen Nahrungsmittel, Medien, Freizeit, Haushalt und persönliche Pflege, Kleider und Schuhe, Transport, Energieverbrauch und Übriges wie kleine Geschenke bezahlt werden. Daneben übernimmt die Sozialhilfe Gesundheitskosten, Miete, Erwerbsunkosten und in besonderen Fällen weitere Kosten, z. B. einen Umzug.

Eine generelle Kürzung dieses Grundbedarfss (was gewisse politische Kreise immer wieder fordern) hätte zweifellos negative Auswirkungen auf die Gesundheit der Betroffenen, da sie sich einseitig ernähren würden, und auch auf die Integrationschancen, weil sie sich nicht so anziehen könnten, dass sie sich im gesellschaftlichen Leben oder der Arbeitswelt integrieren könnten. Auch würden sich die Betroffenen weiter verschulden, was zusätzliche Abhängigkeiten schafft.

Zusätzlich zum Grundbedarf können Integrationszulagen und Einkommensfreibeträge ausbezahlt werden. Integrationszulagen erhalten Personen, die sich besonders um die berufliche Integration bemühen, einen Einkommensfreibetrag diejenigen, die einer bezahlten Erwerbstätigkeit im ersten Arbeitsmarkt nachgehen.

EINIGE FAKTEN ZUM THEMA VERSICHERUNGEN

Versicherte Leistungen haben immer einen beschränkten Umfang. Man kann eine Versicherung bzw. die versicherten Leistungen mit einem Gemüseladen vergleichen. In einem Gemüseladen gibt es Gemüse zu kaufen. Ich will aber Fleisch, das hat der Gemüseladen logischerweise nicht im Angebot. Da nützt es nichts, wenn ich auf den Verkäufer losgehe und eine Anwältin einschalte, die mir versichert, dass ein Lebensmittelladen prinzipiell alle Nahrungsmittel verkaufen müsse und ich einen Prozess anstreben solle. Was es im Regal hat, hat es im Regal. Das ist bei Versicherungen gleich. Wenn z. B. ein Schleudertrauma nicht versichert ist, ist es nicht versichert.

Vorbestehende Probleme sind beim Unfall nicht mitversichert. Das hatten wir schon (siehe Seite 239). Wenn nach einem Unfall Schmerzen bleiben und z. B. eine Arthrose nachgewiesen wird, kann die Versicherung behaupten, dass die Schmerzen nicht vom Unfall kommen, sondern von der vorbestehenden Arthrose. Es wird dann enorm schwierig, sich in einer solchen Situation zu einigen.

Psychosoziale Belastungsfaktoren sind nicht mitversichert. Dazu gehören beispielsweise eine abgebrochene Schulausbildung, eine fehlende Berufsausbildung, erschwerte Bedingungen auf dem Arbeitsmarkt, ein Migrationshintergrund, partnerschaftliche Schwierigkeiten oder finanzielle Engpässe. Ob ein Patient, eine Patientin noch eine Chance auf dem Arbeitsmarkt hat, ist also nicht das Problem der Versicherung, sondern des Arbeitsamts.
Die Versicherung bzw. die begutachtenden Ärzte legen lediglich das Arbeitsprofil und die Erwerbstätigkeit fest. ■

Leistungen zurückzahlen

Verbessert sich die finanzielle Situation einer Person z. B. durch eine Erbschaft oder einen Lottogewinn, wird das Sozialamt Geld zurückfordern. In vielen Kantonen muss man auch aus einem späteren Einkommen Sozialhilfe zurückzahlen. Die Rückerstattung ist kantonal geregelt, ebenso die Verjährungsfrist – sie dauert zwischen 10 und 20 Jahren.

Die Ablösung von der Sozialhilfe scheitert häufig an den Anforderungen des Arbeitsmarktes, denn es gibt nicht wirklich existenzsichernde Stellen für Menschen mit gesundheitlichen Schwierigkeiten oder schlechter Ausbildung. Den Menschen fehlt es nicht an Motivation, sondern an realen Chancen. Auch besteht die Gefahr, dass Sozialhilfeabhängigkeit «vererbt» wird. Dies ist der Fall, wenn die Kinder von Sozialhilfebezügern sich nicht gleich entwickeln können wie Kinder von Eltern, die gut situiert sind.

EINER RELATIV JUNGEN, GUT AUSSEHENDEN FRAU mit Rückenschmerzen wurde nach zehn Jahren die IV-Rente gestrichen, und trotz aller Anstrengungen musste sie Sozialhilfe in Anspruch nehmen. Als ich sie fragte, ob sie eine feste Beziehung habe, antwortete sie: «Sie können sich vorstellen. Wenn ich mal einen interessanten Mann treffe und der hört, dass ich beim Sozialamt bin, ist der weg, ohne seinen Kaffee zu bezahlen.»

INFO *Bei der Sozialhilfe besteht eine Verwandtenunterstützungspflicht. Das Sozialamt kann Verwandte in gerader Linie, d. h. Grosseltern, Eltern, Kinder und Enkel zur Unterstützung verpflichten. Unterstützungspflichtig ist jedoch nur, wer selbst in günstigen Verhältnissen lebt, also gut verdient und Vermögen hat (Alleinstehende Fr. 120 000.–, Verheiratete Fr. 180 000.–).*

Ausländer mit B-Aufenthaltsbewilligung haben Anspruch auf Sozialhilfe, die Aufenthaltsbewilligung kann jedoch entzogen werden, womit sie die Schweiz verlassen müssten. Mit einer C-Niederlassungsbewilligung hat man ebenfalls Anspruch auf Sozialhilfe, die Niederlassungsbewilligung kann hier derzeit nicht entzogen werden.

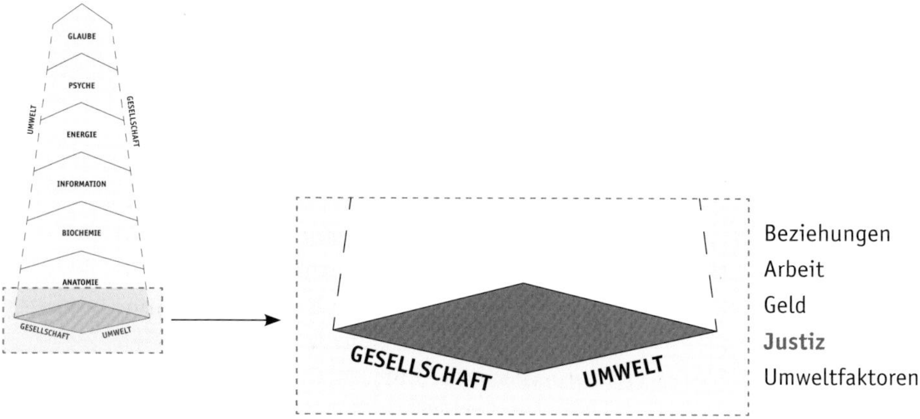

Schmerz und Justiz

Sie haben es in diesem Ratgeber immer wieder gelesen: Stress verstärkt die Schmerzen. Und ein Gerichtsprozess, den Behörden und Gerichten ausgeliefert zu sein, das jahrelange Warten auf eine Entscheidung bei einer unsicheren Zukunftsperspektive und die schwindenden Finanzen – das ist Stress pur. Und was der mit Ihren Schmerzen macht, das wissen Sie ja bereits. Daher sollten Sie etwas Weniges über den Umgang der Justiz mit der Problematik chronischer Schmerzen wissen.

Sie brauchen sicherlich fachliche Hilfe, medizinisch wie juristisch. Lassen Sie sich beraten, denn nur mit genügend Informationen können Sie abschätzen, ob jemand in Ihrem oder in seinem eigenen Interesse handelt. Auch dann ist es noch schwierig genug, die richtigen Entscheidungen zu treffen.

Schmerzen auf der Anklagebank: der letzte wichtige Bundesgerichtsentscheid

Neben den gesetzlichen Vorgaben haben die sogenannten Leitentscheide (Leiturteile) des Bundesgerichts einen direkten Einfluss auf die Gutachtenpraxis. Ein Beispiel war die rechtliche Vorgabe, dass Beschwerdebilder ohne objektivierbare organische Befunde keinen langdauernden Gesundheitsschaden und damit auch keinen Grund für eine Invalidität darstellen, weil davon ausgegangen wird, dass die Folgen dieser Krankheiten und Unfälle überwunden werden können («Überwindbarkeitspraxis»). Ursprünglich galt dies für die anhaltende somatoforme Schmerzstörung, später zudem für Fibromyalgie, das chronische Erschöpfungssyndrom, Neurasthenie, dissoziative Störungen und auch für chronische Schmerzen.

Im Mai 2015 ergab sich eine radikale Veränderung der Rechtsprechung im Sozialversicherungsrecht: Das Bundesgericht gab in einem Leiturteil (BGE 141 V 281) die seit über zehn Jahre geltende «Überwindbarkeitspraxis» bei psychosomatischen Störungen und weiteren «pathogenetisch-ätiologisch unklaren Beschwerdebildern ohne nachweisbare organische Grundlage» auf. Nun bestimmen nicht mehr Diagnosen die Leistungsbeurteilung, sondern es wird die genaue Erhebung der Funktions- und Aktivitätseinschränkungen aufgrund eines Gesundheitsschadens gefordert, dazu die Beurteilung der Ressourcen des Versicherten sowie hemmender und förderlicher Kontextfaktoren. Weiterhin müssen Aggravation (absichtliches Übertreiben der Beschwerden) und Simulation sowie Einschränkungen allein aus sozialen Gründen ausgeschlossen werden. Diese Beurteilung orientiert sich am bio-psycho-sozialen Krankheitsmodell (siehe Seite 75, strukturiertes Beweisverfahren).

Die Konsistenzprüfung, d. h. der Ausschluss von Aggravation und Simulation, öffnet Tür und Tor für den Ruf nach Detektiven. Damit wird die Angst geschürt, etwas zu tun, wenn man gerade einen guten Tag hat. Das Misstrauen ist leider zum Gesellschaftsprinzip geworden.

Invaliditätsfremde Faktoren

Im schweizerischen Sozialversicherungsrecht beschreibt der Begriff «invaliditätsfremde Faktoren» Beeinträchtigungen durch Alter, mangelnde Bildung, schlechte Sprachkenntnisse oder schlechte Arbeitsmarktlage; diese stehen mit den gesundheitlichen Einschränkungen der Leistungsfähigkeit nicht im Zusammenhang. Ebenso gilt, dass psychische und soziale Belastungen allein eine Invalidität oder Erwerbsminderung nicht begründen können. Es geht vielmehr um die Frage, ob diese Belastungen zu einer krankheitswertigen Störung führen.

Vor diesem Hintergrund ist es bei chronischen Schmerzen erfahrungsmässig praktisch unmöglich, eine Rente zu bekommen. Nach rund 280 Urteilen seit dem Leiturteil vom Mai 2015 sieht die Statistik denn auch so aus:

- 1 Rente zugesprochen
- 9 Rentenzusprachen der Vorinstanz gestützt
- 16 Rückweisungen zur erneuten Begutachtung
- 250 Renten abgelehnt

Wenn Sie ein Rentenverfahren bis vor Bundesgericht weiterziehen, geht dies im Minimum mehrere Jahre. Die Finanzen werden knapp, da die Versicherung nicht die ganze Zeit bezahlt; es droht der soziale Abstieg oder er findet statt, und Ihre Chancen auf dem Arbeitsmarkt sinken mit zunehmender Dauer Ihrer Abwesenheit von der Erwerbstätigkeit. Wird Ihr Begehren dann abgelehnt, stehen Sie vor einem Scherbenhaufen, und die Rückkehr zum alten Leben ist fast nicht mehr möglich.

TAKE-AWAY *Wenn Sie auf Ihrem Recht bestehen, ist der Preis dafür unter Umständen der soziale Abstieg. Mein Rat: Holen Sie sich frühzeitig eine spezialisierte juristische Beratung (siehe Anhang), um in Erfahrung zu bringen, was für Sie in einem Verfahren wichtig ist (Therapien, Dokumentation, Fristen, Reintegrationsbemühungen). Vieles steht in diesem Ratgeber, aber die Materie ist komplex.*

Don Quichotte oder der Kampf um eine Rente

Neben der Therapiemotivation beeinflussen noch weitere Faktoren den Behandlungserfolg; zum Beispiel häufige bzw. lange Arbeitsunfähigkeiten, geringe Schulbildung, Arbeitslosigkeit, die Dauer der Erkrankung und ein bewusster oder unbewusster Rentenwunsch.

Will ich wirklich gesund werden? Oder doch lieber eine Rente?
Ein Rentenbegehren kann vielerlei Ursachen haben; sie sind meist unbewusst. Klar ist aber, dass eine erfolgreiche Behandlung die Legitimation für eine Rente zunichtemacht. In solchen Situationen besteht also das Dilemma, dass ein Patient oder eine Patientin bewusst auf Milderung der Symptome drängt, aber unbewusst gleichzeitig daran interessiert ist, dass sich nichts ändert. Dies führt zur Erfolglosigkeit aller therapeutischen Anstrengungen.

Bei Patientinnen und Patienten mit einem dominierenden Wunsch nach einer Rente ist vordringlich zu klären, aus welchen bewussten bzw. unbewussten Motiven heraus sich dies als erstrebenswerte «Lösung» darstellt. Mögliche Ursachen sind:

- **Bedürfnis nach Unterstützung und Anerkennung des grossen Leidensdrucks**
- Bei subjektiv empfundenem Unrecht, das als schwere narzisstische Kränkung verarbeitet wird, besteht der Wunsch nach **Wiedergutmachung.** Beispielsweise führt eine mangelnde Wertschätzung oder gar Herabsetzung durch Vorgesetzte am Arbeitsplatz zum Wunsch nach Kompensation für das subjektiv empfundene Unrecht. Dahinter steckt meist die Überzeugung, dass einem ersatzweise wenigstens eine Rente zusteht, wenn schon der gerechte Ausgleich durch den eigentlichen «Täter» ausbleibt.

JAKOB F., 28-JÄHRIG, erlitt einen Unfall während einer seiner unermüdlichen Einsätze für den Betrieb. Als er deswegen ausfiel, wurde ihm gesagt, dies sei sicher nicht so schlimm und er solle gefälligst wieder zur Arbeit erscheinen. Dies verletzte und enttäuschte Jakob F. sehr, da er sich im Betrieb während vieler Jahre aufopfernd eingesetzt hatte. Die Schmerzen dauerten an, er verlor die Arbeitsstelle und versuchte jahrelang zu beweisen, dass die «Schmerzen echt sind». Die Unfallversicherung lehnte nach einem halben Jahr weitere Leistungen ab, später auch die IV. Jakob F. musste sich schliesslich beim Sozialamt melden. Nach acht Jahren versuchte er mit der Unterstützung einer Arbeitsreintegration nochmals einen beruflichen Wiedereinstieg. Dies verstärkte wegen seiner Dekonditionierung seine Schmerzen, was wir aber mit den Behandlungen in den Griff bekamen, sodass er die Stelle behalten konnte.

- Es kann auch ein **unbewusstes Versorgungsbedürfnis** bestehen, das auf bewusster Ebene jedoch durch ein ausgesprochen leistungsorientiertes Verhalten abgewehrt wird. So wird dieses Bedürfnis weder vom Patienten selbst noch von seiner Umgebung wahrgenommen.

GLORIA A., EINE ALLEINERZIEHENDE PATIENTIN, litt an zunehmenden Schmerzen in beiden Händen. Sie arbeitete als Haushaltshilfe, was die Beschwerden immer mehr verschlechterte. Die Arbeitgeberin kam ihr entgegen, und sie konnte zu 50 % weiterarbeiten. Aber die zunehmende Erschöpfung führte mit der Zeit doch zu einer vollen Arbeitsunfähigkeit. Gloria A. fühlte sich der Herausforderung nicht mehr gewachsen, für den eigenen Unterhalt und den ihrer Kinder zu sorgen. Die Begutachtung stellte demgegenüber eine volle Arbeitsfähigkeit in einem reduzierten Arbeitsprofil fest.

- Aufgrund des subjektiv empfundenen **Verlusts körperlicher und psychischer Leistungsfähigkeit** kann ein Patient, eine Patientin sich selbst als sehr erschöpft und depressiv erleben und der Überzeugung sein, den Anforderungen im Arbeitsleben nie wieder gewachsen zu sein.

DER 55-JÄHRIGE DANIEL W. litt nach einem Zeckenbiss seit 16 Jahren an Schmerzen und einer massiven Erschöpfung und bezog eine 100 %-IV-Rente. Er hatte sich wegen seiner Problematik aus dem Sozialleben zurückgezogen, kam aber sonst mit seinem Alltag gerade so zurecht. Nach elf Jahren wurde die Rente nach einem neuen Gutachten im Rahmen der periodischen Renterevision gestrichen. Es ist für Daniel W. nicht vorstellbar, nach so langer Zeit wieder einer Arbeit nachzugehen. Ehrlich gesagt hat er auf dem Arbeitsmarkt auch gar keine Chance mehr. Er hat etwas Geld geerbt, von dem er lebt. In Kürze wird es aufgebraucht sein.

- der **Vergleich mit anderen,** die angeblich leichter zu einer Rente gekommen sind. («Wenn der Anrecht auf eine Rente hat, dann will ich auch.»)

TAKE-AWAY *Eine nicht gerechtfertigte Rente verschlimmert sehr häufig die Leidenssituation der betreffenden Person. Dies vor allem* *wegen des unbewussten Konflikts, der mit der Rente ja nicht gelöst wird, aber auch dadurch, dass der Patient, die Patientin das «moralische Recht» auf die Rente vor sich und den anderen durch eine ausgeprägte Opferrolle andauernd legitimieren muss.*

Anwälte und andere Chronifizierungsfaktoren

Versicherungen wollen keine Leistungen bezahlen, die nicht gerechtfertigt sind, Patientinnen und Patienten dagegen sind oft überzeugt, dass sie ein Anrecht auf eine Leistung haben, und kämpfen zusammen mit einem Anwalt darum. Wie schon mehrmals erwähnt, sind Gerichtsprozesse und langandauernde Verfahren ein wesentlicher Chronifizierungsfaktor bei chronischen Schmerzen. Obwohl Sie durchaus für Ihr Recht einstehen sollen, ist es wichtig, dass Ihnen dies bewusst ist.

Warten macht häufig alles schlimmer

Sind Sie in einen Gerichtsprozess verstrickt, arbeitet der Zeitfaktor kräftig gegen Sie: Je länger das Verfahren dauert,

- desto grösser wird der psychische Druck und
- desto schlechter wird Ihre finanzielle Situation und
- desto grösser wird der soziale Druck und
- desto kleiner wird die Chance, dass Sie wieder eine Arbeit finden, wenn die Forderungen abgelehnt werden.

Sind Sie einmal «ganz unten beim Sozialamt» angekommen und haben Sie mehrere Jahre nicht gearbeitet, ist es ausserordentlich schwierig, sich wieder in die Arbeitswelt zu reintegrieren.

INFO *Beim Kampf «Mensch gegen System» sollte man sich immer gut überlegen, ob man ihn führen will. Meist gewinnt das System – ganz einfach weil es stärker ist, länger Zeit und mehr Geld hat.*

Bedenken Sie also Folgendes, bevor Sie den Rechtsweg beschreiten: Ein Versicherungs- bzw. IV-Verfahren dauert meist Jahre. Somit sinken, auch aufgrund dieser zeitlichen Verzögerungen, die Chancen für Ihre Reintegration. Auch wenn Sie am Ende einen Prozess gewinnen, ist in der Zwischenzeit so viel zerstört worden, dass der finanzielle Gewinn den persönlichen und psychosozialen Verlust nie wettmachen kann.

Die IV kann unter anderem behaupten, eine Krankheit sei nicht austherapiert. Mit den in einem Gutachten festgelegten Therapien, die Sie in diesem Fall machen müssen, vergeht unter Umständen nochmals viel Zeit. Wenn Sie diese Behandlungen, die Ihnen im Rahmen der Schadenminderungspflicht (siehe Seite 244) vorgeschrieben werden, nicht machen, haben Sie keinen weiteren Anspruch auf IV-Leistungen.

Es kommt im Übrigen auch vor, dass die IV und die Gerichte Renten ablehnen, selbst wenn die Gutachter sie befürwortet hatten. Nun, da müssen Sie sich natürlich mit der Hilfe eines Anwalts wehren. Lassen Sie sich unbedingt das Gutachten zustellen. Wenn Sie es nicht bekommen: Ihrem Arzt oder Anwalt muss man es geben. Mit beiden sollten Sie es dann auch anschauen.

TAKE-AWAY *Am Schluss haben immer Sie selbst das Problem – egal, ob Sie einen Prozess gewinnen oder nicht. Sie können beispielsweise gegen eine Kündigung prozessieren. Auch wenn Sie gewinnen, die Arbeit bekommen Sie nicht wieder zurück. Sie suchen sich eine neue? Wen geben Sie als Referenz an? Den Arbeitgeber, den Sie soeben eingeklagt haben?*

Wenn Sie einen Anspruch auf eine Entschädigung stellen und diesen gerichtlich durchsetzen wollen, überlegen Sie sich immer, wie real diese Forderung ist. Welches ist der Anteil, den Sie nicht einklagen können? Sie können bei einer Kündigung unter Umständen eine Entschädigung bekommen, bei der Suche nach einer neuen Stelle bekommen Sie aber keine Unterstützung. Auch die Verluste durch Einstelltage des RAV und die niedrigeren Taggelder können Sie nicht einklagen.

Vor Gericht gilt: Nicht ohne meinen Anwalt

Wenn Sie vor Gericht streiten, brauchen Sie einen Anwalt. Ohne haben Sie kaum eine Chance, denn die Situation bei chronischen Schmerzen ist so gut wie immer sehr komplex. Auch werden Sie vermutlich subjektiv argumentieren, denn Schmerzen wie auch das Leben selbst sind subjektiv. Aber genau das zählt vor dem Richter nicht bzw. kann gar gegen Sie ausgelegt werden.

Recht haben und recht bekommen sind überdies zwei Paar Schuhe. Und selbst wenn Sie recht bekommen, zahlen Sie einen Preis. Fragen Sie sich daher vor einem Rechtsstreit immer, was dieser Preis ist. Prozessieren kostet Geld, aber mehr noch Emotionen und Zeit. Und, wie schon mehrmals erwähnt, Sie bezahlen unter Umständen auch mit einem sozialen Abstieg. Es ist deshalb umso wichtiger, alle Möglichkeiten einer Reintegration in die Arbeitswelt möglichst früh auszuschöpfen.

Ein Anwalt ist normalerweise teuer. Haben Sie eine Rechtsschutzversicherung, übernimmt diese eventuell die Anwaltskosten, aber nur, wenn Ihr Anliegen eine Chance auf Erfolg hat.

Der Vollständigkeit halber sei noch erwähnt, dass Sie das Recht auf unentgeltliche Rechtspflege haben, wenn Sie einen Anwalt brauchen und diesen nicht bezahlen können. Den entsprechenden Antrag müssen Sie bzw. muss Ihr Anwalt dem Gericht stellen.

INFO *Unentgeltliche Rechtspflege ist nicht nur vor Gericht möglich, sondern auch im Sozialversicherungsverfahren mit dem Versicherungsträger selbst. Aber die Rechtsprechung hierzu ist streng, weil man davon ausgeht, dass sich die Leute in einem Verwaltungsverfahren selbst wehren können.*

JUSTIZ

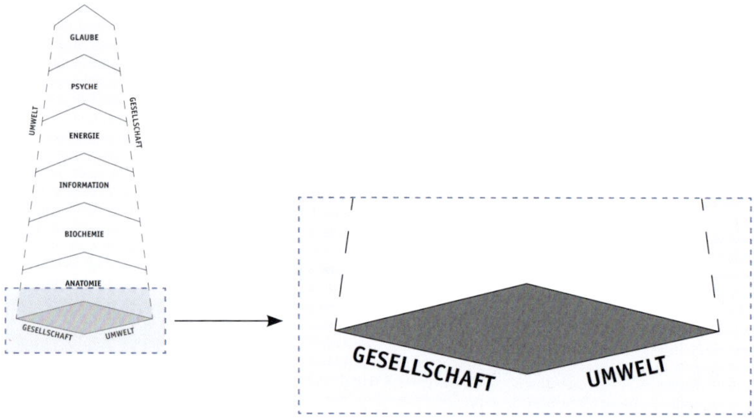

Beziehungen
Arbeit
Geld
Justiz
Umweltfaktoren

Umweltfaktoren

Unsere Gesundheit ist eng mit Umwelteinflüssen verbunden. Saubere Luft, sauberes Trinkwasser und eine intakte Natur sind Voraussetzungen für ein gesundes Leben. Wir sind in der Schweiz diesbezüglich enorm privilegiert. Trotzdem lohnt es sich auch hier, Umwelteinflüssen wie Schadstoffen oder Lärm nach Möglichkeit auszuweichen. Denn bei chronischen Schmerzen ist es sinnvoll, überall Belastungen zu reduzieren, wo dies einfach möglich ist.

Die Faktoren, die für die Gesundheit eine Rolle spielen und dementsprechend auch Schmerzen verstärken können, lassen sich in fünf Bereiche einteilen:

- genetische Voraussetzungen (Körperbau, Körperbiologie, Geschlecht)
- Verhaltens- und Lebensweisen: Ernährung und Bewegung (Mangel an körperlicher Aktivität) sowie Risikoverhalten (gefährliche Sportarten),

Konsum- bzw. Suchtverhalten (Alkohol, Nikotin, Drogen), Sex (ungeschützter Geschlechtsverkehr), Erholung
- Lebens- und Arbeitsbedingungen (sozioökonomische Faktoren): Bildung, Arbeitslosigkeit, finanzielle Situation, Armut, Kriminalität, sozialer Zusammenhalt
- Gesundheitsversorgung: Zugang zu Gesundheitsdiensten und Qualität der Leistungserbringung
- physische Faktoren und Umweltbedingungen: Klima, Katastrophen, Umweltschäden, Wohnsituation, Umweltgifte

In diesem Ratgeber sind bereits viele dieser Aspekte angesprochen worden. Der Einfluss der Umweltbedingungen macht in der Gesamtstatistik nur knapp 10 % aus, kann aber im Einzelfall viel grösser sein. Zu den Umweltfaktoren im engeren Sinne zählen Wohnung und Innenausstattung, die Luft in unserer Umgebung, das Trinkwasser, Lebensmittel und Gegenstände für den täglichen Bedarf wie Kleidung und Kosmetik. Diese Dinge können mit Schadstoffen (z. B. giftige Farbstoffe in Kleidern, Hormone in Kosmetika) oder mit Krankheitserregern verunreinigt (z. B. Gammel-

DER EINFLUSS VERSCHIEDENER DETERMINANTEN AUF DIE GESUNDHEIT

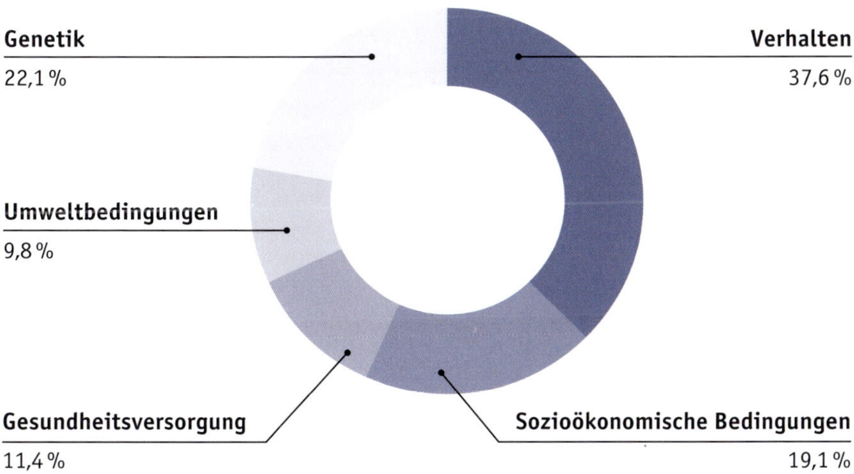

fleisch) oder mit Lärm oder Strahlung verbunden sein. Über die Atemwege, das Verdauungssystem, die Haut oder die Sinnesorgane, insbesondere das Ohr, wirken sie auf den menschlichen Organismus und können die Gesundheit beeinträchtigen.

Luftverschmutzung

Laut WHO (Weltgesundheitsorganisation) ist die Luftverschmutzung jährlich weltweit für sieben Millionen vorzeitige Todesfälle verantwortlich. Feinstaubpartikel gelangen mit der Atemluft tief in die Atemwege und in die Lunge, die kleinsten Partikel sogar aus der Lunge ins Blut und darüber in andere Organe. Ozon und Stickstoffoxid gefährden die Gesundheit ebenfalls, daneben Schimmelpilz in Wohnungen; Zigarettenrauch in geschlossenen Räumen ist auch für Passivraucher schädlich.

Giftstoffe

Stoffe, auch wenn sie häufig nur in geringen Mengen aufgenommen werden, können zu Gesundheitsschäden führen. Zu möglichen Schadstoffen gehören z. B. Schwermetalle im Zigarettenrauch. Aus der Landwirtschaft können ausserdem Düngemittel, aber auch Schädlingsbekämpfungsmittel ins Grundwasser gelangen. Im Grundwasser konnten zudem Spuren von Arzneimitteln nachgewiesen werden.

Lärm

Das Ohr ist immer aktiv, auch im Schlaf. Schall wird als Lärm bezeichnet, wenn er störend ist oder Schäden hervorruft. Das geschieht, wenn er zu stark ist oder zu lange dauert. Kurzer starker Schall kann zu Schwerhörigkeit oder Ohrgeräuschen (Tinnitus) führen. Schall wirkt aber auf den ganzen Organismus, indem er körperliche Stressreaktionen hervorrufen kann. Er aktiviert das Nerven- und Hormonsystem. Dazu genügt schon der typische Umgebungsschall, der gar nicht als besondere Störung empfunden wird, z. B. Verkehrslärm.

Strahlung

Elektromagnetische Strahlung geht von Handys, Mobilfunkmasten und auch von Stromversorgungsnetzen aus. Nach derzeitiger offizieller Einschätzung sind die Grenzwerte ausreichend, um vor Gesundheitsrisiken zu schützen. Es gibt aber Unsicherheiten bei langfristiger intensiver Nutzung von Handys. Hier deshalb ein paar einfache Verhaltensregeln:

- Telefonieren Sie nicht mit dem Handy am Ohr.
- Telefonieren Sie nur bei gutem Empfang.
- Telefonieren Sie ausserhalb von Gebäuden oder verwenden Sie ein WLAN, falls vorhanden.
- Telefonieren Sie nicht, wenn Sie sich bewegen (Auto, Zug).
- Verwenden Sie ein strahlungsarmes Handy, also eins mit einem niedrigen SAR-Wert (SAR = Spezifische Absorptionsrate).

Optische Strahlung

UV- und Infrarotstrahlung sind für Menschen gleichzeitig nützlich und gefährlich. Die grösste Quelle für diese Strahlen ist die Sonne. Zu hohe natürliche oder künstliche UV- oder Infrarotbestrahlung kann zu Schäden an Augen und Haut führen.

Klima

Und es gibt sie doch, die Einflüsse durch das Klima, zum Beispiel durch Kälte, Nässe, bzw. Feuchtigkeit und Wind. Wer kennt bei uns nicht den Einfluss des Föhns auf unser Befinden?

MARCO I., EIN 46-JÄHRIGER REISEFÜHRER, zuständig für Ägypten, erlitt einen schweren Autounfall und musste mehrmals an der Halswirbelsäule operiert werden. Es blieben hartnäckige Schmerzen in der rechten Kiefergegend, die gegen alle Behandlungen resistent waren. Wenn Marco I. in der Wüste in Ägypten war, verschwanden seine Schmerzen, kam er in die Schweiz zurück, waren sie nach zwei Tagen wieder da.

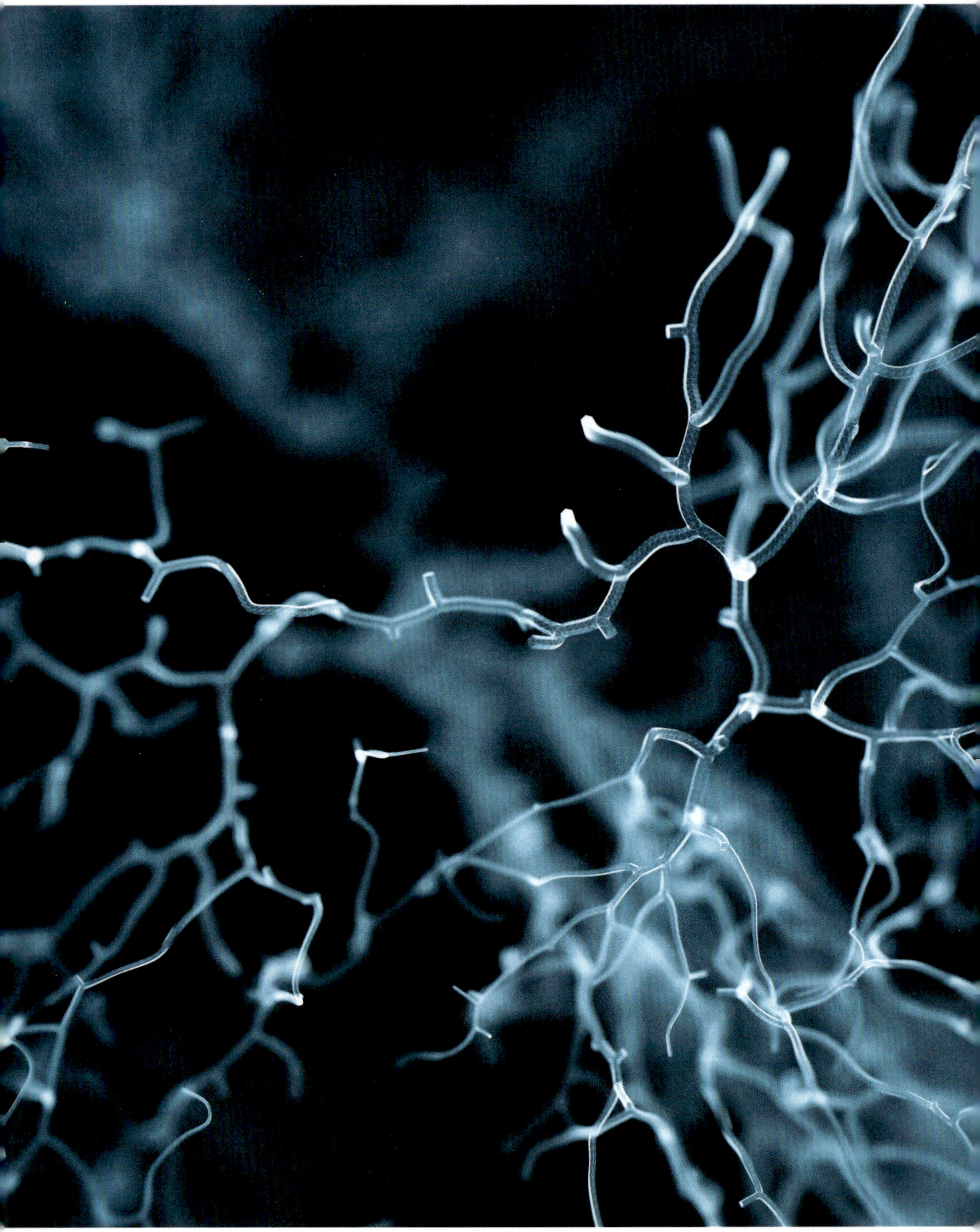

Krankheitsbilder

5

Dieser Abschnitt behandelt die häufigsten Krankheitsbilder, die chronischen Schmerzen zugrunde liegen. Sie aktivieren das nozizeptive System und bereiten damit sozusagen den Boden für die mit der Chronifizierung verbundenen funktionellen und psychosozialen Veränderungen.

Kopfschmerzen, Fibromyalgie und Co.

Im Prinzip können alle Schmerzen, die länger bleiben, chronisch werden. Warum das so ist, haben Sie im ersten Kapitel dieses Ratgebers erfahren. Im Folgenden kommen die Besonderheiten einiger Krankheitsbilder zur Sprache.

Kopfschmerzen kennt (fast) jeder, auch von Rückenschmerzen sind sehr viele Menschen betroffen. In den folgenden Kapiteln geht es darum, wie sich diese Krankheiten äussern, wie sich der jeweilige Schmerz anfühlt und worin die Therapie besteht.

Kopf- und Gesichtsschmerzen, Migräne

Zwischen 60 und 80 % der Bevölkerung leiden zeitweise unter Kopfschmerzen. Man teilt diese ein in primäre Kopfschmerzen (90 %) ohne klar erkennbare kausale (strukturelle) Erkrankung und sekundäre (symptomatische) Kopfschmerzen (10 %), die Ausdruck einer Grunderkrankung sind.

Zu den **primären Kopfschmerzen** zählen Spannungskopfschmerzen, Migräne und Cluster-Kopfschmerzen.

Spannungskopfschmerz

Der Spannungskopfschmerz ist die häufigste Kopfschmerzform überhaupt. Man unterscheidet den verbreiteten episodischen und den seltenen chronischen Typ. Der Schmerz ist dumpf, drückend, beidseitig lokalisiert, helm- oder schraubstockartig. Er ist leicht bis mässig stark und wird bei körperlicher Anstrengung nicht schlimmer.

Therapie: Paracetamol, NSAR (ASS, Ibuprofen, Naproxen), Muskelrelaxanzien; zur Prophylaxe: trizyklische Antidepressiva (Amitriptylin). Wirksam sind aber auch Sport, Massagen, Craniosacrale Osteopathie und Stressreduktion.

Migräne

Die Migräne ist die zweithäufigste Kopfschmerzform; hauptsächlich betroffen sind Frauen. Der Schmerz ist anfallsartig, seitenbetont und pulsierend, und er wird schlimmer bei Anstrengung. Daneben bestehen vegetative Begleitsymptome wie Übelkeit, Erbrechen, Lärm- und Lichtüberempfindlichkeit. Eine Migräne kann mit oder ohne Aura auftreten. Jede Patientin, jeder Patient hat individuelle Auslöser (z. B. Stress, Menstruation, Wetterwechsel).

Therapie: Bei Migräneattacken ohne Behinderung im Alltag: Analgetika (NSAR). Bei Attacken mit Behinderung im Alltag: Triptane (auch hier muss für jede Patientin und jeden Patienten das für ihn individuell beste Triptan gesucht werden). Bei mehr als fünf Attacken pro Monat sollte eine Prophylaxe diskutiert werden: Magnesium, Vitamin B_2, Coenzym Q10, Betablocker (Propranolol, Metoprolol), Antidepressiva (Amitriptylin, Fluoxetin), Antiepileptika (Valproinsäure, Gabapentin, Lamotrigin, Topiramat). Wirksam bei Migräne sind auch Neuraltherapie, Akupunktur, Entspannungsverfahren, kognitive Verhaltenstherapie, aerober Ausdauersport.

LISA G. KAM MIT GANZKÖRPERSCHMERZEN zu mir. Begonnen hatten diese, nachdem sie während einiger Monate ein Antiepileptikum zur Prophylaxe ihrer Migräne genommen hatte. Die zunehmenden Schmerzen wurden ein Jahr lang mit Opioiden behandelt. Wir setzten das Antiepileptikum ab, was die Schmerzen zum Verschwinden brachte, dann machte Lisa G. einen Opioidentzug. Die wieder auftretende Migräne konnten wir mit einer Neuraltherapie recht gut in den Griff bekommen.

Cluster-Kopfschmerz

Diese Kopfschmerzform ist selten, aber extrem schmerzhaft. Männer sind fünf- bis siebenmal häufiger betroffen als Frauen; 90 % der Patienten sind Raucher. Der Kopfschmerz ist anfallsartig und kurz, immer halbseitig auf derselben Seite um das Auge, das häufig geschwollen ist und tränt; die Nase ist verstopft oder läuft.

Therapie: Sumatriptan 6 mg s. c., Sauerstoffinhalation. Prophylaxe: Kalziumantagonisten (Verapamil), Prednison, Antiepileptika (Valproinsäure).

Bei Cluster-Kopfschmerzen lohnt es sich insbesondere, eine Neuraltherapie oder Akupunkturbehandlung zu versuchen.

Medikamentenübergebrauchskopfschmerz (MÜKS)
Der Medikamenten-Übergebrauchs-Kopfschmerz (MÜKS) gehört zu den sekundären Kopfschmerzformen. Ungefähr 1 % der Bevölkerung ist davon betroffen. Diese Kopfschmerzen sind ständig oder an mehr als 15 Tagen pro Monat vorhanden und entstehen als Folge der Einnahme von Schmerzmitteln gegen Migräne oder Spannungskopfschmerzen an mehr als 15 Tagen pro Monat.

Therapie: Die Therapie der Wahl ist der Entzug.

Kopfschmerzen als Leitsymptom
Warnsymptome für **sekundäre (symptomatische) Kopfschmerzen** – also Kopfschmerzen, die auf eine andere Erkrankung hindeuten – sind u. a. plötzliches, heftigstes Auftreten, neurologische Ausfälle (Seh-, Sprech-, Gleichgewichtsstörungen), epileptische Anfälle, hohes Fieber, Erbrechen, Schläfrigkeit, Persönlichkeitsveränderungen.

Kopfschmerzen können als Leitsymptom bei folgenden Erkrankungen und Situationen auftreten:

- Schädel-Hirn-Trauma, z. B. Hirnerschütterung
- Hirnschlag oder eine Blutung im Hirn
- Liquorzirkulationsstörung (Abflussstörung der Hirnflüssigkeit)
- Hirntumore und Hirnmetastasen
- Industriegifte, Medikamente oder auch ein Medikamentenentzug
- Sauerstoffmangel, Hypoglykämie (Unterzuckerung)
- Kiefergelenkstörungen, Wirbelsäulenerkrankung

Therapie: Patientinnen und Patienten mit diesen Warnsymptomen müssen rasch weiter abgeklärt werden (CT, MRI).

Schleudertrauma

Das Schleudertrauma ist eine Verletzung der Halswirbelsäule durch ein Beschleunigungstrauma. Es wird meist durch einen von hinten auf den Kopf einwirkenden Schlag oder durch einen starken Abbremsmechanismus verursacht, zum Beispiel bei einem Auffahrunfall.

Unmittelbar nach dem Unfall sind bisweilen keine oder nur leichte Beschwerden spürbar, sie setzen oft erst einige Stunden bis Tage nach dem

Unfallereignis ein: Nackenschmerzen, Kopfschmerzen, Verspannungen in den Nackenmuskeln, aber auch Sehstörungen, Schwindel, Ohrgeräusche, Gefühlsstörungen oder Schmerzen in den Armen oder Schultern, Schluckstörungen, Schlafstörungen.

Therapie: Von einer Schonhaltung oder dem Tragen einer Halskrause ist abzuraten, da es den Heilungsprozess eher verlängert. Betroffene sollten baldmöglichst ihre normalen Alltagstätigkeiten wieder aufnehmen. Um chronische Verspannungen zu vermeiden, sollte vorübergehend eine Behandlung mit Schmerzmitteln erfolgen. Etwa 80 % der Schleudertraumen heilen ohne Folgen relativ rasch wieder ab. Wenn Beschwerden bleiben: Craniosacrale Osteopathie, Neuraltherapie, Akupunktur, Manuelle Medizin.

Rückenschmerzen

Rückenschmerzen treten in vielfältigsten Erscheinungsformen auf und können folgende Bereiche umfassen: **Wirbelsäule, Bandscheiben, Nervenwurzeln, Osteoporose, Bechterew, Instabilität, muskuläre Insuffizienz durch Dekonditionierung, Hexenschuss, *failed back surgery* bzw. Schmerzen nach Rückenoperation.**

Eine klare Ursache bei Rückenschmerzen findet man nur in 10 % der Fälle. Bei allen anderen steht vor allem die muskuläre Problematik im Vordergrund (Dekonditionierung). Aber auch Projektionsschmerzen, z. B. aus den inneren Organen, neuromodulative Trigger (siehe Seite 75) und ergonomische Belastungen sollten angeschaut werden. Die Bildgebung ist häufig nicht schlüssig, und es lohnt sich, eine minimalinvasive Diagnostik (Spritzen, siehe Seite 74) zu machen. Operationen sollten immer erst ganz am Schluss kommen.

Laut grossen Untersuchungen haben psychosoziale Aspekte bei Rückenschmerzen eine grössere Bedeutung als biomechanische.

TAKE-AWAY *Der Rücken ist kompliziert. Haben Sie dort ein Problem, gehen Sie zu einem guten Arzt! Und ins Rückentraining – das in jedem Fall auch. Verschwinden die Schmerzen nicht mehr, ist die Behandlung aufwendig, und es braucht das ganze Spektrum, das die Medizin so zu bieten hat.*

Fibromyalgie

Bei der Fibromyalgie sind Schmerzen in der Muskulatur und den Sehnenansätzen vorhanden. Man nimmt Störungen der peripheren und zentralen Schmerzwahrnehmung an, die z. B. durch sehr frühe Stresserfahrungen verursacht werden können (stressbedingte Hyperalgesie). Dadurch kommt es häufig zu einem ineffizienten Stress- und Problembewältigungsverhalten, was zu einer Daueranspannung mit ihren typischen neurovegetativen Auswirkungen führt. Es besteht eine Überempfindlichkeit für Schmerz und andere Reize wie Kälte und Nässe, dazu gesellen sich Schlafstörungen, Müdigkeit und häufig auch ein Reizdarmsyndrom.

Therapie: Trizyklische Antidepressiva (eine Untergruppe der Antidepressiva) sind die Mittel der Wahl. NSAR und Opioide sind kaum wirksam. Lokalanästhetika-Infusionen können zeitweise das Schmerzniveau senken. Training, Edukation und kognitive Verhaltenstherapie sind häufig sinnvoll, insbesondere wenn traumatische Erlebnisse vorhanden sind.

Gelenkschmerzen (Arthrose, Arthritis)

Als Ursachen für Arthrosen kommen Überlastungen, Fehlstellungen und altersbedingte Abnützungen infrage. Eine Arthrose ist häufig erst schmerzhaft, wenn sie aktiviert wird bzw. wenn das Gelenk sich entzündet.

Therapie: Physiotherapie, physikalische Massnahmen, Chondroprotektiva (Hyaluronsäure, PRP [plättchenreiches Plasma aus dem eigenen Blut], Omega-3-Fettsäuren), Operationen (Korrekturen, Prothesen). Bei einer Entzündung (Arthritis durch eine aktivierte Arthrose, aber vor allem bei rheumatologischen Entzündungen) sollte Cortison in Betracht gezogen werden, um eine weitere Zerstörung des Gelenks zu verhindern. Bei chronischen Schmerzen kann auch mal eine Denervation des Gelenks durch eine Radiofrequenzbehandlung (siehe Seite 82) erfolgen.

FLAVIA O. litt wegen ihrem Morbus Bechterew (entzündliches Rheuma) seit Jahren an Schmerzen im Iliosakralgelenk. Schliesslich führten wir eine Radiofrequenzdenervation des Gelenks durch, und die Schmerzen wurden damit massiv besser. Allerdings hält die Besserung infolge dieser Behandlung höchstens ein Jahr an.

Nervenschmerzen

Nervenschmerzen treten auf im Zusammenhang mit **Verletzungen, Kompressionen, Polyneuropathien, zentralen Schmerzen, MS, Gürtelrosen.**

Nervenschmerzen (neuropathische Schmerzen) sind dumpf, brennend, einschiessend, stromstossartig oder stechend. Daneben besteht meistens eine Allodynie, d. h. Schmerzen bei leichter Berührung.

Therapie: Trizyklische Antidepressiva bei dumpfen, brennenden Schmerzen; bei kurz dauernden, stechenden und einschiessenden (neuralgiformen) Schmerzen sind Antiepileptika die beste Wahl. Ebenfalls wirksam sind Opioide, vor allem wenn Ruheschmerzen vorherrschen. Capsaicin (siehe Seite 66) im Bereich der Allodynie, Anästhesie der betroffenen Nerven, Sympathikusanästhesien, TENS (siehe Seite 82) im nicht schmerzhaften Gebiet, Radiofrequenz des Nervs (transkutan oder gepulst, je nach Lokalisation; siehe Seite 83). Bei nicht beherrschbaren Schmerzen Neurostimulator (siehe Seite 83).

CRPS – Morbus Sudeck

Das Komplexe Regionale Schmerzsyndrom *(Complex Regional Pain Syndrome, CRPS)* ist eine Komplikation im Heilungsverlauf nach einer Verletzung oder Operation. Es handelt sich um eine überschiessende Entzündungsreaktion, deren Ursache unklar ist. Es kommt zu Schmerzen und einer Fehlregulation des sympathischen Nervensystems, aber auch zu Veränderungen im zentralen schmerzverarbeitenden System und einer lokalen Entzündung. Anfangs ist der betroffene Bezirk schmerzhaft, geschwollen, bläulich verfärbt und schwitzt häufig stark. Unbehandelt können die Schmerzen bleiben und die Gelenke versteifen.

Therapie:

- Schmerzmittel zur Behandlung der Schmerzen
- Cortison, Vitamin C, DMSO-Salbe zur Behandlung der Entzündung (DMSO = Dimethylsulfoxid)
- Sympathikusanästhesien (anfangs) zur Behandlung des entgleisten Sympathikus (siehe Seite 112)

- Spiegeltherapie zur Behandlung der zentralen Veränderung (eine ergotherapeutische Methode, in der mit Spiegeln die Verarbeitung der Schmerzen im Hirn beeinflusst werden kann)
- Ergotherapie zur Verhinderung einer Versteifung

Schmerzen nach Operationen

Auch nach Operationen können heftige Schmerzen auftreten. Sind am zweiten Tag nach der Operation noch sehr starke Schmerzen vorhanden, ist die Chronifizierungsrate bei fast 85 %.

Therapie: Frühzeitiger Einsatz von Lokalanästhetika.

Unerklärliche Schmerzen oder sind sie wirklich psychisch?

Sind Schmerzen vorhanden, die nicht einer körperlichen Ursache zugesprochen werden können, heisst das noch lange nicht, dass sie psychischer Natur sein müssen. *(Ich glaube, das habe ich mehr als deutlich klar gemacht.)* Sie haben in diesem Ratgeber viele Möglichkeiten kennengelernt, wie solche Schmerzen entstehen können. Es lohnt sich, sich auf die Suche zu machen und herauszufinden, was nützt (minimalinvasive Diagnostik, integratives Behandlungsmodell).

Tumorschmerzen

Bei Schmerzen, die als Folge eines Tumors (Krebs) auftreten, sind häufig Nerven mitbeteiligt. Auch kann eine Chemotherapie zu Nervenschädigungen (Polyneuropathie) oder eine Bestrahlung zu einer chronischen Entzündung führen. Hier braucht es ebenfalls das ganze Spektrum der schmerzmedizinischen Behandlungsmöglichkeiten. *(Mein Tipp: Lassen Sie sich beraten! Es lohnt sich, für jeden einzelnen Tag mit möglichst wenig Schmerzen zu kämpfen, denn kein Tag in unserem Leben kommt zurück. Das ist übrigens nicht nur bei Krebserkrankungen so!)*

Phantomschmerzen

Unterschieden werden Phantomschmerzen, bei denen man Schmerzen in dem Gebiet spürt, das nicht mehr vorhanden ist, und Stumpfschmerzen.

Phantomschmerzen treten normalerweise erst einige Wochen nach einer Amputation auf. Das Vorhandensein starker Schmerzen vor der Amputation erhöht die Wahrscheinlichkeit von Phantomschmerzen enorm. Stumpfschmerzen betreffen die Amputationsnarbe, häufig ist dort eine Narbenproblematik (Neurom) vorhanden.

Therapie: Antikonvulsiva, Opioide, trizyklische Antidepressiva, Lokalanästhetikainfusionen, TENS, Spiegeltherapie. Neuraltherapie und Akupunktur unbedingt versuchen, daneben Sympathikusanästhesien. Bei nicht beherrschbaren Schmerzen: Neurostimulator.

Viszerale Schmerzen

Viszerale Schmerzen kommen von den Eingeweiden. Bauchschmerzen z. B. können verschiedenste Ursachen haben, vom Reizdarm bis zur Darmentzündung, vom Reizmagen bis zur chronischen Bauchspeicheldrüsenentzündung.

Therapie: Auch hier gilt es herauszufinden, worauf die Schmerzen ansprechen. Meist muss die Ernährung (Intoleranzen) berücksichtigt werden; Stress und Emotionen haben ebenfalls sehr viel mit «Bauchweh» zu tun. Zudem sind Neuraltherapie und Akupunktur einen Versuch wert.

Beckenschmerzen

Chronische Beckenschmerzen kommen hauptsächlich bei Frauen vor. Auch hier sind die Ursachen vielfältig, von der Endometriose (Krankheit, bei der sich Gebärmutterschleimhaut ausserhalb der inneren Höhle der Gebärmutter findet), über die chronische Blasenentzündung bis hin zu Triggern in der Beckenbodenmuskulatur.

Therapie: Abklärung der Ursachen, minimalinvasive Diagnostik, Neuraltherapie, Akupunktur, Stressreduktion.

Somatoforme Schmerzstörung – psychosomatische Schmerzen

In der Psychosomatik kann man drei Gruppen von Problemkreisen definieren:

- Organische Erkrankungen, bei denen die Psyche in der Entstehung, Ausprägung oder Aufrechterhaltung eine grosse Rolle spielt, wie z. B. ein Magengeschwür, hoher Blutdruck oder Migräne
- Folgen von körperlichen Erkrankungen mit ihren psychosozialen Problematiken (z. B. Krebserkrankungen und chronische Schmerzen)
- Somatoforme oder funktionelle Störungen: Körperliche Beschwerden, für die man keine organischen Ursachen finden kann und die durch medizinische Behandlungsmassnahmen kaum gelindert werden. Dazu gehören u. a. Schmerzen, Müdigkeit, Erschöpfung, Magen-Darm-Beschwerden, sexuelle Störungen, Blasenfunktionsstörungen, Herzbeschwerden. Häufig wechseln die Beschwerden im Verlauf der Zeit – eine Situation, in der der Patient und der Arzt gleichermassen leiden.

Eine Theorie zu solchen Schmerzen lautet, dass sich unterdrückte Gefühle in körperlichen Symptomen zeigen können. Es ist, wie wenn die Psyche dem Körper mitteilen würde: Geh du voraus.

Man nimmt an, dass 80 % der Menschen im Verlaufe des Lebens eine psychosomatische Problematik entwickeln und dass 10 bis 30 % aller ambulanten Arztbesuche auf körperliche Beschwerden ohne greifbare somatische Ursachen zurückzuführen sind. Das heisst aber noch lange nicht, dass deshalb eine somatoforme Schmerzstörung vorliegt. Es sind lediglich körperliche Symptome ohne fassbare somatische Ursache vorhanden. Erst der Umgang mit den Beschwerden macht sie zur somatoformen Störung.

Therapie: Kognitive Verhaltenstherapie (siehe Seite 180), ACT (siehe Seite 181), Edukation, Antidepressiva.

Stressbedingte Hyperalgesie

Das Wort Stress kommt in diesem Ratgeber sehr häufig vor, denn Stress ist ein nicht zu unterschätzender Verstärker von Schmerzen. Bei der stressbedingten Hyperalgesie handelt es sich jedoch um eine erhöhte Stress- und Schmerzanfälligkeit durch frühkindliche Schmerz- und Stresserfahrungen während der Ausreifung des Stressverarbeitungssystems (mehr dazu auf Seite 167). Es kann dadurch zu einer lebenslangen Dysfunktion des Schmerz- und Stressverarbeitungssystems kommen.

Therapie: Edukation, EMDR (siehe Seite 188) und kognitive Verhaltenstherapie (siehe Seite 180) stehen im Vordergrund, daneben Entspannungsmethoden, insbesondere das Achtsamkeitstraining. Antidepressiva, Lokalanästhetikainfusionen und auch mal Cannabis können versucht werden.

Posttraumatische Belastungsstörung

Informationen dazu finden Sie ab Seite 187.

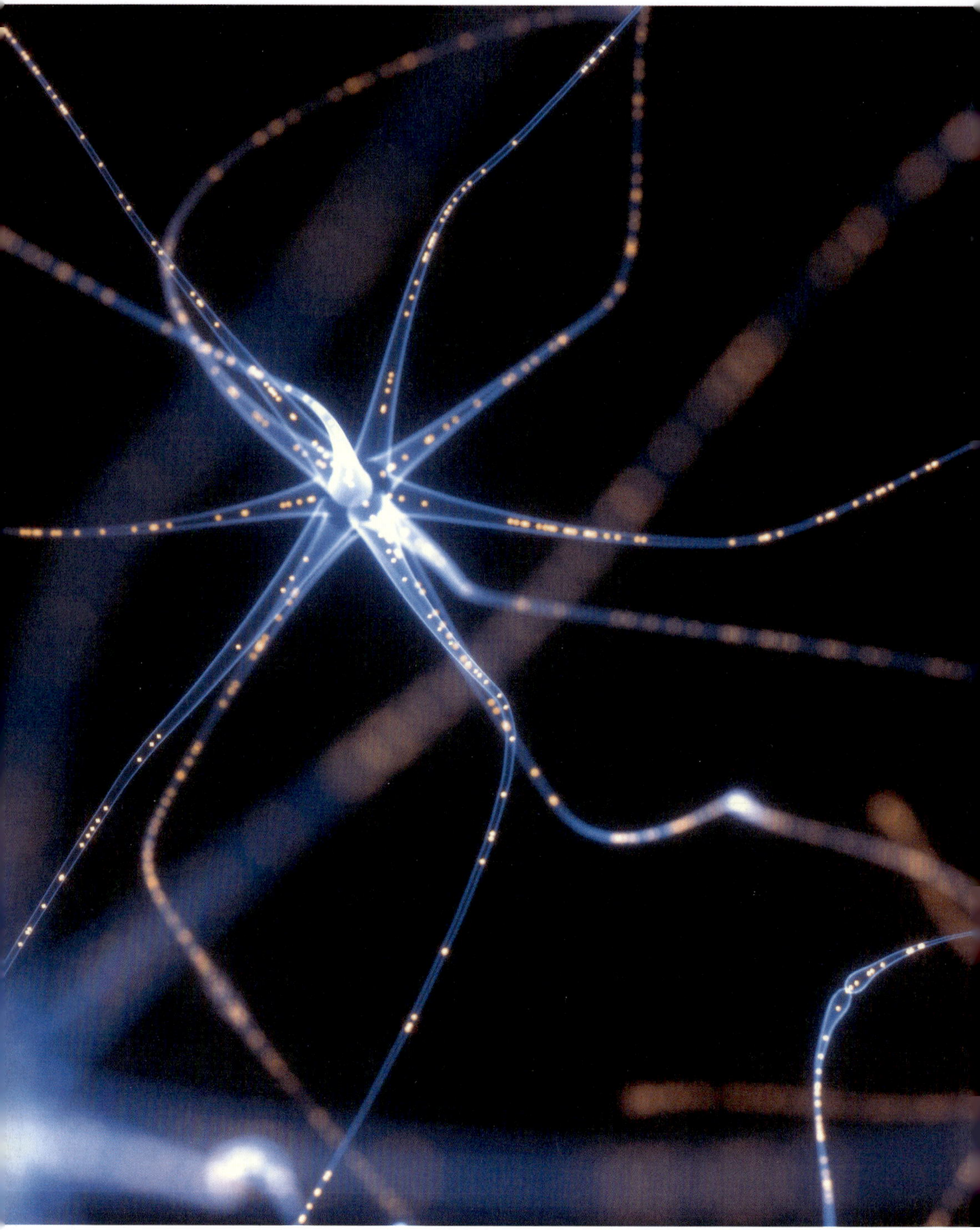

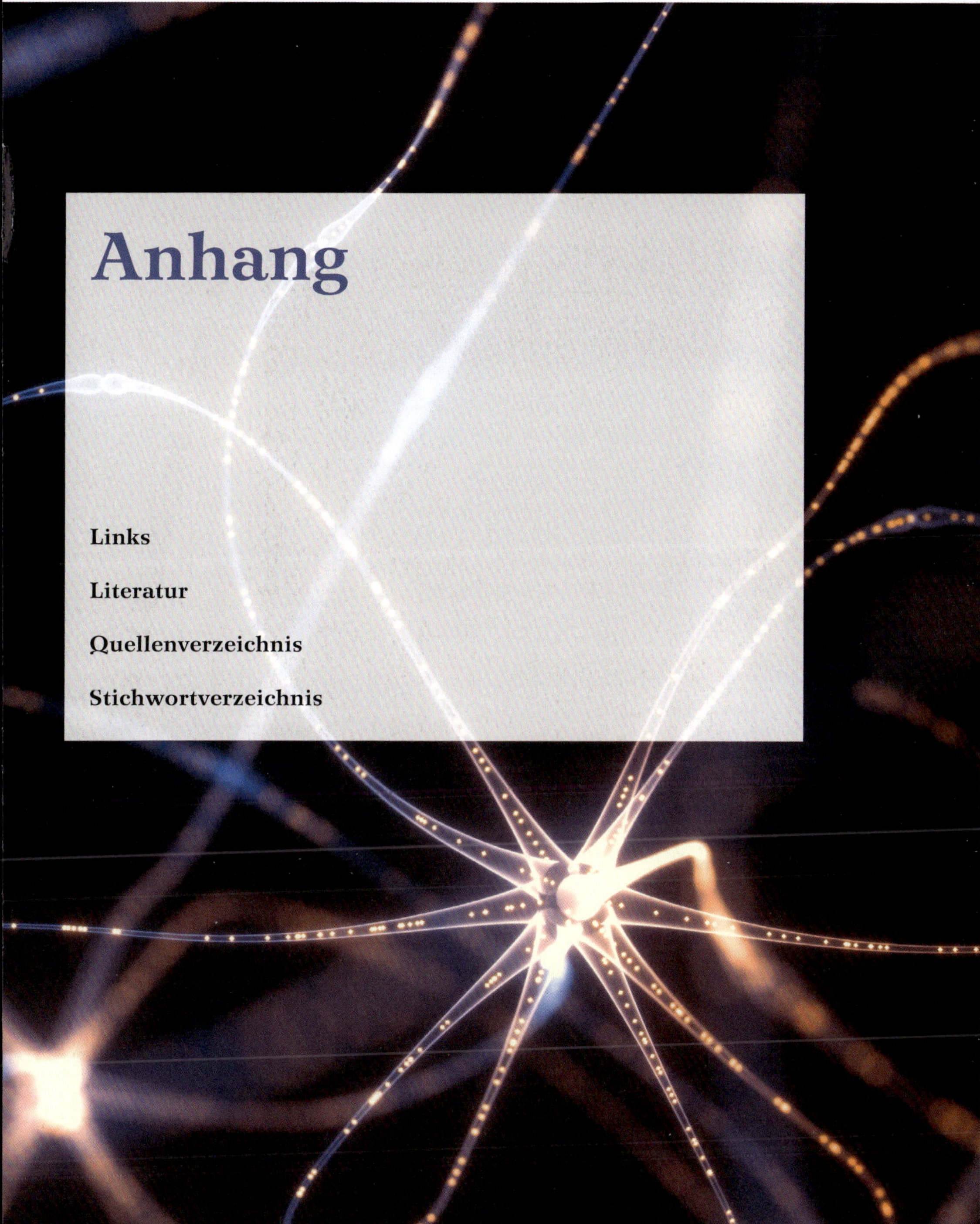

Anhang

Links

Literatur

Quellenverzeichnis

Stichwortverzeichnis

Links

Allgemein

www.beobachter.ch/gesundheit
Das Gesundheitsportal des Beobachters bietet eine Fülle an Informationen zu Krankheiten und Symptomen, ferner Tipps zu Prävention und Wohlbefinden.

Beobachter-Beratungszentrum

www.beobachter.ch
Das Wissen und der Rat der Fachleute in acht Rechtsgebieten stehen den Mitgliedern des Beobachters im Internet und am Telefon zur Verfügung. Wer kein Abonnement der Zeitschrift oder von Guider hat, kann online oder am Telefon eines bestellen und erhält sofort Zugang zu den Dienstleistungen.

- www.guider.ch: Guider ist der digitale Berater des Beobachters mit vielen hilfreichen Antworten bei Rechtsfragen.
- Beratung am Telefon: Montag bis Freitag von 9 bis 13 Uhr. Direktnummern der Fachbereiche unter www.beobachter.ch/beratung (→ Telefonische Beratung)
- Kurzberatung per E-Mail: Link unter www.beobacher.ch/beratung (→ E-Mail-Beratung)

Hilfreiche Links bei chronischen Schmerzen

Generell: Besuchen Sie die Website eines Schmerzmediziners oder Schmerztherapeuten, denn die Fachgebiete bzw. Spezialisationen und das entsprechende Angebot sind sehr unterschiedlich. Nach der Lektüre des Buches wissen Sie, welche Möglichkeiten es in der Schmerzbehandlung gibt. Jetzt müssen Sie nur noch herausfinden, was bei Ihnen helfen kann und welcher Therapeut dies anbietet.
Und nicht vergessen: Risiko-Nutzen-Rechnung machen, d. h. nicht gleich mit einer Operation beginnen, sondern risikoarme Therapien zuerst in Betracht ziehen.

www.swisspainsociety.ch
Swiss Pain Society (SPS)
Hier finden Sie unter → Weiterbildung → SPS Schmerzspezialist eine Liste aller SPS-Schmerzspezialistinnen und -spezialisten

https://ssipm.ch
Swiss Society for Interventional Pain Management (SSIPM)
Unter → Patienten / Öffentlicher Bereich → Wo finde ich einen Facharzt? finden Sie einen interventionellen Schmerzmediziner in Ihrer Nähe.

Ärzte und Therapeuten finden

www.chirosuisse.ch
ChiroSuisse
Eine Praxis finden Sie unter → Chiropraktik → Praxen schweizweit

www.craniosuisse.ch
Schweizerische Gesellschaft für Craniosacral-Therapie
Mit Therapeutinnenliste

www.imtt.ch
Interessengemeinschaft für myofasziale Triggerpunkttherapie (IMTT)
Auch hier finden Sie unter → Therapeuten eine Suchmaske für die Suche nach einem Triggerpunkttherapeuten. Es gibt aber auch viele andere gut ausgebildete Therapeuten und Therapeutinnen, v. a. Physiotherapeuten. Fragen Sie bei einer Physiotherapie-Praxis in

Ihrer Nähe nach, ob sie ein *dry needling* anbieten. Das hilft wirklich am besten, wenn es ganz hartnäckig ist.

www.sagom.ch
Osteopathische Medizin (SAGOM)
Mit einer Funktion für die Suche nach einem osteopathischen Mediziner in Ihrer Nähe.

www.samm.ch
Schweizerische Ärztegesellschaft für Manuelle Medizin (SAMM)
Einen Arzt oder eine Ärztin finden Sie unter → Patienten → Ärzteverzeichnis (mit Suchmaske).

www.santh.ch
Schweizerische Ärztegesellschaft für Neuraltherapie (SANTH)
Schauen Sie mal rein. Ärzteverzeichnis unter → Für Patienten → Ärzteverzeichnis

Diverse

www.myhandicap.ch
Portal für Menschen mit Behinderung und chronischer Krankheit

www.schmerzgesellschaft.de
Deutsche Schmerzgesellschaft

Hilfe bei juristischen Fragen

www.beobachter.ch/beratung
(siehe gegenüber)

Jede Gemeinde hat eine kostenlose Rechtsberatung, für eine erste Beratung fragen Sie dort nach.

www.patientenstelle.ch
Dachverband schweizerischer Patientenstellen

www.procap.ch
Procap – Mitgliederverband von und für Menschen mit Behinderung

www.schadenanwaelte.ch
Schadenanwälte für Versicherungs- und Haftpflichtfragen

https://touche.ch
Der Schmerzverband – mit vielen aktuellen Informationen und einem Beratungstelefon

Literatur

Ratgeber der Beobachter-Edition

Bodenmann, Guy; Klingler, Christine: **Stark gegen Stress. Mehr Lebensqualität im Alltag.** Beobachter-Edition, Zürich 2013

Bräunlich Keller, Irmtraud: **Arbeitsrecht. Was gilt im Berufsalltag? Vom Vertragsabschluss bis zur Kündigung.** 13. Auflage, Beobachter-Edition, Zürich 2017

Bräunlich Keller, Irmtraud: **Mobbing am Arbeitsplatz – wie wehre ich mich?** 3. Auflage, Beobachter-Edition, Zürich 2017

Bräunlich Keller, Irmtraud: **Job weg. Wie weiter bei Kündigung und Arbeitslosigkeit?** 4. Auflage, Beobachter-Edition, Zürich 2018

Duran, Michel; Loacker, Susanne: **Mein Rücken-Coach. Starke Übungen für mehr Lebensqualität.** 2. Auflage, Beobachter-Edition, Zürich 2016

Friedauer, Susanne; Gehring, Kaspar: **IV – Was steht mir zu? Das müssen Sie über Renten, Rechte und Versicherungen wissen.** 6. Auflage, Beobachter-Edition, Zürich 2017

Hubert, Anita: **Ergänzungsleistungen. Wenn die AHV oder IV nicht reicht.** 3. Auflage, Beobachter-Edition, Zürich 2019

Ihde-Scholl, Thomas: **Ganz normal anders. Alles über psychische Krankheiten, Behandlungsmöglichkeiten und Hilfsangebote.** 3. Auflage, Beobachter-Edition, Zürich 2019

Ihde-Scholl, Thomas: **Wenn die Psyche streikt. Psychische Gesundheit in der Arbeitswelt.** Beobachter-Edition, Zürich 2015

Kessler, Helga; Hell, Daniel: **Wege aus der Depression. Burn-out, Lebenskrise, Stress. Hilfe für Betroffene und Angehörige.** Beobachter-Edition, Zürich 2011

Limacher, Gitta: **Krankheit oder Unfall – wie weiter im Job? Das gilt, wenn Sie nicht arbeiten können.** 5. Auflage, Beobachter-Edition, Zürich 2018

Schreiber, Delia: **Bewusst freier atmen. Alte Atemmuster heilsam verändern.** Beobachter-Edition, Zürich 2019

Schreiber, Delia: **Die Selbstheilung aktivieren. Die Kraft des inneren Arztes.** 3. Auflage, Beobachter-Edition, Zürich 2017

Strebel Schlatter, Corinne: **Wenn das Geld nicht reicht. So funktionieren die Sozialversicherungen und die Sozialhilfe.** 3. Auflage, Beobachter-Edition, Zürich 2018

Weitere Bücher zum Thema

Butler, David S.; Moseley, Lorimer G. et al.: **Schmerzen verstehen.** Springer, Berlin 2016

Nicholas, Michael; Molloy, Allan; Tonkin, Lois; Beeston, Lee: **Den Schmerz in den Griff bekommen. Die Strategie des aktiven Umgangs mit chronischen Schmerzen.** Hogrefe/Huber, Göttingen/Bern 2014

Schreiber, Roland: **Gesichter des Schmerzes. Möglichkeiten und Grenzen der Schmerzmedizin.** Careum, Zürich 2016

Quellenverzeichnis

Baron, R. et al. (2013). Praktische Schmerzmedizin (3., vollständig überarbeitete und erweiterte Auflage). Springer, Berlin

Bernatzky, G. (2007). Nichtmedikamentöse Schmerztherapie. Komplementäre Methoden in der Praxis. Springer, Wien

Beubler, E.; Kunz, R.; Sorge, J. (2020). Kompendium der medikamentösen Schmerztherapie. Wirkungen, Nebenwirkungen und Kombinationsmöglichkeiten. Springer, Berlin

Butler, D.; Moseley, L. (2005). Schmerzen verstehen. Springer Medizin, Heidelberg

Csíkszentmihályi, M. (2001). Lebe gut! dtv, München

Dvořák, J.; Dvořák, V.; Schneider, W.; Spring, H.; Tritschler, Th. (1997). Manuelle Medizin – Diagnostik (5. erweiterte Auflage). Thieme, Stuttgart

Egle, U.T. (2014). Psychosomatische Schmerztherapie. Grundlagen, Diagnostik, Therapie und Begutachtung. Kohlhammer, Stuttgart

Eifert, G. H. (2011). Akzeptanz- und Commitment-Therapie (ACT). Hogrefe, Göttingen

Essing, G. (2015). Praxis der Neuropsychotherapie: Wie die Psyche das Gehirn formt. Deutscher Psychologen Verlag GmbH, Berlin

Fischer, L. (2014). Neuraltherapie (4. Auflage). Haug, Stuttgart

Fischer, L.; Peuker, E. T. (2011). Lehrbuch Integrative Schmerztherapie. Haug, Stuttgart

Freyberger, H. J.; Schneider, W.; Stieglitz, R.-D. (2002). Kompendium Psychiatrie Psychotherapie Psychosomatische Medizin (11., vollständig erneuerte und erweiterte Auflage). Karger, Basel

Freye, E. (2004). Opioide in der Medizin (6. Auflage). Springer, Berlin

Grawe, K. (2004). Neuropsychotherapie. Hogrefe, Göttingen

Homfeldt, H. G.; Hünersdorf, B. (1997). Soziale Arbeit und Gesundheit. Luchterhand, Neuwied

Janke, W. (2008). Experimentelle Emotionspsychologie. Methodische Ansätze, Probleme, Ergebnisse. Pabst, Lengerich

Jeger, J. (2015). Update Schmerzrechtsprechung: Stellungnahme aus ärztlicher Sicht. In: Schweizerische Ärztezeitung, 2015, 96(35), 1206–1208

Kröner-Herwig, B. (2017). Schmerzpsychotherapie. Grundlagen, Diagnostik, Krankheitsbilder, Behandlung. Springer, Berlin/Heidelberg

Lotz, N. (2016). Metaphern in der Akzeptanz- und Commitmenttherapie. Weinheim, Basel

Schmidt-Atzert, L. (1996). Lehrbuch der Emotionspsychologie. Kohlhammer, Stuttgart

Sendera, M. (2015). Chronischer Schmerz. Schulmedizinische, komplementärmedizinische und psychotherapeutische Aspekte. Springer, Wien

Wippert, P.-M. (2009). Stress- und Schmerzursachen verstehen. Gesundheitspsychologie und -soziologie in Prävention und Rehabilitation. Thieme, Stuttgart

Stichwortverzeichnis

H

I, J

K